药学门诊规范化建设与服务典型案例

主　编　张　兰

副主编　刘茂柏　杨　勇　郑志华　聂小燕　翟　青

主　审　闫素英　甄健存

编　者（以姓氏笔画为序）

王海莲　首都医科大学宣武医院
白向荣　首都医科大学宣武医院
冯英楠　首都医科大学宣武医院
刘茂柏　福建医科大学附属协和医院
闫素英　首都医科大学宣武医院
杜　琼　复旦大学附属肿瘤医院
杨　勇　四川省人民医院
沈　浩　四川省人民医院
沈江华　首都医科大学宣武医院
张　兰　首都医科大学宣武医院
张　金　福建医科大学附属协和医院
张青霞　首都医科大学宣武医院
郑　斌　福建医科大学附属协和医院
郑志华　广东省药学会
聂小燕　北京大学药学院
徐　蕊　复旦大学附属肿瘤医院闵行分院
唐　静　首都医科大学宣武医院
崔晓辉　首都医科大学宣武医院
董宪喆　首都医科大学宣武医院
曾　艳　首都医科大学宣武医院
甄健存　首都医科大学附属北京积水潭医院
路文柯　四川省人民医院
褚燕琦　首都医科大学宣武医院
翟　青　复旦大学附属肿瘤医院

人民卫生出版社

·北　京·

图书在版编目（CIP）数据

药学门诊规范化建设与服务典型案例 / 张兰主编 . 北京 ：人民卫生出版社，2024. 9. -- ISBN 978-7-117-36864-3

Ⅰ. R9

中国国家版本馆 CIP 数据核字第 2024JF3070 号

人卫智网	www.ipmph.com	医学教育、学术、考试、健康，购书智慧智能综合服务平台
人卫官网	www.pmph.com	人卫官方资讯发布平台

药学门诊规范化建设与服务典型案例

Yaoxue Menzhen Guifanhua Jianshe yu
Fuwu Dianxing Anli

主　　编：张　兰
出版发行：人民卫生出版社（中继线 010-59780011）
地　　址：北京市朝阳区潘家园南里 19 号
邮　　编：100021
E - mail：pmph @ pmph.com
购书热线：010-59787592　010-59787584　010-65264830
印　　刷：北京市艺辉印刷有限公司
经　　销：新华书店
开　　本：787 × 1092　1/16　　印张：20
字　　数：487 千字
版　　次：2024 年 9 月第 1 版
印　　次：2024 年 10 月第 1 次印刷
标准书号：ISBN 978-7-117-36864-3
定　　价：78.00 元

打击盗版举报电话：010-59787491　E-mail：WQ @ pmph.com
质量问题联系电话：010-59787234　E-mail：zhiliang @ pmph.com
数字融合服务电话：4001118166　E-mail：zengzhi @ pmph.com

序　一

随着我国人口老龄化程度不断加深、疾病谱逐步转变以及医疗服务模式的更新优化，长期的药物治疗成为疾病诊疗的重要途径。人民群众在用对药、用好药、保证合理用药方面的需求越来越迫切，尤其是对于多病共存、多药共用的患者，如何正确有效地用药，需要药师提供高质量的药学服务。

2023 年 9 月，国家卫生健康委、国家中医药管理局、国家疾病预防控制局 3 部门联合印发《全国医疗服务项目技术规范（2023 年版）》，于国家层面首次纳入药师门诊诊察、处方 / 医嘱药品调剂、住院患者个性化用药监护 3 个药学服务收费项目。《全国医疗服务项目技术规范（2023 年版）》的发布，给药学服务转型发展打了一剂“强心针”。目前，福建、河北、湖南、湖北等地已陆续开展药学类医疗服务价格项目试点工作。相信随着该政策的落地，更多的药师将充分发挥自身的专业技术价值，药学服务转型发展也将迎来新的引擎。

2021 年 10 月，国家卫生健康委发布了《医疗机构药学门诊服务规范》《医疗机构药物重整服务规范》《医疗机构用药教育服务规范》《医疗机构药学监护服务规范》《居家药学服务规范》5 项规范，为全国药学服务的规范发展提供了参考标准。药学门诊是药学服务发展标志性的工作。在全国范围内，医疗机构开设药学门诊数量不断增加，服务质量也在不断提升。目前，全国大部分三级医院均已开展了药学门诊工作，但药学门诊工作发展也面临着一些挑战与困难，规范性有待加强，尤其是二级及以下医疗机构的药学门诊建设还需提高自身专业药学水平和技术支持，同时药学门诊的管理体系不成熟。药师队伍还需不断建设，以更新药学服务理念、提升药学服务能力。

经过几年的实践，各医疗机构在开展药学门诊工作方面已积累了一些经验。首都医科大学宣武医院作为全国知名的大型三甲综合医疗中心，多年来在药学门诊建设和实践方面取得了很多成绩。本次，首都医科大学宣武医院受人民卫生出版社邀请作为主编单位，组织国内药学门诊实践和研究方面成绩卓越的药学专家、全国医疗机构具有丰富药学门诊经验的药师，共同编撰《药学门诊规范化建设与服务典型案例》。本书系统梳理了药学门诊在国内外的实施现状及发展趋势，总结我国药学门诊建设规范，初步制定了药学门诊服务标准、工作制度、工作流程和质量控制体系等内容。同时，本书列举了全国各地不同类型、不同层级医疗机构共 38 个药学门诊工作中的实践案例素材，借助真实的实践案例，帮助药师规范药学门诊工作流程，提升专业技能及积累服务经验，为全国医疗机构建设药学门诊和开展药学门诊服务工作提供参考。

衷心期望这本图书能成为广大药师学习、开展药学门诊的参考书籍，有更多的药师投身到药学门诊服务工作中，成为转变药学服务模式的先锋。

中国药学会医院药学专委会　主任委员

中华医学会临床药学分会　候任主委

华中科技大学同济医学院附属协和医院　党委书记

张玉

2024 年 3 月

序 二

药学服务是医疗机构诊疗活动的重要组成部分，对于促进合理用药、提高医疗质量、保证患者用药安全具有重要意义，同时也是公立医院高质量发展过程中不可或缺的一环。2018 年 11 月，国家卫生健康委联合国家中医药管理局印发《关于加快药学服务高质量发展的意见》提出鼓励医疗机构重点面向患有多种疾病、使用多种药品的患者开设合理用药咨询或药物治疗管理门诊。药学门诊是医疗机构药师在门诊为患者提供的一对一个体化用药评估、用药咨询、用药教育、用药方案调整建议等一系列专业化药学服务，药师通过提供专业的药学服务，参与到患者的临床药物治疗中，保证患者安全合理用药。2021 年 10 月，国家卫生健康委发布了《医疗机构药学门诊服务规范》，标志着药学门诊服务工作有了全国性规范。2023 年 9 月，国家卫生健康委等 3 部门联合发布《全国医疗服务项目技术规范（2023 年版）》，于国家层面首次将药师门诊诊察服务纳入收费项目。

首都医科大学宣武医院是国家老年疾病临床医学研究中心、国家神经疾病医学中心。我院高度重视药学门诊服务，自 2019 年先后开展了老年痴呆及认知障碍药学门诊、癫痫及个体化用药药学门诊、糖尿病及多重用药药学门诊、心血管病药学门诊、中药合理用药药学门诊、药学综合门诊、冠脉介入 + 药物治疗管理联合门诊等，每年为近万名患者提供专业的药学门诊服务，对促进医院合理用药提供了有力支撑，也为打造更安全更放心的医院持续助力。

基于在药学门诊积累的点滴经验，首都医科大学宣武医院作为本书主编单位，组织全国药学门诊工作经验丰富的药学专家，凝心聚力撰写了本书，与全国同人分享我国现阶段药学门诊服务工作中的实践经验，为医疗机构开展和管理药学门诊工作提供参考，提升药学门诊服务水平，携手推进医疗机构药学服务转型，激发医疗机构药学服务的真正价值，共同促进药学服务高质量发展，为患者合理用药保驾护航。

首都医科大学宣武医院　院长

国家神经疾病医学中心　主任

国家老年疾病临床医学研究中心　主任

2024 年 3 月

前言

2009年,《中共中央　国务院关于深化医药卫生体制改革的意见》提出通过实行药品购销差别加价、设立药事服务费等多种方式逐步改革或取消药品加成政策。随着我国医疗机构改革,新时期药学服务是医疗机构诊疗服务的组成部分。对于临床合理使用药物,避免用药相关错误和损害,进一步提高医疗质量、保障人民健康具有重要意义。药学门诊是药学人员"以药品为中心"转变为"以病人为中心"的重要体现,是药师展示临床核心竞争力、创新药学服务的重要切入点。

美国、日本等发达国家药学门诊开展已成熟完备,药师在药学门诊提供的专业药学服务,在提高药物治疗效果、增强患者对疾病的认知程度、提升患者的服药依从性、减少药物相关不良事件、降低用药成本等方面均发挥了重要作用。

2017年,国家卫生计生委联合国家中医药管理局印发《关于加强药事管理转变药学服务模式的通知》指出有条件的医疗机构可以开设药师咨询门诊,为患者提供用药咨询和指导。2020年,国家卫生健康委等6部门联合出台《关于加强医疗机构药事管理促进合理用药的建议》,鼓励医疗机构开设药学门诊。2021年,国家卫生健康委发布了《医疗机构药学门诊服务规范》,从基本要求、服务管理、质量管理的角度对药学门诊服务提出了原则性的要求。随着国家一系列相关政策的出台,药学门诊服务在近几年得到了更多的重视,而我国在药学门诊方面的工作刚刚起步,药师水平不尽一致,实施药学门诊工作有待进一步规范。

目前,我国医疗机构药学门诊的平均开展率还较低,主要集中在大型三级医院,在实践上存在缺乏统一的管理体系。各医疗机构按照自身实际情况,在药学门诊药师任职资格、门诊类别、开展的药学服务内容以及收费情况等方面存在较大差异,相关经验难以普及和推广。同时,目前CNKI等数据库中关于药学门诊案例的报道很少,参考书籍不多,各医疗机构、各地区药学门诊实践案例分享不足,药师很难通过药学门诊实践案例的学习提升专业技能、快速积累服务经验,导致部分药师的药学门诊服务水平还有较大的提升空间。

随着医药卫生体制改革的不断深化,患者对药学门诊服务的需求日益增多,医疗机构如何规范化地开展药学门诊建设和服务,成为当前迫切需要思考和解决的问题。在北京市医院管理中心的指导带领下,由全国药学门诊实践经验丰富的药学同人同心勠力,根据中国药师的实际情况,编撰《药学门诊规范化建设与服务典型案例》。本书旨在通过总结我国药学门诊建设和药学门诊服务开展过程中的实践经验,形成药学门诊建设标准,规范药学门诊中各环节的工作模式，统一用药评估、用药方案调整等一系列专业化药学服务的流程和标准，为医疗机构药学门诊的开展和规范管理提供参考。同时，本书将为药学人员提供丰富的、专业的药学门诊实践案例素材，提升药师的药学门诊服务水平，为患者健康保驾护航。

作为《药学门诊规范化建设与服务典型案例》的主编，衷心感谢北京市医院管理中心领导在此书编写过程中给予的指导；感谢闫素英、甄健存两位主审专家对全书质量的审核；感谢刘茂柏、杨勇、郑志华、聂小燕、翟青各位副主编的艰苦工作；感谢全国48位案例作者宝贵工作经验的奉献；对在编写、审校、联络出版社过程中给予帮助的老师，在此一并表示感谢！同时，也感谢国家老年疾病临床医学研究中心、国家神经疾病医学中心（首都医科大学宣武医院）对本书出版给予的支持。

我们也诚挚欢迎广大药学同人及时指出本书的错误和不足，帮助我们不断提高本书的质量和可读性。

张 兰

2024年3月

目 录

第二篇　药学门诊的知识与技能

第三篇 药学门诊实践案例

绪 论

我国，乃至世界的药学服务工作都在转型之中。如何转？转去哪里？什么是药学服务的核心竞争力？如何更好地发挥药师的作用？这些类似形而上的问题，不思考清楚，我们不会知道路怎么走，药师对药学服务的信心也会流失。

长久以来，看病找医生的观念深入人心。看病，在公众的心目中是包括用药的，因此患者遇到用药相关问题，也是找医生解决的。但随着医药科技的进步，药物选择日益增多；对疾病认识的日益深入，也使用药情况日益复杂。这使得医生在用药治疗疾病的同时，用药相关问题也越来越多，医生要在诊断、治疗疾病的同时，再来有效解决用药相关问题，显然是不可能的。用药相关问题具有多发、隐蔽、高风险的特性，这不得不需要有专业人员对此进行管理，而药师作为最具备药物知识的专业人员，当仁不让需要担负起相关的责任。

药师进入临床，在全世界都是一个趋势。但各国由于国情不同、医药政策不同、用药习惯不同，药学服务工作也各有差异。2020 年，经国务院同意，国家卫生健康委、教育部、财政部、人力资源社会保障部、国家医保局、国家药监局联合印发的《关于加强医疗机构药事管理促进合理用药的意见》对药学服务提出一揽子要求，拓宽药学服务范围，不断提高药学服务水平。近几年我国药学服务工作蓬勃开展，在患者药物治疗中发挥了重要作用。

门诊患者的药学服务，也越来越受到重视。药学门诊是药师独立于医生，面对患者独立解决其用药相关问题，提供门诊药学服务的重要形式。这与住院期间的药学服务工作有明显的不同，其独立性、即时性对药师专业素质是重大考验，也最能体现药学服务的价值。药学服务必须具有不可替代性，否则没有存在的价值。药学门诊与医生门诊是明确不同的，医生用药治病，但用药会导致用药相关问题，而用药相关问题往往会与原发疾病的症状混淆，如疼痛、发热、过敏等，这就需要药师进行区分和处理。临床中医生解决不了的用药问题，依靠药师解决了的例子比比皆是。

药学门诊服务的模式和流程也需要仔细考虑，应该和医生门诊有所不同，并应体现药学服务的特点，但全世界范围内并没有公认的药学门诊服务模式。2014 年，在和美国同道的交流中，我国药学工作者接触到药物治疗管理（medication therapy management，MTM）的概念。在美国，慢病用药的 MTM 服务已被纳入联邦医疗保险 D 部分的报销范围，证明了该服务的科学有效。MTM 实质为复杂处方的优化模式，即多病用药的优化模式，其核心要素为患者用药史的审核、找到用药问题并进行干预、进行患者教育和随访。由此可见，MTM 模式其实就是一个科学的药学服务模式，并不局限用于慢病用药管理，可以作为药学门诊的通用模式。美国慢病用药的 MTM 服务能够报销只是因为慢病用药管理实质就是多病用药的优化，这也被美国药师协会 MTM 服务培训讲师所证实。科学有效的标准化流程是实现医疗服务收费的必备条件,MTM 服务就能很好地满足这一要求。

药学门诊是要优化医生的处方,其干预必然要涉及处方的调整,但药师只有审方权,没有处方权。没有处方权意味着药师只能提建议,修改处方还要通过医生,这将大大降低药学门诊的工作效率。争取药师处方权是个任重道远的过程,目前必须要有现实的解决方案。这里我们还是借鉴了美国的合作药物治疗管理(collaborative drug therapy management, CDTM)模式的协议处方权,即由医生将处方权通过协议授权给药师,药师严格按照协议进行处方调整。协议处方权已逐步为我国药学行业接受。

随着工作内容的确定、工作模式的确立、处方权的解决、越来越多省市药学门诊收费的落实,特别是国家卫生健康委发布了药学门诊服务规范,药学门诊成为国家认可的医疗服务项目,已是我国医疗服务的标准配置之一。但到目前为止,药学门诊仍处于逐渐完善的阶段,具体病种和服务内容等细节还在不断摸索。必须强调的是,药学门诊与用药咨询常被混淆,但两者是有本质不同的。药学门诊是通过收集患者用药史进行审核(评估),找出用药问题并进行患者教育、干预,同时还要开展随访,是一种有明确临床目的和流程的主动的医疗行为;而用药咨询则只是被动地接受患者的提问,不能充分体现药学服务的价值。

药学门诊在我国是新生事物,在世界范围内虽然多国已开展相关工作,特别是美国,开展历史较长、工作较为成熟,但由于国情等原因,并没有像我国一样由卫生行政部门发出统一的工作标准,导致药学门诊常常成为医生门诊的补充,而不是互补;另外,由于缺乏公认的标准和教材,也使得国外药学门诊的工作水平参差不齐。我国相关工作开展虽然较晚,但政府重视、药师们思想统一,短时间内已取得可观的发展。

目前我国药学门诊工作的开展仍面临许多困难,主要是医生和患者的接受程度不高,一些药学门诊门可罗雀,出诊药师对自己的工作价值发生动摇。但我们须牢记,药学门诊是药师发挥价值最直接的平台,无论多困难我们都必须坚持,平台没有了,就算有价值,也无从发挥。药学门诊目前困难的解决,归根结底要靠出诊药师水平的提高。当药学门诊发挥出医生门诊所无法替代的价值时,药学门诊将迎来发展的春天。

出诊药师的水平是药学门诊能否发挥作用的关键。国外未见药学门诊方面的教材,美国出诊药师是由专科药师负责的。但药学门诊服务,特别在我国国情下,与专科药学服务是有区别的;另外,药学门诊和其他医疗项目一样,有自己的优势病种;同时,药学门诊的患者病情千差万别。如何体现这些特点,让有临床药学服务经验的药师能在短时间内掌握药学门诊的工作要点和知识要点?本书尝试利用案例教学的方式来加以实现。本书第一、二篇为总论,是所有出诊药师都应知、应会的理论知识;第三篇为案例,是在全国范围内开展药学门诊较早、较好的医疗机构收集的典型案例,如多药合用、特殊人群用药、药源性疾病、外科手术术前准备等,均是药学门诊的优势病种,并按照 MTM 的工作流程对每一案例进行详细讲解,以期让出诊药师在短时间内掌握药学门诊服务的知识要点与临床技巧。

第一篇

药学门诊的建设

第一章
国内外药学门诊实施现状及发展趋势

第一节　药学门诊服务的概念与产生背景

一、药学门诊服务的概念

2009 年,美国药学专业委员会(Board of Pharmacy Specialties,BPS)正式发布药学门诊服务(ambulatory care pharmacy practice)的定义:药学门诊服务是指由药师提供的全面的、患者可及的医疗服务,药师在药学门诊中解决患者的用药需求、与患者建立持续的合作关系、在家庭和社区环境中进行药学实践。药学门诊服务内容包括直接的患者监护和门诊患者的用药管理、与患者建立长期的治疗关系、协调患者的治疗计划、为患者提供全面的健康建议、患者的接诊和转诊、患者教育和促进患者自我管理。门诊药师可以在医院门诊和社区诊所中为不同的患者群体提供直接的医疗服务。该定义由美国临床药学学会(American College of Clinical Pharmacy,ACCP),美国药师协会(American Pharmacists Association,APhA)和美国卫生系统药师协会(American Society of Health-System Pharmacists,ASHP)联合工作组制定,明确了药学门诊服务的主体、目的、内容和工作地点,并将药学门诊服务描述为关注疾病预防和药物使用的专业化服务。

2021 年 10 月,国家卫生健康委发布了《医疗机构药学门诊服务规范》,从国家层面正式对药学门诊服务进行了定义:药学门诊服务是指医疗机构药师在门诊为患者提供的用药评估、用药咨询、用药教育、用药方案调整建议等一系列专业化药学服务。该定义明确了药学门诊服务的主体、内容和工作地点。与 BPS 发布的定义不同的是,目前我国提供药学门诊服务主体的工作场所是医疗机构门诊,这与当前我国临床药师主要分布在医疗机构及医疗机构提供绝大部分药学服务有关。

二、药学门诊服务的产生背景

药学门诊服务是临床药学服务发展到一定阶段的产物;临床药学的兴起、药学行业服务能力的提升、人民对更高医疗服务质量的需求促进了药学门诊服务的产生和发展。

（一）美国药学门诊服务的产生背景

20世纪60年代，美国药学行业发生了革命性的变化，优化药物使用所带来的经济和人文利益被越来越多地记录在册。最终，这一变革重新将药学行业的视线拉回到减少药物相关的发病率和死亡率上，也将其重心从以药品及药品供应为中心的药学业务，转移到以病人为中心的服务，临床药学这一概念也自此应运而生。20世纪70年代，美国国家卫生服务研究与发展中心成立跨学科工作组，负责药师临床实践标准的制定，为药师在各种医疗环境中扮演什么临床角色提供了答案。20世纪后期，美国的药学门诊服务取得了许多重大发展。1990年，ASHP制定了初级保健实习认证标准（该标准于2006年被改写为药学门诊的研究生2年级标准，并于次年生效）。1994年，ASHP对联邦卫生系统的药房开展了第一次横向调研。此次调研记录到了广泛的药学门诊服务情况，包括由药师管理的药物门诊，同时发现，大多数机构都提供全面的药房系统服务，包括临床服务和药品分销。1995年，美国退伍军人事务部制定了在门诊护理环境中部署"临床药学专家"的指导方针，并率先使用药师提供直接的患者护理，以协助抗凝治疗和慢性病的管理。1999年，ASHP和APhA共同制定了社区药房实习培训认证的标准和学习目标，均强调了门诊服务。

21世纪，美国的药学门诊服务最终从探索走向了专业化。2009年，BPS批准了ACCP、APhA和ASHP联合工作组提交的"认可药学门诊服务作为一个新专业"的请求。2011年10月，首次门诊药师专业考试举行，标志着美国的药学门诊服务正式走向了专业化的道路。

（二）我国药学门诊服务的产生背景

20世纪60年代，虽然当时我国医院药学的工作中心仍是保障药品供应，满足临床需要，但伴随着美国临床药学的兴起，我国的临床药学在此时也产生了萌芽。1964年，汪国芬、张楠森、钱漪等在全国药剂研究工作经验交流会上首先提出了开展临床药剂学工作的建议。1978年，汪国芬等在中国药学会上海市分会年会上发表了《临床药学前瞻》的专题报告，建议在我国建立临床药学。随后，我国药学界也开展了对国外临床药学的学习，对我国临床药学未来发展的探讨，以及对临床药学进修培训的尝试。

20世纪80年代，国家开始完善相应政策，并积极开展了对临床药学发展的尝试与探索，医院药师开始进入病房，开展药学服务，临床药学逐渐进入医院药学工作的中心。1981年，卫生部在《医院药剂工作条例》中正式列入临床药学内容。1987年，湖北省人民医院、黑龙江省人民医院等12家重点医院被批准作为全国临床药学工作的试点单位。1991年，卫生部在医院分级管理中首次规定三级医院必须开展临床药学工作，并将其作为考核标准之一。2002年，卫生部和国家中医药管理局共同制定的《医疗机构药事管理暂行规定》（2011年修订为《医疗机构药事管理规定》）中，明确提出"建立以病人为中心的药学保健工作模式"，"开展以合理用药为核心的临床药学工作"，"逐步建立临床药师制"。

虽然我国临床药学萌芽出现较早，对临床药学发展也进行了持续的探索，但改革开放以后，在"以药补医"的背景下，医院药剂科的工作重心在药品采购和制剂工作上，一定程度上忽视了药师的临床服务职能。自2009年新一轮医改以来，"药品零加成"等政策的实施，破除了"以药补医"的恶性循环，也使得医院药学回归初心——"以病人为中心，促进合理用药"，重新开始注重药学服务质量的提高和医疗卫生服务水平的提升，以实现药师价值。

作为开展药学服务的重要方式，药学门诊服务受到了诸多关注。2017 年 4 月，广东省药学会发布了《关于推进药学门诊工作的通知》，号召广东省医院药学积极开设收费的药学门诊，或先开设免费的药学门诊最终实现收费，并提出利用药物治疗管理服务模式开设药学门诊的思路。2018 年，该学会翻译出版了美国药师协会 MTM 服务培训教材。2017 年 6 月，广东省卫生计生委将药学门诊写入了《广东省高水平医院评价指标（综合医院）》。2017 年 7 月，国家卫生计生委等部门发布了《关于加强药事管理转变药学服务模式的通知》，首次提出"有条件的医疗机构可以开设药师咨询门诊，为患者提供用药咨询和指导"。2018 年，国家卫生健康委和国家中医药管理局发布的《关于加快药学服务高质量发展的意见》提到"鼓励医疗机构开设合理用药咨询或药物治疗管理门诊，重点面向患有多种疾病、使用多种药品的患者"，"有资质的互联网医院可探索开设专科化的在线药学咨询门诊"。同年，广东省药学会发布了《药学门诊试行标准》，标志着我国第一个药学门诊服务省级实践标准的诞生。2019 年，中国医院协会药事专业委员会发布了《医疗机构药学服务规范》，汇总细化了药学门诊服务的基本要求和服务过程等内容。2020 年，六部委联合发布了《关于加强医疗机构药事管理促进合理用药的意见》，再次强调"鼓励医疗机构开设药学门诊，为患者提供用药咨询和指导"。2021 年 10 月，国家卫生健康委发布了《医疗机构药学门诊服务规范》（以下简称《规范》），标志着我国药学门诊服务的第一个全国性规范的提出。

截至 2022 年 10 月，虽然我国仍未建立起类似于美国的药学门诊服务标准指南和药学门诊服务专业认证体系，但全国性的药学门诊服务规范已经发布，各地医疗机构也正在对药学门诊展开积极探索，我国的药学门诊服务体系建设已经进入快车道。

第二节　国内外药学门诊服务的实施现状

一、国外药学门诊的实施现状

美国的药师在社区、连锁药房、门诊诊所、医院多种环境中均开展药学门诊服务。在社区药房环境中，药师可提供免疫接种、药物治疗管理、患者咨询和教育、治疗药物监测和 CDTM 下的选择性慢病（如高血压、糖尿病、哮喘等）管理等药学门诊服务。2003 年，美国《医疗保险现代化法案》正式定义了药物治疗管理一词，要求医疗保险 D 部分的保险公司向选定的受益人提供 MTM 服务。这一法案的颁布为药师提供了首次获得国家级临床服务报销的机会。MTM 服务的目标是提供用药教育、提高服药依从性、发现药物不良事件和药物滥用，其各项要素（包括干预和转诊）均有明确的收费标准，同时医疗保险为药师提供的 MTM 服务支付报酬。除了 MTM 服务之外，药师提供的用药教育、用药咨询、戒烟咨询等其他药学门诊服务也有相应的支付项目。随着药学服务质量的不断提升，美国药学服务的收费与报销制度也在不断地发展和优化中。

1998 年，日本启动了名为"医院药师在合理用药中的作用"的药师国际交流计划，以提升药学服务和药学教育水平。借助此计划，日本首个药学门诊于 2000 年在名古屋大学医院成立，用于华法林抗凝治疗。次年，哮喘药学门诊也于名古屋大学医院成立，并被引入冈山大学药学院的药学教育体系中。目前，涵盖抗凝治疗、哮喘 / 慢性阻塞性肺疾病、阿尔茨海默病、高胆固醇血症、慢性丙型肝炎等药物治疗领域的多种药学门诊已经在日本的医院药房推广和实施，而癌症化疗领域的药学门诊也已于 2014 年被批准为一项新的医院服务，并纳入日本的全民医保中。

此外，已有文献表明肿瘤、移植、慢性失眠障碍、抗凝、HIV 等领域的药学门诊服务在英国、加拿大和澳大利亚等国家得到了积极开展，并提升了临床合理用药水平。

二、我国药学门诊的实施现状

我国的药学门诊尚处于初步发展阶段。根据政策要求，全国多地均展开了积极探索，部分医院也基于自身学科特色开展了相应的药学门诊，但直到目前，并没有全国统一的模式和体系形成。近年来，多项研究对我国药学门诊的开设情况开展了调查。

张昕怡等对全国三甲医院的药学门诊开设情况开展了系统调查，发现在可获得相关信息的 1 326 家三甲医院中，开设药学门诊的医院共有 172 家（12.97%），其中药学门诊开设数量排名前 5 的省份分别为广东（43 家）、北京（20 家）、浙江（15 家）、江苏（14 家）和上海（8 家），东部地区三甲医院开设药学门诊的比例高于中部地区和西部地区。药学门诊服务的主要专业方向包括妊娠 / 哺乳期用药管理、抗凝 / 抗栓管理、慢病管理、疼痛管理和儿童用药管理等，部分医院根据本院医疗服务特色开设了特色药学门诊，如北京积水潭医院的骨质疏松药学门诊，中南大学湘雅二医院的关节置换医药联合门诊等。46 家医院标明了出诊药师资质，主要为主管药师职称及以上。在可获得收费情况的 96 家医院中，21 家医院的药学门诊不收费；75 家医院的药学门诊会收取相应的挂号费或诊疗费，其中有 10 家医院按出诊药师职称不同收费标准不同，其余医院药学门诊收费标准与当地 / 该医疗机构普通门诊收费标准相同。

郑婷婷等采用问卷调研的方法，调查了 15 省（直辖市、自治区）143 家医院的药学门诊开展情况，发现共有 38 家医院开展药学门诊（26.6%），其中三级医院有 31 家，二级医院有 7 家。参与调研的药学部负责人认为，二级和三级医院中开展药学门诊的人员需要获得药学本科及以上学历，取得主管药师职称，并且具有 5 年以上工作经验，同时还应具备包括临床药学岗位以及审方、调配岗位在内的医院药学多岗位工作经验。在接受调研的医院中，仅有 11 家三级医院对药学门诊进行了收费，这些医院多分布在四川省、浙江省、江苏省等医疗卫生事业改革探索相对成熟的省份，收费标准大多参照同职称级别医生门诊，其中有 88.9% 的药学门诊服务项目费用可以通过医保报销。

周博雅等通过文献检索和问卷调研，调查了药学服务门诊的开展及收费现状，共调查了全国 108 家医院，其中 21 家医院（19.5%）设立了药学服务门诊，均为三级甲等综合医院，47 家（43.5%）医院设有门诊药学咨询窗口（三级医院 43 家，二级医院 4 家），40 家（37.0%）表示无药学收费服务或药学咨询门诊（三级医院 29 家，二级医院 11 家）。此外，周博雅等还较全面地整理了上述 21 家三甲医院药学服务门诊的开展形式、服务方向、药师资质和收费情况，为其他医院药学门诊服务的开展提供了较好的参考。

总体来说，目前我国药学门诊的设立仍主要集中在三级甲等医院，且开设的数量也相对较少；主要涉及特殊人群用药、专科用药、慢病用药等服务领域；出诊药师的资质主要集中在主管药师职称及以上，并具备一定年限的工作经验；药学门诊收费的比例并不高，甚至不收费，缺乏统一的收费标准和相应的医保报销制度。药学门诊服务的发展仍需各地的积极探索和国家层面的标准建设。

第三节　药学门诊服务的内涵

一、药学门诊服务的范畴

《规范》的发布填补了我国药学门诊服务全国性规范的空缺，同时也基于我国实际情况，总结实践经验，阐述了药学门诊服务的服务对象、内容、开展形式等基本内涵。

（一）药学门诊服务对象和内容

药学门诊服务对象主要是诊断明确、对用药有疑问的患者（具体人群见表 1-1），其服务内容一般包括了解患者信息，评估患者用药情况，提供用药咨询，开展用药教育，提出用药方案调整建议等 5 个方面。

表 1-1　药学门诊服务对象

序号	患者类别
1	患有一种或多种慢性病，接受多系统药物或多专科治疗的患者
2	同时使用多种药物的患者
3	正在使用特定药物的患者，特定药物包括：特殊管理药品、高警示药品、糖皮质激素、特殊剂型药物、特殊给药装置的药物等
4	特殊人群：老年人、儿童、妊娠期与哺乳期妇女、肝肾功能不全患者等
5	疑似发生药品不良反应的患者
6	需要药师解读治疗药物监测（如血药浓度和药物基因检测）结果的患者
7	其他有药学服务需求的患者

1. 了解患者信息　药师通过询问、查阅患者病历等方式，了解患者的基本信息（年龄、性别等）、健康信息（个人史、既往史、现病史等）、用药信息（用药史、药物过敏史等）、需求信息（药物治疗、健康状况、药学服务等）等。

2. 评估患者用药情况　药师根据患者用药后的反应等，从药物治疗适应证、有效性、安全性、经济性、依从性等方面进行评估，基于循证证据及患者具体情况进行综合分析，重点关注患者的治疗需求，解决个体化用药及其他合理用药相关问题。

3. 提供用药咨询　解答患者存在的用药疑问。

4. 开展用药教育　采取口头、书面材料或实物演示等方式为患者提供教育指导，包括药品的适应证、禁忌证、用法用量、用药时间、用药疗程、注意事项、药品不良反应，以及生活方式指导等。

5. 提出用药方案调整建议等　经评估后发现患者存在用药不适宜问题的，药师应当提出用药方案调整建议等。药师提出的建议可作为临床用药的有益参考,最终用药方案由医师确定。

上述内容从宏观角度概括了药学门诊服务的主要内容,在此基础上,药师在药学门诊环境中可以更清晰、更成体系地开展药物治疗管理、药物治疗监测以及基于基因组学的精准用药等具体的药学服务。

（二）药学门诊服务的主要开展形式

目前国内药学门诊的主要开展形式包括药学综合门诊、医师 - 药师联合门诊、药学专科门诊以及其他类型的药学门诊。

药学综合门诊服务范围较广,涉及多重用药、长期用药以及特殊人群用药等领域,服务对象多为老年人,也包括儿童、孕期或哺乳期妇女等,重点服务病种以高血压、糖尿病等慢性疾病为主,对药师专业知识和综合服务能力要求较高。

医师 - 药师联合门诊一般有特定的专业服务方向,如疼痛、肿瘤、抗凝等,由医生进行病情评估、治疗方案拟定,由药师进行用药评估、用药重整、用药教育等,可以充分发挥医药联动效应,为患者提供更便捷的医疗服务。美国对医师 - 药师联合门诊现有的形式进行了汇总,并将其归纳为 3 类:①药师与医生同时接诊患者,药师向医生提出治疗建议,与医生合作制定药物治疗方案;②药师与医生分开接诊患者,药师发送消息给医生提出治疗建议,由医生审核;③在药师与医生分开接诊患者的基础上,药师被赋予调整药物治疗方案的权力,药师的每一步操作都记录在电子病历中,由医生监督,其中第一种方式的效果较好。

药学专科门诊主要基于某一类药物治疗管理或针对某一病种的用药来开展药学服务,涉及抗凝、器官移植、疼痛、营养等领域,涉及领域与医师 - 药师联合门诊有所重合,但与其不同的是,药学专科门诊由药师主导,有助于药师与患者长期关系的建立,能更好地体现药师的价值。

其他类型的药学门诊包括多学科联合门诊以及专科化的在线药学咨询门诊等。多学科联合门诊一般由多个临床科室、药学、护理及医技部门等专家组成团队,针对诊治疑难或治疗困难疾病,为患者提供个体化诊疗服务。由于患者的特殊性,该门诊对药师的专业水平要求较高,同时需要药师参与医疗团队协作,以解决用药难点、分析不良反应和药物相互作用、优化给药方案为重心,提供高质量的药学服务。专科化的在线药学咨询门诊通常由有资质的互联网医院开设,通过微信公众号、患者客户端等媒介为患者提供药学服务,解答患者的用药问题,开展用药定时提醒,科普用药知识等,具有较好的便捷性。

（三）药学门诊与用药咨询的区别

近年来,一系列药学服务相关政策的发布体现了我国对药学门诊认识的变化。2017年,国家卫生计生委联合国家中医药管理局发布的《关于加强药事管理转变药学服务模式的通知》,以“药师咨询门诊”这一表述首次在国家政策中提及药学门诊。2018 年,在《关于加快药学服务高质量发展的意见》中关于药学门诊的表述变成了“合理用药咨询或药物治疗管理门诊”“在线药学咨询门诊”。2020 年,六部委联合发布的《关于加强医疗机构药事管理促进合理用药的意见》开始使用“药学门诊”一词,通过“药学门诊”来“为患者提供用药咨询和指导”。2021 年,我国首个药学门诊服务全国性规范——《医疗机构药学门诊服务规范》发布，正式从国家层面提出了药学门诊服务的定义。

从“药学咨询门诊”到“药学门诊”，药学门诊服务的内涵得到了充实。用药咨询是我国药师在药学服务的探索过程中较早开展的服务内容，也是当前我国药学门诊服务的主要内容。随着全国各地对药学门诊服务的探索，除了用药咨询之外，药师在药学门诊中还可为患者提供用药方案评估、用药方案调整建议、个体化用药教育等服务。相比聚焦于“点”，即某一药物相关问题的用药咨询，药学门诊服务的内涵更多地关注“面”，充分回顾患者的病史、用药史，评估当前患者的用药方案，发现潜在的药物相关问题并干预或开展个体化用药的方案优化，并进一步有目的地开展随访，全面、立体地促进患者合理用药。需要注意的是，用药咨询不是被包含于药学门诊服务中的一个概念，而是在药师的各个工作环境中均需要开展的工作内容之一，无论面向患者，还是医护人员，药师都应当发挥自身专业性，将药学相关知识正确、真实地传递出去，解决药物治疗过程中已经发生或潜在的用药问题，以促进临床合理用药。

二、药学门诊服务的意义

1. 药学门诊服务是药师为患者直接提供的药学服务，是药师价值的重要体现方式　与患者面对面交流是开展药学服务的最佳场景。通过药学门诊，药师能够走近患者，开展用药咨询、用药教育和用药方案的评估优化，以提升用药的安全性、有效性和经济性。药学门诊服务与药师在住院环境提供的药学服务，都为患者构建起了合理用药的坚固屏障。同时，通过与患者良好关系的建立，药学门诊服务也能帮助药师树立职业形象，改变社会对药师“仅负责保障药品供应”的固有认知，增加药师的职业认同感，推动药学服务向“以病人为中心”加速转型。

国内外的实践均证明了药学门诊服务可以改善患者的临床结果，这既证明了药师的价值，也为设立相应的药事服务费提供了有力证据。2013 年世界药学大会明确提出：没有付费的药学服务是不可持续的（without payment，no sustainability）。且从发达国家的历史经验来看，合理收费是专业技术服务行业良性可持续发展的必然要求。2009 年，中共中央国务院发布的《关于深化医药卫生体制改革的意见》提出了“设立药事服务费”。2017 年前后，药事服务费的设立再次在《关于加强药事管理转变药学服务模式的通知》等政策中被提及，全国各地在积极开展药学门诊服务的同时，也对药事服务费的设立进行了探索。但目前为止，根据统计，收费药学门诊开展的比例并不高，仍未有全国性药事服务费收费标准发布，药学门诊服务价值的体现仍有待探索。

提供高质量的药学门诊服务，能够帮助患者获得健康效益，使社会认识到药师的价值，从而调动起患者为药学服务支付的意愿，借此健全药师激励机制，进一步推动药学门诊服务的质量提升。在未来，如果可以建立起这样的良性循环，将大大促进药学门诊服务的发展。

2. 药学门诊服务是药师作为医疗团队的一员，为患者提供的综合医疗服务中的重要部分　药师是提供药学服务的重要医务人员，是参与临床药物治疗、实现合理用药目标不可替代的专业队伍。药学门诊服务的开展，可减轻医生门诊的工作量，使医生能集中精力应对复杂疑难疾病的诊疗，提高门诊医疗服务的效率。同时，通过药学门诊服务，药师可以与患者建立起长期关系，针对患者进行随访，帮助患者预约就诊，成为患者与医疗团队之间的沟通桥梁。

在药学门诊服务中设立药师处方权，可以充分发挥药师的专业性，促进用药的安全、有效、经济，减轻医生的工作负担，提高医疗卫生资源利用效率，而在包括药学门诊的各个药学服务环境中是否应当设立药师处方权，一直是个备受争议的话题，国内外对该领域的探索和落实也存在差异。1995 年，美国退伍军人事务部便已批准了药师的处方权，规定药师可以在当地退伍军人事务部机构制定的实践范围内行使处方权。国外药师主要通过与医生达成协议进行处方调整来解决药师处方权的问题，CDTM 是一种相对成熟的美国范式。在美国各州法律允许的前提下，医生或其医疗团队可与药师签订的授权许可协议，从而将部分处方权授予药师，在许可的范围内，药师可以为特定的患者进行开具、延续或更改处方，这一举措也已被多项研究证实可以促进患者的用药合理性。仿照 CDTM，国内也针对药师处方权进行了探索。南京市鼓楼医院最先建立了药师的协议处方制度以及相应的医师 - 药师联合抗凝门诊，随后广东省开始进行大规模推广。在探索初有成效后，广东省药学会在 2017 年印发了《药师与医师抗栓治疗协议推荐文本》，为抗栓治疗领域出台了协议模板。次年，广东省药学会发布了《药学门诊试行标准》，提出“建议授予药学门诊药师部分处方权限（如开具检验、检查的权限），并经医务部门批准和备案”，从省级层面上提出了设立药师处方权的指导意见。但截至目前，对于药师处方权，我国尚无国家层面的指导意见或规范性文件，仍需要全国各地的积极尝试与探索。

第四节　药学门诊服务的价值及发展趋势

一、药学门诊服务的价值

药学门诊服务以病人为中心，以促进合理用药为根本目标，其价值体现在服务所带来的临床结局、经济结局和人文结局改善等各个方面。

（一）临床结局的改善

在药学门诊服务中，药师通过指导患者用药，并对其进行随访与药学监护，可以提高患者服药依从性和治疗效果，减少不良反应的发生。国内外均有研究证实了药学门诊服务对临床结局的改善作用，Chisholm-Burns 等汇总了 298 项有关药师提供的直接护理对患者结局影响的研究，进行了系统综述与 Meta 分析，其中约 2/3 的研究来自药学门诊环境（包括医院诊所和社区药房），分析结果显示，接受药学服务组的患者糖化血红蛋白、低密度脂蛋白胆固醇和收缩压水平均显著降低，其药物不良事件的发生也显著降低。相似地，刘丽宏等评估了国内由药师主导的药物治疗管理对慢性病门诊老年患者的影响，发现接受药师干预组的患者其总胆固醇、低密度脂蛋白胆固醇和甘油三酯水平有统计学意义的改善。郭澄等基于国内第一家肿瘤药学门诊开展了一项前瞻性研究，发现药师干预在解决药物相关问题和改善不良反应方面有效，药师在门诊肿瘤患者护理中发挥的重要作用。

（二）经济结局的改善

在药学门诊服务中，药师通过对患者用药信息的收集与药物重整，可以减少用药相关损害和不必要的药物治疗，并减轻患者和医保部门的经济负担。Chisholm-Burns 等开展的一项系统综述记录了药师干预对经济结果的影响，在 126 项、近一半包含药学门诊服务的研究中，有 20 项报告了积极的经济效益。Perez 等对临床药学服务的经济影响进行了另一项评估，包括了 93 篇记录了不同环境下服务结果的文章，其中约 40% 描述了在门诊或社区环境中提供的服务，包括药物治疗监测、靶向药物计划和疾病状态管理等，评估发现在临床药学服务上每投资 1 美元，就会节省 4.81 美元，虽然纳入的研究存在方法学上的局限性，但总体结果仍支持临床药学服务提供显著的经济效益和临床效益。刘丽宏等在国内开展的研究中，同样也发现，药师主导的药物治疗管理干预使得每位患者每月平均用药费用从 387.72 元降低到了 355.17 元，证明了药学门诊服务对经济结局的改善。但总体来说，国内有关药学门诊服务对患者经济结局影响的研究开展较少，仍需要进一步探索。

（三）人文结局的改善

在药学门诊服务中，药师可以对患者进行用药相关的人文关怀，提高患者对药物治疗的满意度；通过用药教育和用药咨询，也可以提升患者对疾病和药物的了解，从而提升患者的依从性；同时，药学门诊服务的开展也可以减轻医护人员的工作量，提升医疗团队的工作效率，提高医护人员的满意度。国外在探索药学门诊对人文结局方面影响效果的内容相对较全面，Chisholm-Burns 等发表的 Meta 分析发现，药师提供的直接服务可以改善患者的药物依从性、医药知识认知和生活质量；Collins 等发现，对于由药师主导的血脂管理药学门诊，患者满意度达 91.4%，其他医务工作者满意度达 87.8%；Walter 等对于肿瘤科医生主导的门诊护理团队开展的研究发现，抗肿瘤专业临床药师的加入，既改善了患者的依从性和临床结局，也提升了患者满意度与医生满意度。相比于国外，目前国内对人文结局的研究仅聚焦于患者满意度，陈艾明等对就诊于肾内科医药联合门诊的患者进行了调查，其中 86.57% 患者的评价为“较满意”及以上；翟文杰等对就诊于本院药学门诊的 122 名患者进行了调查，发现患者对药学门诊整体满意度为 4.43 分，95.08% 的患者对当次药学门诊感到满意。当前，国内关于药学门诊服务人文结局的研究较少涉及医务人员对药师服务质量的评价，这可能与国内药学门诊尚处于发展初期有关，因为评价患者满意度更能直观地体现服务效果，提示我国药学门诊服务需要进一步全面、标准地发展。

二、药学门诊服务的发展趋势

（一）扩大药学门诊服务覆盖率

目前我国的药学服务尚处于初级探索阶段，《2022 中国卫生健康统计年鉴》显示，医院药学专业技术人员数量占医院卫生专业技术人员的比例为 3.72%，远低于《二、三级综合医院药学部门基本标准（试行）》中要求的 8%；在基层医疗卫生机构中，这一比例更低，为 3.69%，药学人员增速低于服务量增速，以病人为中心的合理用药药师队伍急需建设发展。同时，我国的药学门诊服务也仍处于起步阶段，即便在三级医院中，药学门诊服务的普及度也较为局限，开设数量相对较少，这一现状的改善既需要通过媒体等途径对患者进行宣传，建立起公众对药学门诊服务的广泛认知，也需要政策和规范的出台，完善药学门诊服务标

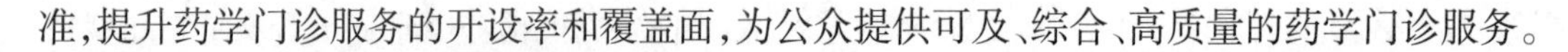

准，提升药学门诊服务的开设率和覆盖面，为公众提供可及、综合、高质量的药学门诊服务。

（二）健全药学门诊服务标准

对于药学门诊服务标准，在省级层面上，广东省药学会于 2018 年发布了省级《药学门诊试行标准》，率先开展了探索；在国家层面上，国家卫生健康委也于 2021 年 10 月发布了我国药学门诊服务的第一个全国性规范——《医疗机构药学门诊服务规范》，从概念、基本要求和服务管理等方面为药学门诊服务提供了规范。但相较于美国相对完备的门诊药师专业考试和药学门诊服务最低指南，我国的药学门诊服务标准仍需进一步完善。一方面，应当在《规范》的基础上进一步细化，建立统一的药师门诊类别、统一的出诊药师准入标准、药物治疗评价标准、患者依从性评价标准等，形成药学门诊服务工作手册；另一方面，还应当积极推动《药师法》的出台，明确药师的职责和临床地位，提高药师的服务能力，进一步扩大药学服务的影响力。

与我国相似，日本也同样缺少普遍适用于各种临床环境，规定药师所需知识和技能、药师定位、患者教育和咨询流程等具体内容的药学门诊服务指南。研究提示，应进一步评估药学门诊服务的成本 - 效益及其对患者依从性、知识水平和临床结局的影响，为指南的制定提供可靠证据。

（三）建立药学门诊服务收费与报销制度

多个对国内药学门诊服务开展情况的调研发现，目前药学门诊收费的比例并不高，且缺乏统一的收费标准和相应的医保报销制度，部分医院按出诊药师的职称进行收费，部分医院的药学门诊收费标准参照了当地或该医疗机构内普通门诊收费标准，部分医院可通过医保报销部分药学门诊服务项目的费用，药学门诊服务的收费标准与报销制度亟待全国性的统一。当前药学服务费用尚无法独立收取的重要原因是药学服务的内容与标准不够明确，具体到药学门诊服务，即如前所述，缺少统一的药师门诊类别、药物治疗评价标准等具体细则，因此只有完善相关标准，才能规范药学门诊服务的内容与质量，进一步为科学测算药师服务成本，落实药学门诊服务收费提供相关依据。建立健全药学服务收费标准和报销制度，既是提高药学服务质量的积极因素，也是体现药学服务价值的内在要求，积极推动《药师法》的出台，也将为此打下坚实的基础。

（四）拓展药学门诊服务内容

美国联合委员会将护理转移（transition of care，TOC）定义为“随着患者的病情和护理需求的变化，患者在医护人员、医疗机构和家庭之间的流动”。TOC 的开展在降低再入院率、减少急诊科就诊次数、预防药物不良事件和降低医疗成本方面均具有积极作用。在国内，当患者的医疗环境变化时，更为人熟知的药学服务内容是用药重整，即药师在住院患者入院、转科或出院等重要环节，开展用药重整服务，以确保患者用药的一致性和连续性。相对于住院患者的用药重整服务来说，TOC 是更宽泛的概念，其服务对象不仅包括医疗机构中的住院患者，还包括在门诊等各个医疗环境中发生流动的患者。患者就诊环境发生变化的时候也是最容易发生用药错误的时候，药学门诊的 TOC 服务可以确保患者用药的一致性和连续性。在国外，TOC 已成为药学门诊的服务内容之一，而目前在国内，对 TOC 的探索仍较为局限，中南大学湘雅医院在 2017 年成立了医药联合慢性疼痛管理门诊，为癌症患者在住院时、出院时以及出院后提供全面的 TOC 疼痛管理。在药学服务水平不断提升的过程中，TOC 将是国内药学门诊服务重要的探索方向。

截至 2009 年，美国所有州都修改了州法律，允许药师直接为患者接种疫苗，以改善公众健康。这一举措一方面改变了医护人员和公众对药师的传统认知，为药师树立起了医疗卫生服务提供者的角色定位，另一方面也为社区药房和门诊药房带来了一个可行的收入来源。国内如北京莱佛士医院、和睦家医院等药师提供疫苗规划服务，一定程度上促进了药师与患者的紧密联系，既可以发挥药师资源在促进公共卫生方面的作用，同时借助免疫接种的专业技能要求，也可以提高药师的综合服务能力。

总的来说，国内外的临床药学服务都愈发强调药师作为一名医疗卫生服务提供者和医疗团队成员之一的职业定位，药师应当扎根专业领域，不断深入研究，转变成为药学专家（pharmacy specialist）；药学门诊服务的开展也应当进一步细化，具体到每个专业或亚专业，进一步提升自身专业能力，促进合理用药。从政策环境上，应给予药学门诊服务更系统的管理标准以及价值认可，促进药学门诊服务的良性持续发展。

参考文献

[1] HELLING D K，JOHNSON S G.Defining and advancing ambulatory care pharmacy practice：it is time to lengthen our stride[J].Am J Health Syst Pharm，2014，71(16)：1348-1356.

[2] CARMICHAEL J M，HALL D L.Evolution of ambulatory care pharmacy practice in the past 50 years[J].Am J Health Syst Pharm，2015，72(23)：2087-2091.

[3] 屈建，刘高峰，朱珠．新中国 70 周年医院药学的发展历程与趋势(Ⅰ)[J]．中国医院药学杂志，2019，39(24)：2455-2467.

[4] 广东省药学会．药学门诊试行标准[J]．今日药学，2018，28(11)：721-726.

[5] 郑志华，王勇．广东省药学门诊工作的推进[J]．今日药学，2018，28(8)：576.

[6] ZHENG Z H，ZENG Y T，WU J Y.Rise of pharmacist-managed clinics in Guangdong Province，China[J].Eur J Hosp Pharm，2018，25(5)：290.

[7] 杜姗，李晓宇，舒永全，等．医疗机构药学服务规范　第 1 部分　药学门诊[J]．中国药房，2019，30(23)：3174-3175.

[8] PELLEGRINO A N，MARTIN M T，TILTON J J，et al.Medication therapy management services：definitions and outcomes[J].Drugs，2009，69(4)：393-406.

[9] HOULE S K，GRINDROD K A，CHATTERLEY T，et al.Paying pharmacists for patient care：a systematic review of remunerated pharmacy clinical care services[J].Can Pharm J(Ott)，2014，147(4)：209-232.

[10] BARLAS S.CMS to test enhanced medication therapy management model：aims for greater use of pharmacists，cost savings，and better outcomes[J].P T，2016，41(7)：423-441.

[11] YAMADA K，NABESHIMA T.Pharmacist-managed clinics for patient education and counseling in Japan：current status and future perspectives[J].J Pharm Health Care Sci，2015，1：2-9.

[12] NURKOWSKI J，ELSHORBAGY H，HALPAPE K，et al.Impact of pharmacist-led cognitive behavioural therapy for chronic insomnia[J].Innov Pharm.2020，11(3)：1-8.

[13] CHIENG R, COUTSOUVELIS J, POOLE S, et al. Improving the transition of highly complex patients into the community: impact of a pharmacist in an allogeneic stem cell transplant (SCT) outpatient clinic [J]. Support Care Cancer. 2013, 21 (12): 3491-3495.

[14] DEFOE K D, JUPP J, LESLIE T. Integration of clinical pharmacists into an ambulatory, pediatric hematology/oncology/transplant clinic [J]. J Oncol Pharm Pract, 2019, 25 (3): 607-612.

[15] 严洁萍，罗丹，胡颖，等．英国皇家布朗普顿医院围术期药学服务的工作模式[J]．中国临床药学杂志，2020，29(2)：140-143.

[16] 姚瑶，史长城，张晋萍，等．英国莱斯特大学附属医院药学门诊见闻及启示[J]．药学与临床研究，2019，27(4)：315-317.

[17] MALEKI S, GLEWIS S, FUA T, et al. A randomised controlled trial of clinical pharmacy intervention versus standard care to improve medication adherence in outpatients with head and neck cancer receiving radiotherapy [J]. Support Care Cancer, 2022, 30 (5): 4243-4253.

[18] SNOSWELL C L, DE GUZMAN K R, BARRAS M. Pharmacists reducing medication risk in medical outpatient clinics: a retrospective study of 18 clinics [J]. Intern Med J, 2023, 53 (1): 95-103.

[19] PONNIAH A, ANDERSON B, SHAKIB S, et al. Pharmacists' role in the post-discharge management of patients with heart failure: a literature review [J]. J Clin Pharm Ther, 2007, 32 (4): 343-352.

[20] SNOSWELL C L, COSSART A R, CHEVALIER B, et al. Benefits, challenges and contributors to the introduction of new hospital-based outpatient clinic pharmacist positions [J]. Explor Res Clin Soc Pharm, 2022, 13 (5): 1-9.

[21] 张昕怡，万青，唐宁佳，等．全国三甲医院药学门诊开设情况网上调查[J]．中国药学杂志，2021，56(10)：849-853.

[22] 郑婷婷，邵晓楠，吴岢非，等．我国医院药学门诊现状调查及对策研究[J]．中国医院，2020，24(2)：5-7.

[23] HWANG A Y, GUMS T H, GUMS J G. The benefits of physician-pharmacist collaboration [J]. J Fam Pract, 2017, 66 (12): E1-E8.

[24] 周博雅，田月，韩容，等．中国药学服务门诊开展及收费现状调查与分析[J]．药品评价，2017，14(2)：8-13.

[25] 许静，刘燕，周慧，等．药学门诊类别及规范化建设[J]．安徽医药，2020，24(4)：810-813.

[26] WANG X, WANG S, YU X, et al. Impact of pharmacist-led medication therapy management in ambulatory elderly patients with chronic diseases [J]. Br J Clin Pharmacol, 2021, 87 (7): 2937-2944.

[27] ZHAO X C, XU R, WANG Y G, et al. Impacts of pharmacists-managed oncology outpatient clinic on resolving drug-related problems in ambulatory neoplasm patients: a prospective study in China [J]. Inquiry, 2021, 58: 1-8.

[28] CHISHOLM-BURNS M A, KIM L J, SPIVEY C A, et al. US pharmacists' effect as team members on patient care: systematic review and meta-analyses [J]. Med Care, 2010, 48 (10): 923-933.

[29] 韩容，赵志刚．中国药学服务标准与收费专家共识[J]．药品评价，2016，13(14)：8-15.

[30] OGDEN J E, MUNIZ A, PATTERSON A A, et al. Pharmaceutical services in the department of veterans affairs [J]. Am J Health Syst Pharm, 1997, 54 (7): 761-765.

[31] 范璟蓉，李歆．美国合作药物治疗管理及对我国的启示[J]．中国新药杂志，2011，20(23)：2381-2386.

[32] 刘秋风. 我国药师处方权制度构建研究[D]. 南京:南京中医药大学,2019.

[33] 药师与医师抗栓治疗协议推荐文本[J]. 今日药学,2017,27(4):217-224.

[34] BUXTON J A,BABBITT R,CLEGG C A,et al.ASHP guidelines:minimum standard for ambulatory care pharmacy practice[J].Am J Health Syst Pharm,2015,72(14):1221-1236.

[35] CHISHOLM-BURNS M A,GRAFF ZIVIN J S,LEE J K,et al.Economic effects of pharmacists on health outcomes in the United States:a systematic review[J].Am J Health Syst Pharm,2010,67(19):1624-1634.

[36] PEREZ A,DOLORESCO F,HOFFMAN J M,et al.ACCP:economic evaluations of clinical pharmacy services:2001-2005[J].Pharmacotherapy,2009,29(1):128.

[37] 谭涵梦,魏理. 国内外药学门诊发展现状[J]. 智慧健康,2021,7(1):56-58.

[38] COLLINS C,KRAMER A,O'DAY M E,et al.Evaluation of patient and provider satisfaction with a pharmacist-managed lipid clinic in a Veterans Affairs medical center[J].Am J Health Syst Pharm,2006,63(18):1723-1727.

[39] WALTER C,MELLOR J D,RICE C,et al.Impact of a specialist clinical cancer pharmacist at a multidisciplinary lung cancer clinic[J].Asia Pac J Clin Oncol,2016,12(3):e367-e374.

[40] 陈艾明,梁嘉碧,朱伟平,等. 某院肾内科医药联合门诊现状调查及患者就诊行为的影响因素分析[J]. 今日药学,2019,29(10):706-709.

[41] 翟文杰,王姝,郭秉荣,等. 药学门诊患者满意度调查及分析[J]. 中国药物与临床,2022,22(5):439-442.

[42] ZHANG L,HUANG Y M,HUANG X X,et al.Ambulatory care pharmacy practice in China:status and future efforts[J].Int J Clin Pharm,2020,42(2):321-325.

第二章
药学门诊建设规范

第一节 基本要求

一、组织管理

（一）政策依据

随着医疗卫生体制改革逐步推进，医疗机构药学服务工作面临新的机遇和挑战。为适应医改要求，进一步加强药事管理，推动药学服务从“以药品为中心”向“以病人为中心”，从“以保障药品供应为中心”向“在保障药品供应的基础上，以重点加强药学专业技术服务、参与临床用药为中心”的服务模式转型。许多医疗机构对药学服务工作进行了积极探索，其中药学门诊是药师展示临床核心竞争力的体现、创新药学服务的重要切入点。

药学服务是医疗机构诊疗活动的组成部分，对于促进合理用药、提高医疗质量、保证患者用药安全具有重要意义。为指导各医疗机构规范地提供药学服务，2021 年 10 月，国家卫生健康委发布了《医疗机构药学门诊服务规范》，从国家政策层面赋予了药学门诊服务的定义：药学门诊服务是指医疗机构药师在门诊为患者提供的用药评估、用药咨询、用药教育、用药方案调整建议等一系列专业化药学服务。并对药学门诊的基本要求、服务管理、质量管理与评价改进提出明确的要求。近年来，无论是国家层面、还是地方及学术团体，均颁布了一系列的药学服务相关政策和规范，极大地推动了医疗机构药学服务加速发展，鼓励有条件的医疗机构开设药学门诊，使医疗机构临床药学服务从病房延伸到门诊，为门诊患者提供专业的药学服务，促进合理用药，提升药物治疗水平，保障患者用药的安全性、有效性与经济性。表 2-1 对我国近年来制定的药学门诊服务相关政策与规范进行了梳理。

表 2-1 我国药学门诊服务相关政策与规范

印发时间	文件名	印发机构	文件要求
2009 年	《关于深化医药卫生体制改革的意见》	国务院	明确了“以病人为中心”的药学服务方向

续表

印发时间	文件名	印发机构	文件要求
2011年	《医疗机构药事管理规定》	卫生部、国家中医药管理局和总后勤部卫生部	开展以病人为中心、以合理用药为核心的临床药学工作,组织药师参与临床药物治疗,提供药学专业技术服务
2014年	《国家级区域医疗中心设置标准(综合医院)》	国家卫生计生委医政医管局医疗资源处	规定药剂科有关药学服务能力的其中一项指标:"药学门诊"每年度服务患者例数大于或等于200例
2017年	《关于推进药学门诊工作的通知》	广东省药学会	为保证药学服务工作的可持续发展,各医疗单位应开设收费药学门诊,或先开设免费药学门诊最终实现收费
2017年	《关于加强药事管理转变药学服务模式的通知》	国家卫生计生委、国家中医药管理局	建议有条件的医疗机构可以开设药师咨询门诊,为患者提供用药咨询和指导
2018年	《药学门诊试行标准》	广东省药学会	制定了药学门诊的岗位要求与职责、服务对象、服务内容、服务流程等标准。建议授予药学门诊药师部分处方权限(如开具检验、检查的权限),并经医务部门批准和备案
2018年	《关于加快药学服务高质量发展的意见》	国家卫生健康委、国家中医药管理局	鼓励医疗机构开设合理用药咨询或药物治疗管理门诊,有资质的互联网医院可探索开设专科化的在线药学咨询门诊
2019年	《医疗机构药学服务规范》	中国医院协会	制定了医疗机构药学门诊的人员资质要求、服务项目与内容管理、质量控制与评价改进等要素
2020年	《关于印发加强医疗机构药事管理促进合理用药的意见的通知》	国家卫生健康委、教育部、财政部、人力资源社会保障部、国家医保局、国家药监局	提出鼓励医疗机构开设药学门诊,为患者提供用药咨询和指导
2020年	《中国药物治疗管理培训与实践专家共识》	中国药物治疗管理联盟	制定了中国药物治疗管理培训标准和中国药物治疗管理服务实践标准。有条件的单位可设立收费标准,收费水平可以参考当地的医疗收费标准,根据服务时长、病种或MTM药师水平等分级收费,建立相应的收费编码
2020年	《咳喘药学服务门诊审评标准(试行稿)》《咳喘药学服务评估专家指导意见(试行稿)》	中国药学会	促进药学学科和呼吸与危重症医学科的专业融合,通过优化医疗资源配置、提高药物治疗水平而加强慢性呼吸系统疾病的管理与防治
2021年	《医疗机构药学门诊服务规范》	国家卫生健康委	明确了医疗机构药学门诊工作的基本要求、服务管理、质量管理与评价改进
2021年	《医疗机构药事管理与药学服务》团体标准	中国医院协会	规范了医疗机构药学门诊管理工作中的基本要求、服务过程、质量管理与评价改进各要素

（二）制度建设

药学门诊纳入医疗机构门诊统一管理，由药学部门负责实施。医疗机构应当建立完善药学门诊服务相关管理制度、人员培训制度等，并为药学门诊提供相应软硬件支持。

1. 日常工作制度　药学门诊工作需在本医疗机构门诊工作管理下，建立日常工作制度。药学门诊设置固定的出诊时间表，可在医疗机构APP、公众号等挂号系统查询。出诊药师设置固定的排班表，如因故不能按时应诊，须遵循本医疗机构门诊停诊换诊规定，提前办理相关手续。出诊不得迟到、早退。门诊实行叫号就诊，鼓励预约就诊，做到一室一患。出诊药师应仪表整洁，着装整齐，佩戴胸卡，应专心提供药学服务，停止一切可能影响诊疗的活动，手机调成静音状态，必须接、打电话时，应向患者说明。出诊药师应做到礼貌、热情、大方，说话和气文明，耐心解决患者的问题，展示良好的医德医风。

2. 首诊负责制度　医疗机构药学门诊应设立首诊药师负责制度。药学门诊需制定标准的工作流程制度，规范药学门诊工作。出诊药师对首次就诊的患者，应按照以下工作流程开展药学门诊工作。

（1）首先进行自我介绍，明确药学门诊可提供的药学服务内容，了解患者的就诊目的。

（2）采集患者的信息，详细询问病史和用药史等内容，建立完整的药物治疗管理档案。

（3）评估患者目前的治疗方案，制定可实施的药学服务点。

（4）制定药物治疗目标和治疗方案的干预计划。

（5）随访评估药学门诊患者。

3. 团队协作制度　医疗机构药学门诊药师应成立药学门诊多学科合作团队。药学门诊多学科合作团队以本专业药师为主，如干预的方案超出其执业范围，药师务必及时将患者转诊给有特定执业资格的药师、医生或者其他医务人员，共同解决疑难问题，提高药学门诊工作质量。

4. 继续教育制度　药学门诊药师需要通过专业书籍、期刊文献、学术会议、病例讨论等多种形式，不断学习疾病治疗相关的指南、药物治疗学和药学监护实践方法等方面的最新知识，进而提高自我诊疗水平。出诊药师还应学会以药学门诊服务工作中遇到的问题、难点为导向，针对性地补充专业知识。除此之外，出诊药师定期接受例如沟通技巧、行业法规等培训学习。

二、人员要求

（一）药学门诊人员资质

我国的药学门诊还处于初步发展阶段，根据相关政策要求，全国多地医疗机构开展了积极探索。目前，多项研究对我国药学门诊药师资质开展了调查，结果表明出诊药师的人员条件相对较高。广东省、四川省省内调查和全国范围调查结果表明，医疗机构对药学门诊药师资质均有明确要求。

国家政策层面要求医疗机构药学部门应当对从事药学门诊服务的药师进行条件审核，由本机构医疗管理部门进行备案管理。从事药学门诊服务的药师应当符合以下条件之一：

①具有主管药师及以上专业技术职务任职资格、从事临床药学工作3年及以上；②具有副主任药师及以上专业技术职务任职资格、从事临床药学工作2年及以上。

医疗机构也可根据当地药学门诊政策与规范，结合自身特点，制定高于国家药学门诊服务药师资质标准。如广东省药学会在《药学门诊试行标准》中对于出诊药师更加注重药物治疗管理的培训，建议药学门诊的药师需获得临床药师岗位培训证书，或具备药物治疗管理药师资格证书。国家肿瘤质控中心发布的《肿瘤药学门诊规范（试行）》中对于出诊药师的工作年限提出了更高的要求，肿瘤药学门诊药师应当符合以下条件之一：①取得药学专业中级职称的临床药师且从事肿瘤专业临床药学工作5年以上；②取得药学专业高级职称且从事肿瘤专业临床药学工作3年以上。

（二）药学门诊人员职责

1. 收集与建立患者药物治疗管理档案

（1）收集患者相关资料：包括患者信息（人口学信息、家族史、生活习惯等）、疾病诊断（主诉、既往史、现病史、营养状况等）、药品信息（目前用药情况、用药史、过敏史、免疫接种史等）。

（2）为患者制定个人用药记录：个人用药记录（personal medication record，PMR）是患者目前用药的信息，包括处方药、非处方药、中草药、保健品等。

（3）对患者进行可行体检和评估：包括实验室检查数据、血压、身高、体重指数（body mass index，BMI）、腰围等。

2. 药物治疗方案评估　通过上述信息收集，识别患者用药潜在或实际发生的问题，从依从性问题、适应证问题、有效性问题、安全性问题和经济性问题的角度进行评估。评估的药物包括处方药、非处方药和膳食补充剂等。

3. 制定干预计划　明确患者的药物治疗相关问题，明确干预主体是医生还是患者本人，明确治疗目标和干预措施，根据问题紧迫程度划分优先顺序实施分步干预，撰写药物治疗相关行动计划（medication-related action plan，MAP）。

4. 药物治疗方案的干预　根据干预计划，将干预的目标和措施告知患者以及相关的医务人员，药师可以采用面对面、电话、书面、互联网等沟通方式。必要时，对患者进行转诊，告知患者和医生转诊的必要性。

5. 追踪随访　药师根据干预计划，安排后续的患者随访，可采取面对面、电话等形式，评估干预效果、记录随访内容。药师应对于患者治疗结局进行追踪，包括前期确认的和目前解决的药物治疗相关问题；对药学门诊服务效果进行质量追踪。

（三）药学门诊职业规范

药师在提供药学门诊服务过程中应该遵守以下基本的职业规范。

1. 仪表端庄，举止文明，态度热情、和蔼，语言亲切，主动关心和体贴患者，主动与患者或家属沟通，不讲忌语。

2. 尊重患者，关爱生命，对待患者不分民族、职业、外貌、地位等，一视同仁。

3. 保护患者隐私。除法律规定外，未经本人同意不得向他人泄露患者情况。在患者进行暴露躯体检查时，提供保护隐私的措施。

4. 认真执行医疗机构各项规章制度，严格执行各项技术操作常规，发生医疗差错和事故及时报告。

5. 落实首诊负责制。遇到其他专科情况，首诊药师及时告知患者就诊科室。遇到疑难用药问题，首诊药师及时请示上级药师。遇到突发急危重症，首诊药师与相关医务人员或部门联系，确保患者安全。

6. 根据病情及诊治情况，需要复诊时，接诊药师应主动为患者办理预约，告知患者复诊时间和要求，保证患者就诊的连续性。

7. 尊重其他药师或医务人员的专业能力与价值。与其他科室互相配合，团结协作，不可批评其他医务人员的行为（包括医生、护理人员、药师、营养师、物理治疗师、职能治疗师等）。

8. 药师要在自己的执业权责范围内提供服务，不可越权提供诊断、开具处方、调整处方服务，必要时可采用合作药物治疗管理模式，通过与医生签订协议进行处方调整，解决药师没有处方权的问题；或转诊相关医生或其他有权限的医务人员。

三、软硬件设备

（一）服务场所

药学门诊服务应该具备可以充分保证患者隐私的专用面诊空间，可以是独立的诊室，也可以是公共空间的隐蔽区域，避免外界嘈杂环境的干扰，保护患者的隐私，同时提高了药师在药学服务方面的认知度，更易于被患者接受和信任。服务场所面积不作特殊要求，保证环境舒适、安静、温馨，适合与患者进行深入沟通即可。医药联合门诊在通常情况下需要药师和医生在同一诊室诊治，共同协作，为患者提供医药联合药学门诊服务。

目前大部分的医疗机构药学门诊有独立的诊室。2019 年在对广东省开设药学门诊的 40 家医疗机构调研中，75.0% 的药学门诊单独设立门诊诊室，15.0% 与其他医生门诊共用诊室，10.0% 使用原有咨询窗口。

（二）服务设施

药学门诊诊间设备应齐备、全面，这是实施药学服务的基础。通常诊室内可包括但不限于以下设施。

1. 办公用品　包括电脑桌、椅子、电话、外网电脑、内网电脑、打印机、文件柜等。

2. 医疗用品　包括脉氧仪、峰流速仪、血压计、血糖仪、心肺生理模型等。

3. 药学工具　药师在门诊过程中常用的信息查询工具包括数据库或药学专业书籍、相关合理用药 APP、药物信息软件等，以提高咨询的科学性。

4. 患者教育工具　药学门诊可配备特殊装置药品教学用具，如常用吸入药物装置教学模具等，包括短效支气管扩张剂（含雾化吸入剂型）、长效支气管扩张剂（含雾化吸入剂型）、吸入糖皮质激素复合制剂、雾化吸入糖皮质激素制剂、雾化吸入祛痰剂，以及各种胰岛素笔、笔芯等。除此之外，药学门诊还可制作用药科普视频、常用慢性病科普宣传资料，帮助患者正确使用药物。

（三）文档记录

药学门诊应为患者建立药物治疗管理档案，并纳入门诊病历管理。不同专业药学门诊可根据专业特点及本机构实际情况制定适宜的文档格式和内容。为患者建立的药物治疗管理档案包括患者相关信息、用药清单、药物治疗评价、药物治疗相关行动计划等，记录参考SOAP（S：subjective，主观信息；O：objective，客观信息；A：assessment，评估；P：plan，计划）的书写格式。提供给患者的记录文档包括PMR表、MAP表以及用药教育材料。提供给医生的文档记录包括患者医疗信息首页、PMR表、MAP表和SOAP记录等。非首次就诊患者应调出档案，进行更新。药物治疗管理档案应在24小时内完成，保存时限同门急诊病历保存要求。鼓励各专业药学门诊构建统一的药物治疗管理档案并进行信息化管理，为后续随访、转诊和患者的药学门诊服务费用报销提供依据。

（四）信息系统

药学门诊应可登录医疗机构信息管理系统，实现患者门诊病历记录、既往就诊（含住院）信息查看等功能，药师可以查询患者的预约、诊断、检验、检查、用药等诊疗记录。有条件的医疗机构应配备药师工作站，为患者建档管理，记录药学门诊相关信息。药学门诊信息系统需要具有挂号、选择患者、就诊、收费等与门诊医生出诊所具有的功能，又有药师工作所具有的独特功能。具体来说，药学门诊信息系统主要功能包括为维护人员提供维护用药目的和注意事项字典权限，支持其利用信息系统快速规范地维护字典；为药师在药学门诊工作站中提供选择就诊患者、查找患者、填写或编辑患者相关信息、开具检验处方、保存病历项和处方、病历及处方打印、填报及统计、维护工作模版等功能，支持其利用信息系统快速完成规范药学门诊服务工作；为患者提供药学门诊预约功能，支持其利用微信、自助机等挂号方式自助预约药学门诊。

在药学门诊开展过程中，医疗机构根据自身门诊特点，可研究开发适合开展工作的药师工作站系统。药学门诊工作系统应当包含必要评估量表、工具软件和工作记录表单模板等，满足工作需求。鼓励有条件的医疗机构配备相关医学和药学知识库等辅助工具以及智能服务系统。

上海市某中医院已自主研发药学门诊服务智能平台。依托药学门诊服务智能平台，给予药学门诊服务以场景化、标准化、智能化和数据化形式帮助患者，与医院HIS系统通过接口实现数据集成，同时设有独具医院中医特色的中医诊断、中医证候及望闻问切中医四诊信息记录体系，药师与患者通过手机版平台功能互联，提供患者居家的用药指导和提醒，中药师围绕患者用药安全及疗效提供各类药学服务，并制定营养、体能、中医体质和情志评估等多维度评估表，全面考核患者的疾病控制及生活质量情况，为患者制定个体化随访计划。

第二节　服务内容

一、服务对象

近几年来，药学门诊快速发展，药学门诊专业方向越来越细化。目前，药学门诊开设服务专业主要包括妊娠 / 哺乳期药学门诊、抗凝 / 抗栓药学门诊、慢病药学门诊、疼痛药学门诊、儿童药学门诊、内分泌 / 糖尿病药学门诊、中药药学门诊，以及部分医院根据本院医疗服务特色开设了特色药学门诊，如骨质疏松药学门诊、关节置换门诊、药品分剂量药学门诊等。药学门诊形式除了药师独立的药学门诊外，还有医师 - 药师联合门诊。

（一）综合药学门诊

1. 患有一种或多种慢性病，接受多系统、多专科同时治疗的患者，如慢性肾脏病、高血压、糖尿病、高脂血症、冠心病、脑卒中等。

2. 同时服用 5 种及以上药物的患者。

3. 正在服用特殊药物的患者，包括高警示药品、糖皮质激素、特殊剂型药物、特殊给药时间药物等。

4. 特殊人群，包括老年人、儿童、妊娠期与哺乳期妇女、肝肾功能不全者等。

5. 药物治疗效果不佳或怀疑发生药品不良反应的患者。

6. 需要药师解读治疗药物监测（如血药浓度和药物基因检测）报告的患者。

（二）专科药学门诊

1. 抗凝药学门诊　抗凝药学门诊服务对象包括患有心房颤动、深静脉血栓、PCI 术后、膝关节置换术后等疾病患者，正在使用传统口服抗凝药、新型口服抗凝药、低分子量肝素等抗凝药物的患者。这些患者有血栓形成风险评估、抗凝药物监测与剂量调整、药物相互作用、出血风险不良反应等药学服务需求。

2. 肿瘤药学门诊　肿瘤药学门诊服务对象为准备接受或正在接受抗肿瘤药物治疗的患者及其看护者，包括需要肿瘤药物治疗方案的解读、抗肿瘤药物不良反应的防范和处置、抗肿瘤药物的使用方法（尤其是门诊化疗和口服抗肿瘤药物）、复杂用药的药物重整、肿瘤患者营养支持方案的建议、癌痛患者的镇痛药使用管理、抗肿瘤药物治疗过程中相关的健康生活指导等的患者。目前已出台一系列肿瘤相关的药学服务专家共识，如《肿瘤药学门诊规范（试行）》《铂类药物临床应用与不良反应管理专家共识》《免疫检查点抑制剂全程化药学服务指引（2019 年版）》《乳腺癌患者的药学门诊管理专家共识》《结直肠癌药学门诊服务规范医药专家共识》等，可作为药学门诊的工作指引。

3. 妊娠期及哺乳期药学门诊　妊娠期和哺乳期药学门诊的服务对象为处于妊娠期和哺乳期存在用药安全风险的患者。服务内容包括备孕期用药咨询、停药间隔时间、非计划妊娠已使用药物对于本次妊娠的影响、妊娠用药风险及药物选择、男性用药的影响、非药物因素对妊娠的影响、哺乳期用药咨询及药物选择。

4. 儿科药学门诊　儿童由于很多脏器功能没有发育完善，处于特殊的生理状态，在用药时，药物的用法用量、适应证、药代动力学特点等需要更加严谨。儿科药学门诊主要服务对象为不清楚药物服用方法和正确剂量的患者家属、用药后需要防范和鉴别药品不良反应的患儿、需要指导以及评估抗菌药物使用的患儿、用药长期无效或疗效不佳的患儿、特殊剂型如吸入性哮喘药物用药指导的患儿等。

5. 咳喘药学门诊　咳喘药学门诊目前主要服务对象为咳喘长期用药患者、初次使用或使用数种吸入药物的患者、高龄或难以正确掌握吸入药物使用方法的患者、需要咨询咳喘药物相关信息的患者。咳喘门诊药师可通过常用吸入药物装置教学模具、用药科普视频、常用慢性气道疾病科普宣传资料，帮助患者正确使用药物，为患者提供个体化用药指导。

6. 疼痛药学门诊　疼痛药学门诊起初以服务癌症患者止痛药物治疗为主。目前疼痛管理除了备受肿瘤科重视，在骨科、疼痛科等科室疼痛管理中越来越需要药师协助。疼痛药学门诊服务人群包括需要疼痛评估、镇痛药物用药及健康教育、阿片类药物剂量调整建议、药品不良反应监护等患者。

7. 移植药学门诊　移植药学门诊主要服务对象是接受器官移植后的患者，包括需使用免疫抑制剂的患者，监测血药浓度来制定、调整适宜的用药剂量的患者，需进行抗感染治疗的患者，联合使用降压、降脂、降血糖等药物治疗的患者，需要通过肝肾功能情况调整剂量的患者。

（三）多学科联合门诊

医生和药师联合门诊是基于医药联合协作模式的药学门诊，在临床诊疗过程中，医生和药师相互配合，由合作医生诊断后，再由专业药师为患者提供全面的药学服务，服务内容紧紧围绕在药物相互作用、药品不良反应、药物用法用量和药物剂量调整等与疾病诊治密切相关的方面，包括患者自我疾病管理能力的评估、为患者提供科学的用药指导、药品不良反应的自我监测和识别等合理用药知识。联合门诊相比药学独立门诊，药师与医生、患者之间的交流更方便、更紧密。

二、服务模式

我国现阶段开展的药学门诊类型与国外大致相同，但因起步较晚，现阶段药学门诊的开展内容及模式主要还是借鉴国外 MTM 经验。除了在医疗机构内开设药学门诊，随着互联网时代的发展，互联网医学服务已成为当前医疗市场的新领域，药师也可通过电话、网络等多元化途径提供药学服务，使患者不必去医院就能得到专业的用药指导和教育，对于慢性病患者的长程管理及诊疗后的药学服务能够发挥独特优势。通过互联网药学门诊，药师建立患者的电子化用药档案，为患者提供用药咨询、药物相互作用、不良反应等一系列药学门诊服务，就诊完成后，药师可以与患者通过电话、就诊 APP 等手段进行用药教育与回访。互联网药学门诊更为方便，不受出诊时间、地点的限制，患者可随时随地在网上提交咨询问题，同时也减少了患者来往医院的时间和路费，还可以减少线下就诊可能的交叉感染风险。患者和药师的沟通更加高效，及时解决患者在用药过程中的问题，提高了患者的依从性，进而提高了药物疗效和安全性。

三、服务流程

（一）了解就诊目的

收集患者的主诉，包括当前症状，了解患者本次药学门诊关注的医疗及用药问题。收集信息过程同时也是建立良好的医患关系的过程，药师和患者建立相互信任、尊重的沟通关系是开展药学门诊的必要条件。药师应营造轻松的就诊环境，在私密的就诊空间让患者舒适地坐下交谈，向患者介绍自己，以及药师的职责和能提供给患者的服务内容。药学门诊对于患者而言是一种新的就诊体验，在交谈过程中要更加主动倾听，鼓励患者多提问，由患者目前的情况、疾病及需求，来确定所收集信息的相关性与重要性。药师需要将更多注意力放在与患者交流上，关注患者的反应，鼓励患者多表述，并根据患者精神状态、提问技巧、信息来源、收集信息的技术等因素来评估信息的可靠性和有效性。

（二）信息收集及建立档案

收集患者信息是药学门诊的重要步骤，能否及时有效地获取药学门诊所需要的全部信息，是保证后续药学服务质量的先决条件。收集信息的目标是充分全面地了解患者，并与患者建立良好的治疗关系，充分调动患者的主观积极性，使患者愿意和药师分享自己的相关信息。收集药学门诊所需要的信息可以从患者、疾病、用药 3 个层面，以及患者提供的主观信息和客观获取的信息两个角度展开，以确保获取信息的系统性、全面性、客观性。

药学门诊所需要收集的信息，按内容可以分为以下 3 类。

1. 关于患者的信息　包括患者的基本信息，如身高、体重、性别、年龄、报销类型等；社会史方面信息，如工作、学历、饮酒、吸烟等；生活方式，如饮食结构、运动量、生活环境、睡眠情况等；特殊需求，如生理功能、认知功能等；关切问题，如药物治疗、健康状况、药师服务等。

2. 关于疾病的信息　包括现病史、既往史、生育计划、手术计划、老年患者是否发生过跌倒等。

3. 用药信息　包括既往用药史，如西药、中药、保健品等；当前用药史，如西药、中药、保健品等，要求列出通用名、剂型、规格、剂量、用药的起止时间；是否发生过药品不良反应及不良反应处置史；免疫接种史；患者服药依从性，如漏服、自行加药、自行减量等。

（三）药物治疗分析评估

进行药学门诊的主要目标是识别、评估，以最终解决潜在或实际存在的药物治疗问题，从而保证患者的用药方案合理、有效、安全以及便捷。此服务中的分析评估过程就是识别和评估患者用药相关问题的过程，是药学门诊的核心步骤。

在开展药学门诊服务过程中，多种方法可以识别潜在或存在的药物治疗相关问题。如全面审查患者的用药史，评价由计算机程序标记的药物相互作用是否有临床意义，答复患者的检验、检查报告或所关注的问题等。

1. 分析评估思路　标准的分析评估过程是通过适应证、有效性、安全性、依从性、经济性 5 个维度展开的，具体又可以分为 10 个方向，包括有适应证时未使用药物、使用不必要的药物、有适应证时药物选择不适宜、药物剂量不适宜、药物使用方式不适宜、药品不良反应、监测不当、生活方式不适宜、患者因素、其他。

2. 药物治疗相关问题分析　药物治疗相关问题分类，可从问题状态分为实际问题和潜在问题。问题类型从上述 5 个维度和 10 个方向展开，具体常见的引起药物治疗相关问题原因见附表 3。

3. 药物治疗相关问题处置的优先级　系统、全面地分析评估患者存在的药物治疗问题后，还需要根据药物治疗相关问题的风险程度、患者的主观意愿，将发现的所有药物治疗相关问题按紧急和重要程度分为高、中、低 3 个处置级别。

同时干预多个药物治疗相关问题会给患者造成压力，影响患者执行时的依从性和积极性。因此，根据处置级别排序先后，优先处置问题一般不超过 3 个，有利于患者对后续干预计划的实施。

（四）药物治疗方案的干预

根据上述药物治疗分析评估过程，发现药物治疗相关问题，制定相应的以病人为中心的干预计划是药学门诊服务的另一核心步骤。干预计划应由药师和患者，或者联合医生合作制定。药师主责制定计划的内容要符合药师执业范围，并积极鼓励患者参与药物治疗决策。制定计划内容要求语言表达适当，通俗易懂，推荐内容患者力所能及，同时应该得到医疗团队其他相关成员的认可。

以上干预项目应进行电子文档管理，以便后续随访。再次就诊的患者更新干预内容，保障药物相关方案诊疗的连续性，促进诊疗团队成员间信息共享。同时药师应该鼓励患者就诊时携带药物治疗方案，主动将药物方案提供给其他医疗人员。

1. 医生层面的干预　药物治疗管理的价值取决于药师干预方案的质量，包括建议处方医生更改患者的治疗方案。药师可以通过处方精简、药物重整直接干预来解决、减少或者避免药物相关问题。每项干预要考虑到患者状况、用药需求以及药物治疗问题，并做到个体化，必要时与患者的主诊医生沟通，确保患者获得最佳的临床结局。

与医生沟通方式可以为电话交流、面对面交流、书面交流等形式。在直接与主诊医生沟通时，要向医生面对面地解释什么是药物治疗管理，以及患者如何从中获益。提出建议时，药师应简要描述包括反映患者需求的任何主观和客观的数据，并清楚地阐述基于患者个体化的解决方案。与医生书面交流时，需要提交沟通表和患者健康管理 SOAP 记录给医生，清楚地标注所发现的实际存在或潜在的药物治疗问题、建议的干预措施及达到治疗目标的方法。提出新的治疗方案时，务必详细描述新方案。

2. 患者层面的干预　每项干预要考虑到患者状况、用药需求以及药物治疗问题，并做到个体化。在适当情况下，药师应与患者互相讨论治疗目标，并达成共识。治疗目标应实际可行，是患者目前所能做得到的。鼓励患者共同参与用药决策，提供给患者的文档资料应通俗易懂。药师在对患者干预过程中需要注意：①不强迫患者接受药师建议；②控制每次干预的项目≤3 项；③干预过程中语言通俗、文字准确，便于患者理解，良好的患者教育会提升服药依从性。

（1）为患者制作个体化的用药指导单，包括药品的通用名、规格、剂型、用法用量、注意事项。用药指导单应做到简单明了、易于理解，针对患者的情况进行个体化的指导。

（2）生活方式指导：涉及的项目有饮食、运动、心理、环境、吸烟、饮酒、睡眠等。建议适宜患者个体化的饮食结构，尤其提示与药物有相互作用的食物、运动计划。根据患者的具体情况制定个性化的生活方式改善建议，并制定相应的目标值、监测周期及实现时间。

（3）定期监测：根据上述制定的药物治疗干预计划，明确患者需要监测的治疗相关指标，如血压、血糖、体重、心率、血脂等，并描述相关指标的目标值及监测频率。

3. 转诊　如果干预的方案超出药师执业能力范围，药师务必及时将患者转诊给专科药师、医生或其他医疗人员。需要转诊的情况包括但不限于：①需要诊断或评价发现的新的问题；②专业患者教育帮助其更好地管理慢性病（如糖尿病、高血压）；③高危药物的药学监护（如华法林、地高辛）；④实验室检查异常（如血脂水平、血糖水平、凝血指标、肝功能试验）；⑤药物治疗剂量调整或方案变更。为了确保转诊的流畅性，药师务必与医生建立起基于相互信任和尊重的合作关系。

（五）跟踪随访

药学门诊服务始于信息收集，终于跟踪随访。药物治疗管理是一个长期的过程，药学门诊区别于普通的用药咨询服务，它不是一次性地为患者提供用药咨询，而是为患者长期的药物治疗提供药学服务。因此，定期有效的跟踪随访是非常重要和必要的，同时也是进行药学门诊服务的难点所在。通过跟踪随访，与患者建立持续长期的沟通交流，可以全程为患者的药物治疗监护和生活方式提供科学规范的指导，实现患者药物治疗持续获益的终极目标。跟踪随访可以是诊室面谈式的，也可以是经过患者同意后通过电话、网络手段（借助多媒体语音、视频等工具）进行。随访的内容包括：

1. 评估干预方案的实施情况。
2. 随访记录患者药物治疗的实际结果、监测指标的达标情况。
3. 跟踪随访评估药物治疗的安全性。
4. 跟踪随访评估患者的服药依从性。
5. 通过跟踪随访的结果，评估是否要再次实施进一步的药学干预。
6. 跟踪随访评估必须完整记录，且是系统性的，需持续执行，直至达到治疗目标。

参考文献

[1] 国家卫生健康委办公厅．国家卫生健康委办公厅关于印发医疗机构药学门诊服务规范等5项规范的通知[EB/OL].(2021-10-13)[2022-10-21].http://www.nhc.gov.cn/yzygj/s7659/202110/f76fc77acd87458f950c86d7bc468f22.shtml.

[2] 中共中央国务院．中共中央国务院关于深化医药卫生体制改革的意见[EB/OL].(2009-03-17)[2022-10-21].http://www.gov.cn/gongbao/content/2009/content_1284372.htm.

[3] 国家卫生计生委医政医管局．国家卫生计生委医政医管局关于征求《国家级区域医疗中心（综合医院）设置标准》修改意见的函[EB/OL](2014-04-29)[2022-10-21].http://www.nhc.gov.cn/yzygj/s3594q/201404/18c89c95fb33446f80034a48a73b318d.shtml.

[4] 国家卫生计生委办公厅，国家中医药管理局办公室．关于加强药事管理转变药学服务模式的通知[EB/OL].(2017-07-12)[2022-10-21].http://www.nhc.gov.cn/yzygj/s7659/201707/b44339ebef924f038003e1b7dca492f2.shtml.

[5] 广东省药学会．关于推进药学门诊工作的通知[EB/OL].(2017-04-28)[2022-10-21].http://www.sinopharmacy.com.cn/notification/1034.html.

[6] 国家卫生健康委，国家中医药管理局．两部门关于加快药学服务高质量发展的意见[EB/OL].(2018-11-28)[2022-10-21].http://www.gov.cn/xinwen/2018-11/28/content_5344128.htm.

[7] 广东省药学会．药学门诊试行标准[J].今日药学，2018，28(11)：721-726.

[8] 闫素英．中国药物治疗管理培训与实践专家共识[J].临床药物治疗杂志，2020，18(3)：21-25.

[9] 甄健存，陆进，梅丹，等．医疗机构药学服务规范[J]. 医药导报，2019，38(12)：1535-1556.
[10] 卫生健康委，教育部，财政部，等．卫生健康委　教育部　财政部　人力资源社会保障部医保局　药监局关于印发加强医疗机构药事管理促进合理用药的意见的通知[EB/OL].(2020-02-21)[2022-10-21].https://www.gov.cn/gongbao/content/2020/content_5522549.htm.
[11] 中国药学会．中国药学会关于《咳喘药学服务门诊标准》团体标准立项的公告[EB/OL].(2021-03-19)[2022-10-21].https://www.cpa.org.cn/index.php?do=info&cid=75632.
[12] 中国医院协会．中国医院协会关于发布《医疗机构药事管理与药学服务》九项团体标准的通知[EB/OL].(2022-12-20)[2022-12-22].https://www.cha.org.cn/site/content/2fcc8b1a6147cb4108b3a0229a5d23a4.html.
[13] 郑婷婷，邵晓楠，吴岢非，等．我国医院药学门诊现状调查及对策研究[J]. 中国医院，2020，24(2)：5-7.
[14] 许静，陈孝，陈杰，等．广东省医疗机构药学门诊实践调查与质量管理构思[J]. 中华医院管理杂志，2019，35(7)：571-575.
[15] 田塬，杨长皓，李亚玲．四川省 25 所公立医院药学门诊开展情况调查研究[J]. 中国医院，2022，26(2)：8-10.
[16] 戴媛媛，李国辉．肿瘤药学门诊规范(试行)[J]. 中国药学杂志，2021，56(9)：776-780.
[17] 周后凤，刘静，郑冬妮，等．咳喘药学门诊服务模式的建立及成效分析[J]. 中国药业，2022，31(12)：35-38.
[18] 李玲，余晓彬，刘琳辉．药学门诊系统的设计及应用[J]. 医学信息，2020，33(5)：14-15.
[19] 顾琳．建立具有同质化管理特点的智能药学门诊初探[J]. 贵州医药，2021，45(3)：469-470.
[20] 张昕怡，万青，唐宁佳，等．全国三甲医院药学门诊开设情况网上调查[J]. 中国药学杂志，2021，56(10)：849-853.
[21] 李舒悦，王宝彦，葛卫红，等．抗凝门诊分级管理的药学模式的实践与探索[J]. 药学与临床研究，2021，29(1)：65-68.

第三章
药学门诊服务的质量控制

第一节 质量管理

一、建立药学门诊的质控体系

（一）建立药学门诊质控体系的目的和意义

药学门诊服务需要药师具备全面丰富的药学知识积累，因此需加强规范化、同质化、标准化建设，加强药师的药学知识、文献检索和循证药学利用能力，通过建立规范化的药师培养机制与培养体系，为药师提供继续教育机会，提高其理论知识、法律知识及协调沟通能力。为了保障药学门诊的可持续发展，可设立独立收费门诊，制定医师 - 药师合作协议，使药学门诊专项收费有规可循。根据《医疗机构药事管理规定》制定药学门诊服务标准，包括从事药学门诊工作的药师人员资质要求（职称、执业资格、执业年限）、药学门诊工作制度、操作规程和工作记录规范，设置独立的药学门诊诊室以保护患者隐私，配备与药学门诊工作相适应的软硬件设备，制定药学门诊质量控制与评价改进体系，定期对药学门诊工作进行考核检查。

药学门诊实施包括多个环节，每个环节质量严重影响药学门诊的整体质量管理。环节质量管理的重点在于抓住重点环节，可从重点患者、重点病种或重点药物着手进行质量控制。在药学门诊服务过程中，应针对重点环节（如门诊药历等医疗文书）制定专项质量标准，定期联合其他职能部门评价、分析；针对特定的药物或病种实现路径化、同质化管理；针对长期用药的慢病患者，建立长期随访机制。

（二）药学门诊质控体系的具体内容

1. 服务质量　药学门诊药师应依照专业实践规范和相关条例，以确保门诊执业行为的服务质量。

（1）药学门诊药师通过各专科药学门诊相关的效果评价指标来评价自身执业表现。

（2）药学门诊药师运用自身药学服务的真实数据，以严谨态度、客观数据指标评价自我执业的表现。

（3）在药学门诊服务过程中，应针对重点环节（如门诊药历等医疗文书）制定专项质量标准，定期联合其他职能部门评价、分析，寻求同行评审，以评估自身药学服务行为。

（4）针对重点的药物或重点的病种实现路径化、同质化的药学服务管理，建立长期随访机制，做好药物治疗疗效评价和不良反应数据的收集分析，以评价并考核药学门诊的成效。

2. 道德伦理　药学门诊药师的诊疗建议，应遵从道德伦理和行为规范，遵守“以病人为中心”的药事服务理念。

（1）药学门诊药师应保护患者的隐私并给予保密。

（2）药学门诊药师需要支持和维护患者的权益，应帮助患者从安全、有效、经济3个方面给出诊疗建议。

（3）药学门诊药师应排除主观偏见及歧视的态度执行监护行为，并对患者的独特性保持尊重态度。

（4）药学门诊药师执行药学服务时应维护患者的自主性、尊严和权利。

（5）药学门诊药师应寻求各方资源来协助规范道德伦理相关决策。

3. 协作关系　药学门诊药师应与临床诊疗团队形成良好的协作关系，包括临床医生、护士、其他药师、实习学生和其他医疗专业人员。

（1）当其他医疗专业人员要求协助时，药学门诊药师愿意并积极提供专业协助。

（2）药学门诊药师帮助促进患者、医生、护士以及其他医疗人员之间的互动关系。

（3）药学门诊药师应与其他医疗人员合作，构建对患者最有利的治疗监护环境。

4. 多方合作　药学门诊药师对患者开展药学服务时，应与患者、家属或看护者共同合作。患者被看作最终的决策者，但在特殊情况下，药师需要与患者监护人建立相互合作与配合，保证药学服务的质量。

5. 继续教育　药学门诊药师需要不断学习药理学、临床药物治疗学及药学监护实践方法等最新知识。

（1）药学门诊药师要善于反思，并采用以问题为导向的思维来发现需要补充的专业知识。

（2）药学门诊药师持续通过订阅专业期刊、阅读专业书籍、病历讨论、互动、会议交流以及参加继续教育课程来更新知识。

6. 参与研究　药学门诊药师应在开展药学服务过程中经常运用各类研究的结果，在必要时也需要参与到具体的临床研究中。

（1）药学门诊药师应运用各类研究的结果作为药学服务决策的依据。

（2）药学门诊药师通过系统地回顾文献，来找出有助于执业的知识、技巧、技术和产品，并加以熟练运用。

（3）药学门诊药师可在药学服务中规划应用性研究，边开展药学服务边收集临床数据，积累药学门诊经验。

二、制定药学门诊管理规范

（一）药学门诊过程中的管理规范

1. 药学服务介绍　在患者进入诊室之前一般是通过临床医生转诊介绍、同行推荐、朋友推荐、媒体宣传等途径获悉药师的专业特长。患者或家属也可以在进入诊室后通过与药师的交流，明确可从接诊药师处得到哪些药学服务。在患者明确药学门诊服务内容后，药师要充分尊重患者的知情权和选择权，不得强制服务并收费。对于超出药师执业范围或专业能力范围的医疗行为，药师需要向患者明确解释，并提出转诊建议，可向临床医生或其他专科的药学门诊药师转诊。

2. 患者信息采集　药学门诊药师主要通过以下两种方式采集患者信息。

（1）面谈：用适宜的面谈技巧来采集患者的有关信息，采用开放式的谈话引导患者说出自己的用药需求以及用药体验，作为药师做出决策的参考。需要时可向患者、患者家属、看护者及其他医疗人员采集信息。

（2）就医记录：从患者的就诊记录、住院记录取得较为完整的就医信息，包括患者主诉、症状、检查、检验、医嘱处理意见等，特别是用药处方信息，包括所用药品、用药剂量、不良反应以及监测情况等。注意应包括院内以及院外的就医信息。

药学门诊药师通过采集患者相关的治疗用药信息，作为开展药学服务切入点参考。从采集患者用药信息开始，药师应该尽量采取一对一的个性化服务方式，以彰显以病人为中心的服务氛围，尽量提供舒适的环境让患者放松。采用各种适宜的技巧和途径采集患者完整、正确的诊疗信息，取得完整且正确的当前用药记录，包括适应证、药品、用药剂量和当前监测结果。引导患者说出自己的用药情况、用药体验以及用药需求，需要时可向患者、患者家属、看护者及其他医疗人员采集信息。由患者的现状、疾病、希望、需求和偏好来确定所采集信息的相关性与重要性。

信息采集必须有系统性、全面性，针对需重点监测的患者要有详细的联系方式，保证能持续追踪。仅采集与用药和疾病相关的信息，不要询问无关的信息，所有询问过程与记录的信息都应该确保患者的隐私，并予保密。

3. 评估可实施的药学服务点　药学门诊药师应从所收集的患者信息中分析评估其药物治疗是否需要介入干预，并提供相应的药学服务，以保障用药安全、有效、经济。注意做到以下几点。

（1）评估其所用药物是否有相关的适应证，是否为该疾病的规范化治疗方案。

（2）评估患者是否需要使用其他药物，而目前并未给予服用，例如存在其他疾病未治疗或需要增加治疗药物。

（3）评估患者正在使用的药物，是否能让患者病情得到最大程度的获益，是否需要更换其他药物治疗。

（4）评估患者所使用药物的剂量或用法是否正确，是否达到治疗目标。

（5）评估是否存在任何药物引起的副作用需要干预。

（6）药物的剂量是否过量，从而造成毒性的产生。

（7）评估患者的服药依从性行为，是否均按时用药，患者是否有能力实现既定的治疗目标，药师是否需要介入。

4. 拟订药学服务计划及目标　药学门诊药师根据上述观察和发现的相关用药问题，与患者沟通，初步拟定以病人为中心的药学服务计划与目标，必要时联系患者家属、看护者或其他医疗人员，确认需要介入干预的药物治疗问题。

（1）将患者药物治疗中发现的用药问题按优先次序排序好，结合患者的目标和期望，优先解决选出的重要问题。

（2）治疗目标应依照患者的每一种疾病来设定，每种疾病有其治疗控制的目标。

（3）描述要达到的治疗目标，应以能观察或可测量的临床参数和/或化验结果来描述，这些参数能用来评估药物治疗的有效性和安全性。

（4）在适当情况下，药师应与患者和其他医疗执业者共同讨论治疗目标，并获得共识。

（5）药学门诊所拟定的治疗目标应实际可行，是患者目前能力或潜在能力可做到的。

（6）为了达到监护患者的连续性，拟定的计划应包含持续随访评估的时间表。

5. 执行药学服务内容　在拟定了药学服务的计划和目标后，药学门诊药师将与患者、患者家属以及临床医生协商后一起执行方案。

（1）针对患者的药学服务必须个性化，药师需要具备通俗化、形象化的沟通技能，可针对患者的病情、身体状况、文化程度、理解接受能力甚至经济承受能力采取不同的对策，包括但不限于语言交流、书面材料、图片、肢体演示、视频、药品实物操作、APP、公众号等。例如老年人理解能力较差、记忆力较差，需要家属共同教育，甚至老人需要采用方言开展药学服务。

（2）应考虑所有可解决药物治疗问题的可选方案，结合患者自身意愿，选择最优治疗方案。

（3）注意不要一次面诊给患者过多、过复杂的建议，宜采用患者容易理解并执行的方案，不要让患者不知所措或感到迷惑。

（4）药物治疗问题的干预方案应征求患者本人、患者家属或看护者意见，或与其他医疗人员共同合作开展。涉及药物治疗方案的调整，包括但不限于剂量调整、药物增减、不良反应处置等意见，应与患者处方医生协商，共同完成。

（5）为了达到监护患者的连续性，记录所有执行的药学干预方案。

6. 随访评估药学门诊患者　定期随访并评估药学门诊患者的治疗效果也是评价药学门诊服务质量的重要核心内容，可促进药师不断调整服务策略，积累经验。

（1）建立能评估药物疗效或不良反应的临床或化验指标，并且拟订何时应收集这些数据。

（2）与患者一起建立一份疗效随访评估的时间表，并且让患者理解这份时间表的内容与意义。若有需要，患者家属、看护者或其他医疗人员应参与随访评估过程。

（3）随访评估药师干预后患者药物治疗的疗效与安全性，评估患者的依从性。记录患者经过药学服务后的实际情况，包括但不限于患者是否真正理解药师建议，医生是否经药师建议后有调整处方，患者经药师教育后是否有改变用药行为，比较实际结果与预期达到的目标，同时确定患者的治疗进展状况，评定是否出现了新的药物治疗问题需要干预。

（4）依照实际情况修改患者的药学服务计划，计划的修改必须记录下来。

（5）评估必须是系统的且持续执行，直至达到治疗目标。必要时可延长随访时间，发现并处理新的药物治疗问题，促进药学门诊的良性发展。

7. 药学门诊工作的总结与持续改进　药学门诊对药师专业技术能力要求较高，开展药学门诊的医疗机构需要定期对开展的工作进行考核、分析与总结。根据开展药学门诊不同阶段的具体情况，各省市政府部门、卫生健康部门、医疗保障部门、医疗机构予以具体指导，进一步完善以临床价值为导向、以医疗服务产出为目标，面向患者、内容独立、直接提供的药学门诊服务，形成良性循环，探索完善药学类医疗服务价格项目，鼓励药学服务模式创新，体现药学技术劳务价值，发挥药学人员在优化医疗资源配置中的积极作用，提升患者对药学服务的获得感。

(1) 相关监管部门定期或不定期对于药学门诊的业务开展情况进行总结、分析，梳理工作流程，采取有效措施保障药师能够顺畅提供药学服务。

(2) 医疗机构药学部门应定期组织药师业务学习、药学病历讨论、参加继续教育，可组织临床相关专业医生、护师、医疗管理部门予以授课、指导和帮助，提升药师的综合技能。

(3) 药学门诊药师应定期总结药学门诊服务的患者信息，包括服务的患者数量、解决的用药问题、药学干预的成效、存在的问题、可拓展的业务与持续改进的措施等，保障药学门诊的良性发展。

（二）药学门诊相关医疗文书书写

1. 药师留存的相关医疗文书书写　不同专业的药学门诊药师可根据本专业的特点，制定出固定且可行的电子药历或药学门诊记录模板，包括一般药学门诊记录模板、重点病种记录模板以及重点药物记录模板，可根据具体情况将医疗文书嵌入工作系统，提高诊疗效率，把更多的时间留给患者，提高患者的获得感，促进药学门诊的良性可持续发展。可形成电子档案或纸质档案存储保管，鼓励医疗机构对档案实行电子化管理，药学门诊记录可方便患者再次就诊时相关医生和药师能调阅查看。

药学门诊记录包括但不限于门诊出诊记录以及为患者提供的药学服务文书，药师可在HIS系统中准确记录门诊药学服务的主要内容，形成出诊记录并签名。对于复杂病例，鼓励按照SOAPO方法(S:subjective，主观信息；O:objective，客观信息；A:assessment，评估；P:plan，计划；O:outcome，结果)详细记录。

2. 与患者沟通的相关医疗文书书写　患者就诊结束后，药师应根据就诊目的给予患者相关药物治疗管理建议单，可包括门诊记录、药物使用执行单、用药建议及干预意见、健康生活方式指导等相关表单。这些表单可根据具体情况制作完成，形式可以为纸质表单，也可为多媒体形式(如公众号图文、视频、图片等)给予患者。为患者提供的药学服务文书及辅助材料应简单明了、通俗易懂，方便患者查阅和使用。

3. 与医生沟通的相关医疗文书书写　药师往往需要高效地与医生就患者存在的药物治疗问题进行确认和沟通，同时有效地提出改善药物治疗方案的建议。与医生沟通的医疗文书应简明扼要、条理全面。具体内容应包括：①患者身份信息；②提供过敏信息/警示信息；③根据患者所患疾病整理该患者所有治疗药物；④确认药物治疗问题及原因；⑤提供改善患者治疗结局的建议。

第二节 效果评价

一、药学门诊服务效果评价的目的和意义

药学门诊服务是在临床药学工作的基础上发展起来的，与传统的药物治疗有很大的区

别。以 MTM 为例,MTM 是一种独特的服务或成组的服务,旨在促进药师、医生和其他医务人员之间的合作;加强患者及其所在医疗服务团队之间的沟通;赋予患者维护自身权益的机会;优化个体患者的药物治疗效果。

药学门诊服务效果评价通过同一种形式报告服务的质量测评结果,这对于患者、药师、支付方、医疗保险和其他利益相关者都是很有意义的,最终的目标是帮助患者了解选择药物、改善结果、开发新的支付模式。

二、药学门诊服务效果评价的指标

1. 过程指标　过程指标与实际提供的医疗服务有关——是否合适、数量如何、频率如何。它能衡量干预或服务的方方面面(不是指患者的健康或功能状态)。例如药学门诊服务中的患者就诊数量、开展工作花费的时间、实施全面药物治疗评估的次数、确认药物治疗问题的数量及类型、发现老年患者的不恰当使用高危药物的数量、药师干预的类型以及这些干预的结果。

美国咨询药师协会基金会的弗利特·伍德项目第三阶段,评估了长期护理机构药学实践的一种新模式(包含全面评估药师所提供监护的过程)。弗利特·伍德项目中追踪的选定过程指标(表 3-1)也能适用于其他执业场所和干预手段。此外,美国国家药物处方委员会官方网站可检索有关于药学过程指标的标准编码。

表 3-1　选定的过程指标

	举例
过程指标类型	药物 - 药物相互作用
	药物 - 疾病相互作用
	药物 - 年龄预防
	药物过敏警戒
	药物 - 食品相互作用
	药物 - 实验室干扰
	次优选的剂量或剂型
	确认依从性差
	重复治疗
确认的药物治疗相关问题	需要增加药物治疗
	药物不良事件
	患者主诉 / 症状
	新的疾病 / 诊断
	非必需的药物
	处方医生的咨询

续表

	举例
确认的药物治疗相关问题	医务人员的转介
	需要的实验室检查
	支付方 / 信息处理的问题
	患者监护建议
干预或专业服务	患者转介
	处方医生的咨询
	收集患者用药史
	进行实验室检查
	患者评估和 / 或监护
	协同监护
	治疗药物替换
	患者教育 / 指导
服务的结局或结果	处方医生采纳的建议
	处方医生未采纳的建议
	用药和 / 或治疗方案调整
	药物治疗未调整

2. 患者结局指标　药学门诊服务效果评价，是通过研究药物依从性和安全性来调查药物使用质量的影响。应开展以病人为中心的研究，重点关注患者体验和患者参与，将患者的“声音”纳入效果评价。

与处方调配和患者拿药时药师提供的常规咨询相比，药学门诊是一个以病人为中心的服务过程，包括分析和评估患者及其全部药物治疗方案，而不仅仅是关注个体患者使用的药物。

患者结局报告衡量了药学门诊服务对患者状态的影响效果。结局评价指标可能是国家质量评估机构确认的指标（如药房质量联盟指标、HEDIS 指标、CMS 星级评定），还有各个机构的评估指标（如实现患者治疗目标的百分比、医疗成本费用、服务利用率、减少的雇员、病假天数、患者满意度）。这些数据在进行药学门诊服务时尤其有用。一般来说，患者结局评价从临床、经济和人文结局 3 个维度展开。

（1）临床结局指标：临床结局是生理或临床的变量，这些变量追踪患者健康状况和疾病管理的变化。包括服药依从性改善的比例、疾病治疗相关具体临床指标（如血压值、血脂水平、糖化血红蛋白值），以及身体或功能评估状况（如疼痛评估值、老年抑郁量表、小型精神状态检查）。表 3-2 列举了质量指标或结局变量的案例，可以评估各种疾病状态的改善状况（目标结局可能需要根据各种患者人群进行修正）。

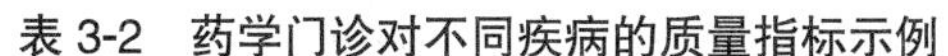

表 3-2　药学门诊对不同疾病的质量指标示例

疾病	质量指标或结局变量
糖尿病	健康饮食和体育锻炼的依从性
	药物治疗（如胰岛素，口服降糖药）的依从性
	糖化血红蛋白达标的患者比例
	血压达标的患者比例
	自测血糖，每年接受眼底检查、血脂监测、流感疫苗和全面足部检查患者的比例
肥胖	健康饮食和体育锻炼的依从性
	药物治疗的依从性
	达到并保持适宜体重减轻目标的患者比例
	腰围达标的比例
哮喘	患者报告的症状减轻的比例
	持续哮喘患者控制性药物治疗（如吸入糖皮质激素）的依从性
	患者按说明正确使用吸入装置
	呼气流量峰值≥80% 的患者比例
	因哮喘加重或急症就诊、使用短效制剂、需要口服糖皮质激素的患者减少的比例
慢性阻塞性肺疾病	戒烟患者的比例
	患者报告的症状减轻（如咳嗽、咳痰、劳力型呼吸困难）的比例
	药物治疗的依从性和患者按指引正确使用吸入装置
	患者接受推荐的流感预防接种的比例
	急性加重的减少比例
高血压	健康饮食和体育锻炼的依从性
	降压药物治疗的依从性
	达到血压控制目标的患者比例
血脂异常	健康饮食和体育锻炼的依从性
	他汀类药物治疗或其他联合用药的依从性
	达到目标血脂水平的患者比例
恶性肿瘤	疾病控制的评价指标（总生存期、中位无进展生存期、生物标志物及影像学评价指标等）
	用药的依从性、治疗耐受性、生存质量评估
	药品不良反应分级 / 发生率或改善率

（2）经济结局指标：鉴于各种疾病间的临床结果不同（如糖尿病管理常采用糖化血红蛋白值为指标、抗凝管理常采用国际标准化比值为指标等），采用临床指标作为药师干预效果的评价指标不具备统一的可比性，无法比较药师干预不同疾病患者用药的效果，因此可考虑从药物经济学角度对药师提供药学服务的价值进行评价。

在对药学服务进行经济学评价时，可以使用成本 - 效益分析方法。如果医疗机构或患者对其他的结果指标（预防并发症数、生命质量等）更加关注，而对费用的敏感度较低，则可以使用成本 - 效果分析或成本 - 效用分析方法。

在测量和评估费用时，必须确认评估谁的开销（如患者、支付方、药房）以及分析的角度。成本节余、产生的收入和提供服务产生的成本都是一些可追踪的指标。药师干预的经济学评价中，关键是成本和产出的测量，测量角度不同，则纳入成本测算的项目也不同。例如，从患者的角度来看，成本是指患者接受药学服务自己支付的费用；医疗机构的成本是指为提供药学服务所发生的费用，包括药师的薪资、奖金、福利，药房的日常支出以及纳税等。从全社会角度来看，成本则包括治疗方案所需要的全部卫生资源，患者缺勤、劳动力下降所造成的社会价值的损失，以及医保付费方支付的费用等。

成本包括直接成本和间接成本。直接成本包括医疗机构为提供药学服务发生的直接相关费用，如劳务费、卫生材料费等。间接成本通常指无法直接计入医院直接费用而分摊至药学服务部门的成本，如固定资产折旧、水电费分摊等。因为没有统一的标准，不同的研究中纳入成本测量范围的内容不尽相同，大致可以归纳为以下两类：①劳动力成本；②全成本。劳动力成本是指药师提供药学服务所应该获得的报酬，使用药学服务人员单位工资率和药学服务时间相乘来计算。这种方法较简单，但是涵盖的成本范围狭隘，当进行成本 - 产出分析时，可能会影响研究结果，从而影响决策者的判断。其表达式为：

药学服务成本（C）= 药学服务人员单位工资率（R）× 药学服务时间（T）

全成本是指药学服务的成本不仅包括药学服务人员的工资和福利，还包括门诊和住院照护成本、药品成本等。此外，租金、水电费、电脑软硬件费用、市场和消费者服务支出以及与提供药学服务相关的报销产生的费用，如向医保部门提交材料及审核的费用等也应该考虑。这种方法较为全面，但是实施难度较大。

1）货币性产出测量：①成本节约。在计算药师干预的效益时，一种做法是以总的医疗支出减少额为主要指标，即药师干预组和对照组（一般照护组）相比较，总的支出减少额就是药师干预的经济产出。成本节约的表达式是：成本节约（δ_C）= 干预组相关疾病费用 / 科室医疗费用总支出（$C_{干预}$）– 对照组相关疾病费用 / 科室医疗费用总支出（$C_{对照}$）。②成本规避。计算药师干预的效益的另一种做法是计算成本规避。成本规避的原理是药师干预可以预防或减少不良反应的发生，由此计算不良反应可能带来额外的成本作为药师干预的产出指标。患者发生不良反应有需要住院和不需要住院两种情况，因此成本规避计算方法有所不同。由于部分不良反应发生可能导致住院时间延长，这种情形下可以用不良反应导致的住院时间乘每日住院成本作为成本规避的结果。这种方法相对简单，计算公式是：成本规避（δ_C）= 控制组住院成本 – 干预组住院成本 = 控制组平均住院时间（天）× 控制组平均每日住院成本 – 干预组平均住院时间（天）× 干预组平均每日住院成本。此外，有学者认为，成本规避应该考虑不良反应发生率，不良反应发生率可以根据文献综述或者发布的疾病报告等进行提取，也可以使用对照组的不良反应发生率，还可以由经验丰富的医生或药师进行评估。这种情况下成本规避的计算公式是：成本规避（δ_C）= 在没有药师干预的条件下不良反应发生概率（P）× 治疗该不良反应所需的成本（C）= 不良反应发生的概率 × 该不良反应导致的住院时间 × 该疾病患者住院平均每日成本。对于不会导致住院的不良反应，其治疗所需成本主要是指门诊发生的费用，包括实验室检查、诊断、药品使用、电话随访、复诊以及患者观察（patient observation）等发生的费用。这些项目费用的减少额即为货币性产出指标。

2）非货币性产出测量。除了能以货币计量的产出结果，研究者还可以使用的非货币性产出指标有治愈率、预防并发症数、质量调整生命年（quality adjusted life year，QALY）等。对于临床上可使用的结果指标，只需进行临床观察和记录、整理；对于 QALY，则需要在规定的时间使用欧洲 5 维健康量表（EQ-5D）或其他相应量表对患者进行问卷调查并计算。

药学服务的成本 - 效益分析要求研究者能够获得以货币为单位计量的结果，计算成本 - 效益比，必要时需进行贴现。大多数研究中，药师干预的经济价值是通过成本节约加上成本规避减去实施药师干预的成本来评估的。公式为：

$$\delta_C=\delta_{Cpr}-\delta_{Cmorb}+\delta_{Cinf}+\delta_{Cse}+\delta_{Cle}$$

其中，δ_{Cpr} 代表直接成本，包括劳动力成本及物资供应、药房管理和基础设施等发生的成本，不包含以药师替代医生工作所形成工资差额的成本节约；δ_{Cmorb} 代表由于预防了可能需要治疗的疾病而减少了药品使用，从而带来的成本节约；δ_{Cinf} 代表随访治疗的成本；δ_{Cse} 表示药学服务过程中发生副作用和并发症的治疗成本；δ_{Cle} 代表延迟死亡以及导致其他疾病发生而增加的医疗支出成本。

通常也可以计算投资回报率（return on investment，ROI）来作为经济结局分析的一部分。ROI 可以用几种方式计算，并且以（回报：投资）的形式来报告。例如，4：1 意味着回报（收入或储蓄）是投资的 4 倍。通常计算 ROI 是供利益相关者，尤其是支付方使用。在这项分析中，药师会对医疗保险计划支付药师的金额与 MTM 干预节约的金额进行比较。

药师应该为自己计算服务的 ROI——投入开展 MTM 服务的金额与服务产生的收入金额之比。应密切监控药房服务的财务价值，调整服务以确保其可持续发展。ROI 可以按 MTM 服务的整体或部分进行计算。例如，药师可以计算出为选定疾病状态的患者或特定支付人群提供服务的投资回报率。Isetts 等人发表过一篇讨论计算 MTM 服务的 ROI 文章。

（3）人文结局指标：人文结局是指症状和主诉、生活质量、直接或间接与医疗产品或服务相关的满意度等主观计量指标。包括患者日常活动和行为改变的能力，如服药依从性、吸烟状态或运动量。

通常情况下，人文结局是通过口述或书面的患者调查来收集，以评估患者的满意度或者生活质量。Larson 等人发表了一项在药房进行的患者满意度验证调查，该量表的项目来源于旧满意度量表的 2 个维度，即药物咨询和尊重、友好的服务。将这 2 个维度合并成一个量表可以评估满意度的基线水平，制定各种药学护理实践，在适当的一段时间后，可以重新测量患者对于药学门诊服务的满意度，并记录任何变化。许多与健康相关的生活质量评估工具也可以查到，例如简单格式的 36 健康调查（常被提作 SF-36）。

3. 外部绩效评价

（1）卫生管理部门的绩效评价：2021 年 10 月 13 日，国家卫生健康委发布《关于印发医疗机构药学门诊服务规范等 5 项规范的通知》，从国家层面制定了医疗机构药学门诊服务规范,并要求各地医疗机构在提供药学门诊服务过程中遵照执行。在《医疗机构药学门诊服务规范》中,首先提出了开展药学门诊的基本要求,包括了组织管理、人员要求和软硬件设备。其次,明确了药学门诊服务管理内容,包括服务对象、工作内容、沟通技巧和医疗文书管理。最后,对药学门诊的质量管理与评价改进提出了明确的要求。该规范为医疗机构建设药学门诊提供了一个明确的“国家标准”,并明确了服务过程中的定性指标。

(2) 医保管理部门的绩效评价:我国现行的医疗支付制度是基于医疗服务和产品的使用量来付费的。这种模式将医疗服务与其他普通行业的物品或服务等同起来。但是,医疗服务确实有其特殊性,患者因人而异,病情不一样,体质不一样,治疗的难易程度不一样,所花费医生的精力、才学和时间也不一样。

美国正在进行的医疗改革中,重点强调的一个方向就是基于医疗服务和产品为患者和社会创造的价值而不是使用量付费。责任医疗组织(accountable care organization,ACO)是关于国外对医保支付改革的探索,对于中国未来发展方向具有启示作用。

ACO 是一种医疗服务模式,在减少特定患者群体的医疗总体费用的同时,为符合某些质量指标的医疗服务协作团体提供更高的费用补偿或分享节余的费用。ACO 对患者监护的质量和成本负责。如果质量和成本达到阈值,他们的成员会共担财务风险和分享年终费用结余。ACO 正在着手制定计划,聘用越来越多的药师参与人群健康管理和直接监护患者。从人群健康管理角度来看,药师可以通过评估 ACO 组织中患者总体情况,确认出因监护差异而可能具有药物治疗相关问题风险的患者;协助管理和找到理想的方法以改善监护质量的差异问题;协助评估、监测和改善药物相关的质量评估指标。

对于直接监护患者来说,ACO 聘请药师提供各式各样的服务,重点改善医疗转换、服药依从性、药物治疗管理以及慢病管理。例如,患者一经确认(无论是通过医生转诊或以人群健康管理为目的),ACO 利用药师全面评估患者用药情况以确认和解决药物治疗问题,然后通过多次探访监测患者,直到达成药物治疗的相关目标。由于药师主要是通过合理用药来管理慢性病患者,药师常常与医疗团队合作共同管理患者的慢性病,达到临床治疗目标。药师与处方医生之间的合作执业协议可以促进双方更为高效地提供这些服务。

ACO 正逐渐把药师融为医疗转换团队的一部分,参与管理从患者入院、在院期间以及出院后在家的连续监护工作。药师也协助 ACO 确认那些依从性差或潜在依从性差的患者,提供服务改善患者服药依从性。

美国联邦医疗保险的 ACO(如 ACO 先驱示范和联邦医疗保险共享储蓄计划)共用一套共 33 个质量评估指标,其中 12 项直接与药物治疗或药师提供的服务相关,还有其他评估标准,也会受药师服务的影响,如健康宣传和教育。

商业性 ACO 和医疗补助计划的 ACO 使用各种不同的质量评估指标,几乎没有标准。一些商业性支付方只认他们签订合同的 ACO。目前最少有 2 家 ACO 的认证机构,即使用审查认证委员会(Utilization Review Accreditation Commission,URAC)和国家质量保证委员会(National Committee for Quality Assurance,NCQA)。这两个机构均将用药相关质量评估指标作为认证的要求。表 3-3 总结了联邦医疗保险和医疗补助服务中心(Centers for Medicare and Medicaid Services,CMS)和认证机构所需评估的用药相关质量评估指标。由于这些标准会直接影响 ACO 药物使用的方式,几乎所有的质量评估都会以某种方式将药物治疗内容包含在内。

表 3-3　责任医疗组织中与药物有关的质量措施

CMS	URAC	NCQA
门诊入院情况：老年人慢性阻塞性肺疾病或哮喘	出院后药物重整	儿童免疫情况
门诊入院情况：心力衰竭	药物治疗期间对患者及医务人员进行全面的用药宣教	注意缺陷多动障碍患儿药物治疗的随访
药物重整	流感免疫	高血压控制
流感免疫	优化糖尿病治疗	糖尿病测试
65 岁以上老年人的肺炎疫苗	心力衰竭：β 受体拮抗剂用于左室功能障碍	心血管疾病患者的胆固醇管理
糖尿病相关（包括 A1c 控制、血压控制、戒烟和阿司匹林及抗血小板药物的使用）	慢性稳定型冠心病：血脂调控	哮喘患者的药物选择
高血压（如过高的血压控制）		抗抑郁药物管理
缺血性血管疾病：阿司匹林及其他抗血栓形成药物的使用		持续药物治疗患者的每年治疗监测
心力衰竭：β 受体拮抗剂，用于左室功能障碍		风湿性关节炎患者根据疾病情况调节抗风湿药物的使用
冠心病：血管紧张素转化酶抑制剂或血管紧张素受体拮抗剂的使用		骨质疏松管理
冠心病：血脂调控		监护老年人药物 - 疾病间有害的相互作用
		老年人高风险药物的使用
		出院后药物重整

三、药学门诊服务效果评价的方法和实施

监测和评价监护过程和患者结局，对评估药学门诊服务的作用是很有必要的，其价值可以从多方面考量，向支付方寻求合约或说服医生转诊患者时，证明药师提供药学门诊服务可以改善患者结局并降低成本的数据，可以作为一个有力的营销工具。许多发表的数据证明了药师服务的价值；然而，理想情况下药师应该形成自己的数据，这样才能够追踪和监控服务的价值并向他人证明。如果药学部门已经与医疗保险或者雇主签署合同，可能需要这些数据用于未来合同或支付水平的决策。这些数据对药师参与按绩效付费的合同尤为重要。

药师应该确认收集哪些数据来显示药学门诊服务的影响。当选择监控的结果时，请关注那些对机构和关键利益相关者最有意义的具体结果。通常，可以使用患者药学门诊就诊发现药物治疗相关问题时所使用的相同工具和记录文档软件系统来追踪随时间变化的患者结局。采用电子化方式收集数据会更有效，并可能会产生更准确的综合数据。监测和评估指标通常分为 2 个类别，即过程指标和患者结局。

为了收集有意义的患者结局数据，在开始药学门诊服务之前需要制定缜密的计划。如果组织计划测量患者结局随时间变化的情况，那么在服务开始前应取得基线测量数据，并在随后的时间间隔中显示患者病程进展。另一种方法是把接受药学门诊服务的患者结局与文献中发表的标杆结局进行对比。在连锁药房或整合医疗体系中，可以比较一下提供药学门诊服务的示范场所与其他不提供药学门诊服务的示范场所之间的差异。

与当地药学院校的研究者合作，共同发展药学门诊服务的结局是一种有效的策略。学术研究专家可以提供对测量结果的客观观点，并提高医疗保险公司和其他利益相关者眼中对研究结果的可信度。北美初级保健医学研究网络（practice-based research network，PBRN）可以给药师和学术研究者带来更多的合作机会，以 PBRN 调查 MTM 服务的结果，已发表相关的研究成果。需要注意的是，追踪结局时，药师需要一个合适的方案来保存从患者或医务人员处收集到的数据，按照《健康保险流通与责任法案》要求保证数据的保密性和隐私性。用于出版的研究或外部使用，需要通过一个机构审核委员会对这项研究进行伦理审批。

综上所述，药学部门在积极开展药学门诊服务的同时，应逐步完善药学门诊质控体系，以便推进药学门诊可持续发展。药学门诊质控工作是检查药学门诊服务的规范性和质量，通过发现和纠正工作中存在的问题、弱点与不足，持续改进药学服务，从而提升药学门诊质量。质控具体内容可参考表 3-4，但不限于此表，使药学门诊工作从开诊前、诊疗过程、诊疗效果形成闭环的质控管理。

表 3-4　药学门诊质量控制内容

一、开诊前的质控

			A	B	C
组织管理	1	药学门诊纳入医疗机构门诊统一管理，由药学部门负责实施			
	2	建立药学门诊服务相关的管理、人员培训等制度			
	3	设置固定的出诊时间表，可在医疗机构 APP、公众号等挂号系统查询			
人员要求	4	医疗机构药学部门对从事药学门诊服务的药师进行条件审核并备案管理			
	5	药师应当符合以下条件之一： （1）具有主管药师及以上专业技术职务任职资格、从事临床药学工作 3 年及以上 （2）具有副主任药师及以上专业技术职务任职资格、从事临床药学工作 2 年及以上			
软硬件设备	6	安装医疗机构信息系统，可查询患者门诊或出院的诊断、检验检查、用药等诊疗记录			
	7	配备独立的药学门诊工作系统，包含必要评估量表、工具软件和工作记录表单模板			
	8	保护患者隐私，有独立的诊室或隐蔽的诊疗区域			

续表

二、过程中的质控					
过程指标	9	了解患者信息，书写患者基础情况评估表			
	10	记录患者用药情况，书写用药记录表			
	11	记录患者治疗相关问题、数量与权重排序			
	12	提出用药方案调整建议，书写药物重整记录表			
	13	开展用药教育，为患者提供用药教育清单			
	14	记录患者就诊次数			
	15	记录患者药学门诊服务时长			
三、效果评估					
临床结局指标	16	患者依从性提高的比例			
	17	完成治疗目标的患者比例			
经济结局指标	18	对医疗费用的影响			
人文结局指标	19	每年开展患者满意度调查			
评价改进	20	每年对药学门诊进行检查、考核			
	21	针对发现的问题提出解决措施，持续改进药学门诊服务质量			

注：A. 不符合该项目质控要求；B. 不符合该项目质控要求，但已经过正式的讨论和考虑，实施改进措施；C. 符合该项目质控要求。

药学服务的快速发展离不开合理的规范管理，建立良好的医疗质量控制机制，不仅可以提高药学人员的竞争力，也可以为民众提供更好的健康保障服务，使药学门诊服务工作健康持续发展。总之，药学门诊质控工作是药学管理和服务的一项极其重要的实践，将大力有序有效地提高药学门诊的整体服务水平。

参考文献

[1] 福建省医疗保障局．福建省医疗保障局关于在省属公立医院试行药学服务收费政策的通知[EB/OL].(2022-04-14)[2022-10-18].http://ybj.fujian.gov.cn/zfxxgkzl/fdzdgknr/zcwj/202204/t20220414_5891649.htm.

[2] 国家卫生健康委办公厅．国家卫生健康委办公厅关于印发医疗机构药学门诊服务规范等 5 项规范的通知[EB/OL].(2021-10-13)[2023-3-27].http://www.nhc.gov.cn/yzygj/s7659/202110/f76fc77acd87458f950c86d7bc468f22.shtml.

[3] 奇波利，斯特兰德，莫利．药学监护实践方法：以患者为中心的药物治疗管理服务：第 3 版[M]. 康震，金有豫，朱珠，等，译．北京：化学工业出版社，2016.

[4] 戴媛媛，李国辉．肿瘤药学门诊规范(试行)[J]. 中国药学杂志，2021，56(9)：776-780.

[5] BLUML B M.Definition of medication therapy management：development of professionwide consensus[J].J

Am Pharm Assoc (2003).2005,45(5):566-572.

[6] 美国药师协会药物治疗管理服务[M].曾英彤,伍俊妍,郑志华,译.北京:中国医药科技出版社,2018.

[7] 陆华.药师在不同学科/环境下开展药学服务效果的系统评价[J].中国药房,2016,27(6):862-864.

[8] WALLERSTEDT S M,BLADH L,RAMSBERG J.A cost-effectiveness analysis of an in-hospital clinical pharmacist service[J].BMJ Open,2012,2(1):1-8.

[9] ISETTS B J,SCHONDELMEYER S W,ARTZ M B,et al.Clinical and economic outcomes of medication therapy management services:the Minnesota experience[J].J Am Pharm Assoc (2003).2008,48(2):203-214.

[10] LARSON L N,ROVERS J P,MACKEIGAN L D.Patient satisfaction with pharmaceutical care:update of a validated instrument[J].J Am Pharm Assoc (Wash).2002;42(1):44-50.

[11] LIPOWSKI E E.Pharmacy practice-based research networks:why,what,who,and how[J].J Am Pharm Assoc (2003).2008,48(2):142-152.

[12] GOODE J-V K R,MOTT D A,CHATER R.Collaborations to facilitate success of community pharmacy practice-based research networks[J].J Am Pharm Assoc (2003),2008,48(2):153-162.

第二篇

药学门诊的知识与技能

第四章
特殊人群用药

老年人、妊娠期及哺乳期妇女、儿童、肝肾功能不全患者在生理、生化功能方面与一般人群存在显著差异。这些特殊病理生理状态会影响药物在体内的吸收、分布、代谢和排泄过程，进而会影响药物治疗的疗效及安全性。药师需要掌握这些特殊人群的用药特点与原则，才能有效保障这些人群的用药安全。

第一节　老年人用药

一、老年人群药物代谢动力学特点

1. 吸收　老年人因胃肠功能减弱，内脏血流量减少，消化道吸收面积减少，多数口服药物吸收量减少。胃排空速率减慢，药物到达小肠等吸收部位的时间延长，多数药物吸收速率减慢。在血药浓度曲线上表现为药物峰浓度降低，达峰时间延长。但溶解度较低的药物由于在消化道药物吸收部位停留时间延长，药物的吸收量增加，也容易发生药品不良反应。同时由于老年人胃酸等消化液的分泌量明显降低，弱酸性及弱碱性药物的解离和吸收也会受到影响，但对于大多数药物临床应用不产生显著影响。

2. 分布　老年人因体内脂肪含量增加，身体总水分减少，药物在体内分布总体表现为水溶性药物在体内的表观分布容积减少，血药浓度升高。相反，脂溶性药物在体内的表观分布容积增加，血药浓度降低，药物作用时间延长。同时由于肝功能减弱，血浆蛋白含量减少，血浆蛋白结合率高的药物，其游离型浓度增加，易出现药物效应增强，甚至是药物毒性反应。

3. 代谢　老年人因肝脏总质量减少，肝脏血流量减少，药物代谢酶的数量减少，活性减弱。药物在肝脏的转化代谢速率减慢，进而导致血药浓度升高，药物半衰期延长。老年肝功能变化对于肝脏清除率较高，首过效应明显的药物影响较大，其可显著提高药物的生物利用度。但对于需要肝脏代谢转化为活性药物的前体药物，其全身的生物利用度会降低。对于肝功能受损的老年患者而言，多次或反复给药会导致血药浓度升高，更易出现药物蓄积甚至是药品不良反应。

4. 排泄　老年人肾脏质量降低，血流量减少，肾小球滤过率降低，肌酐清除率降低。老年人应用主要经肾脏排泄的药物应个体化调整药物剂量，以避免药物蓄积所导致的药品不良反应。同时注意需要根据内源性肌酐清除率来评估肾小球滤过率是否正常。老年人因肌肉量减少，肌肉有不同程度萎缩，肌酐生成量减少，血肌酐浓度可能保持在正常范围，但并不能代表肾功能正常，尤其是高龄低体重老年人。

二、老年人群用药原则

1. 药物种类选择　为老年人开具药物处方前，应详细询问疾病史、用药史、过敏史等以明确老年患者药物治疗适应证。老年患者多存在多病共患，多药共治的情况。药师在实际临床实践中，应充分权衡药物治疗的获益与风险。避免无适应证用药，优先选择疗效明确且毒副反应较少的药物，避免使用老年人禁用或慎用药物。明确药物治疗主要矛盾，可能精简药物治疗方案，控制药物品种在 3~4 种为宜，从而尽可能减少不良反应和药物相互作用。

2. 药物剂量　老年人因用药疗效个体化差异较大，建议根据患者肝肾功能制定个体化的用药方案。老年人用药应从小剂量开始，根据临床反应逐步加量至满意治疗效果且不出现药品不良反应为宜。国家《药典》规定老年人用药为成人药物标准剂量的 3/4，一般成人剂量的 1/2 即可见效。

3. 给药途径　老年人多患多种慢性病，长期用药情况十分普遍。因此为方便患者每日服药，建议选择口服给药，必要时可选择注射给药。但应尽量减少或避免使用肌内或皮下注射，以免出现明显的肌肉疼痛与硬结。

4. 给药时间　选择合适的给药时间有利于提高药物治疗效果及依从性。例如，老年高血压患者建议在晨起时服用降压药物，但对于老年反杓型高血压患者，可在晚上或睡前服用降压药物以控制夜间血压。

三、老年人多重用药管理

各种慢性病患病率会随着年龄的增长而增加。老年人多病共患，多药共治的情况普遍存在。一般认为患者每天同时应用≥5 种药品，包括处方药、非处方药及中药等，即为多重用药。不同医疗卫生机构或不同科室的卫生保健人员常常会为老年人开具多种药物，极易存在不适当或过度处方用药等情况。老年人不恰当多重用药极易导致医疗资源的浪费、患者服药依从性下降、生活质量降低、增加患者药品不良反应和不良相互作用的发生风险。药师开展药学门诊，需要掌握老年人多重用药管理相关技能。

（一）老年人用药评价工具

目前国际上对于老年人合理药物处方并无统一的标准，但一些评价老年人潜在不适当用药的标准可以供临床参考。临床上常用的标准有美国 Beers 标准、欧洲 STOPP/START 标准、中国老年人潜在不适当用药判断标准。以 Beers 标准为例，其内容包含了大部分老年患者避免使用的药物、患者合并某种疾病时应避免使用的药物、慎用药物、应避免的联合用药和根据肾功能应避免或减量使用的药物。此外，药师还可利用 Up To Date 临床顾问数据库、MCDEX 支持系统查询老年人潜在不适当用药相关信息。

由于老年人患病情况通常较为复杂，老年多重用药门诊一般建议优先开展联合门诊，可由医院老年科医生和药师共同出诊。门诊患者诉求通常包括处方精简、药品不良反应咨询和药物品种替换等。

（二）老年人多重用药管理原则

1. 受益原则 根据老年患者现有的疾病情况，充分考虑患者的预期寿命及其治疗目标，最后决定是否用药。药物治疗方案制定遵循能少用不多用、能不用就不用的原则，以确保患者能够从处方治疗中获得最大受益，并承担最小的药品不良反应风险。

2. 个体化原则 老年人多病共患情况较为普遍，病情通常较为复杂。药师应根据老年人衰弱的程度、患病史和治疗史选择适合的药物、剂量和给药途径。老年人多重用药常见相互作用的潜在危害及处置可参考《老年人多重用药安全管理专家共识》。

3. 优先治疗原则 药师应熟练掌握老年人多重用药适宜性评估方法，重点从适应证、有效性、安全性、依从性 4 个方面充分评估药物处方利弊，把握主要矛盾。对于预期获益时间较长并且可能与当下急需用药存在严重治疗矛盾的药物，可暂停使用，待急症缓解后恢复使用。

4. 小剂量原则 老年人多重用药发生药物相互作用、药品不良反应的风险增加。建议老年患者药物治疗初始剂量从小剂量开始、缓慢滴定增量，以获得更大疗效和更小不良反应为准则。必要时可向患者讲解如何发现药物的不良反应及其处理方式。

5. 连续管理原则 对于多病共患老年患者，建议视其病情严重程度定期对患者进行随访，开展药物重整、用药评估以优化患者药物治疗方案。其中，老年患者因病情变化而到门诊就诊或入院检查时是进行药物重整的重要时机。

6. 重视非药物治疗原则 在药疗之前首先考虑非药物治疗方案。如对老年便秘患者，建议首选通过饮食调整、运动锻炼等非药物治疗改善便秘情况。

7. 人文关怀原则 积极关注患者心理需求，必要时对患者进行心理疏导。重视患者教育，定期对老年患者进行服药依从性评估及指导。帮助老年患者认识疾病的严重性和用药的必要性。

第二节 妊娠及哺乳期妇女用药

一、妊娠期妇女用药

（一）妊娠期母体药物动力学特点

1. 吸收 孕早期至孕中期受体内雌激素变化水平影响，胃酸分泌量减少，肠胃蠕动减慢，口服药物在胃肠道内吸收延缓，药物血药浓度达峰时间延长，峰值降低。此外，孕早期容易出现频繁呕吐现象，可能会导致药物吸收量减少。

2. 分布 随怀孕周数增加，母体血容量及脂肪会逐渐增加，药物的表观分布容积明显增大。一般而言，在相同给药剂量下孕妇血药浓度会低于非孕妇。此外，由于妊娠特殊生理状态下雌激素等内分泌物质水平升高，占据血浆白蛋白受体，药物血浆蛋白结合率降低，游离药物增多。但由于药物分布容积同样增大，游离药物的浓度维持在合理水平，但同样应注意药物效应增强及药品不良反应发生的风险。

3. 代谢　妊娠期肝脏血流量较非妊娠期变化不大，但是肝脏微粒体酶受雌激素水平升高的影响，活性增强，药物代谢速率有所提升。

4. 排泄　妊娠期由于血容量增加，肾脏血流量增加，肾小球滤过率增加，主要经肾脏排泄的药物在体内的消除速率加快。因此在使用主要经肾排泄的药物时，为维持血药浓度在治疗窗之内，应适当增加药物剂量。值得注意的是，孕晚期由于孕妇仰卧位的时长增加，肾脏血流量减少，药物排泄速率减慢，容易导致药物在体内发生蓄积。

（二）胎儿药物代谢动力学

1. 吸收　胎盘屏障可有效阻止药物进入羊水及胎儿体内。但是胎盘屏障的保护作用受胎盘发育程度、胎盘血流量、药物性质等诸多因素的影响。大多数药物可以透过胎盘屏障，从而进入到胎儿的血液循环。胎儿体内的药物浓度一般比母体药物浓度低。部分药物还可通过羊膜转运的方式进入羊水中。由于羊水中蛋白质含量低，药物主要以游离型的形式存在。游离型的药物也可以经过胎儿的皮肤再次吸收。此外，孕 12 周后，胎儿还可通过吞饮羊水的方式从消化道吸收药物，再从尿液中排出，不断重复，以此形成羊水肠道循环。

2. 分布　胎儿肝脏及脑器官相对较大，血流相对丰富。药物进入胎儿体内后在肝脏分布较多。此外胎儿血脑屏障尚未发育完全，药物可通过血脑屏障进入胎儿中枢神经系统。由于脐静脉还可通过门静脉及动脉导管直接进入下腔静脉到达右心房，减少肝脏对于药物的代谢作用，使得进入组织及中枢神经系统的药物量增加。胎儿血浆蛋白含量较少，与药物的结合能力低，进入组织的药物主要以游离型存在。胎儿脂肪含量较少，脂溶性较高的药物分布会受到影响。

3. 代谢　胎儿肝功能尚未发育完全，代谢酶种类及数量较少，活性相对缺乏，对药物的代谢能力有限。胎儿缺乏催化Ⅱ相结合反应酶，特别是葡萄糖醛酸转移酶，对巴比妥、水杨酸等药物的代谢能力有限，容易在体内发生蓄积。药物半衰期在胎儿体内较母体中延长，血药浓度可以高于母体。多数药物在胎儿体内代谢后活性减弱，极性增加，更有利于药物的排除。但少数药物在胎儿体内代谢后具有毒性，例如苯妥英钠在体内代谢后的代谢产物是对羟基苯妥英钠，可干扰叶酸正常代谢，可能会导致胎儿发育畸形。

4. 排泄　孕 11~14 周，胎儿肾脏虽开始具备排泄能力，但其肾小球滤过率极低，药物排泄缓慢。胎儿体内的药物及其代谢产物主要经过脐静脉转运至母体，由母体进行排泄。但极性较小、亲脂性强的药物（例如沙利度胺）在胎儿体内代谢后变为极性较大、亲水性强的物质后，经过胎盘转运的速率减慢，容易导致药物在胎儿体内发生蓄积，引起胎儿发育畸形。妊娠不同时期用药风险见表 4-1。

表 4-1　妊娠不同时期用药风险表

妊娠的不同时期	可能的用药风险
相对不敏感期 （孕 2 周内，末次月经的第 14~28 天）	药物对胚胎的影响是“全或无”，即要么没有影响，要么有影响导致流产，一般不会导致胎儿畸形

续表

妊娠的不同时期	可能的用药风险
高度敏感期 （孕3~8周，末次月经的第5~10周）	胚胎器官分化发育关键阶段，胚胎开始定向发育。主要器官畸形的最危险时期均在此期，如脑在受孕后的第15~27天，眼在24~29天，心脏在20~29天，四肢在24~36天，生殖器在26~62天
低敏感期 （孕9~38周，末次月经的第11~40周）	胎儿生长、器官发育、功能完善阶段。但神经系统、生殖系统和牙齿仍在继续分化。若在此时母体使用具有神经毒性或生殖毒性的药物，易使胎儿神经和生殖系统发育受损，还可表现为胎儿生长受限、低出生体重、功能行为异常、早产率增加等

（三）妊娠期母体用药原则

1. 妊娠期用药必须有明确的适应证，同时因结合孕周大小考虑用药。可用可不用的药物尽量不用，尤其是在妊娠早期（孕14周内）尽量不用药，可以推迟治疗的尽量推迟治疗。积极评估孕妇疾病状态，病情控制后及时停药。

2. 优先选择疗效肯定，不良反应明确且对胎儿影响较小的老药，避免用疗效及致畸毒性尚不确定的新药；单药治疗有效的情况尽量避免不必要的联合用药；中药西药同样有效的情况下，优先选择成分及机制明确的西药。

3. 尽量降低药物可能的损害程度，一般从调节用药剂量着手，用最小有效剂量发挥最大疗效，避免不必要的大剂量用药。

4. 禁止使用明确对胎儿有致畸作用的药物。如病情危重有必须要用药的，应充分权衡利弊后方可考虑使用。

（四）妊娠期用药危险性分级评估工具

1. Micromedex数据库　根据证据是否充分将药物分为风险低、风险不明和存在风险3级。

2. TERIS数据库　根据药理学、动物数据或药理学相近的药物证据将妊娠期用药风险分为无风险、风险微小、风险小、风险中等、风险高、未确定和不太可能7级。

3. PLLR分级　由美国FDA制定新式的妊娠与哺乳期标示规则（pregnancy and lactation labeling rule，PLLR），其以格式化的文字说明，取代简化的ABCDX分级系统。新式的PLLR标示法包括3个小节，具体内容包括药物对妊娠期、哺乳期、对女性及男性生殖系统的影响。每个小节都会有风险概要、支持性数据，辅助临床咨询决策相关信息。

4. Briggs根据人类研究和动物研究将药物分为适用、可能适用、无人类研究资料/人类资料有限等15级。具体其可参考Briggs主编的*A Reference Guide to Fetal and Neonatal Risk-Drugs in Pregnancy and Lactation*（11th ed.）。

二、哺乳期妇女用药

大多数药物均可通过乳汁进行排泄，其在母乳中的浓度较母体低（仅为母体摄入药量的

1%~2%)。药物通过乳汁排泄通常与药物的性质(相对分子量大小、脂溶性、溶解度、血浆蛋白结合率等)、母体用药方案及疗程(药物剂量、给药次数、给药途径等)、乳儿发育状态及哺乳(乳儿胃肠道功能发育情况、每次/每日母乳摄入量等)相关。在临床上需综合上述影响因素,综合考量母体用药后乳儿哺乳风险。

(一)哺乳期用药原则

1. 适应证方面　哺乳期妇女药物治疗需十分谨慎,用药必须有明确的适应证。药师需要充分权衡利弊,只有当获益大于风险时才考虑进行药物治疗。

2. 药物选择方面　哺乳期药物选择可参考LCR等级,优先选择L1、L2级分类药物。LCR等级是美国儿科学教授Thomas W. Hale提出的哺乳期药物危险分级系统,其可分为L1~L5 5个级别:L1级药物最安全、L2级药物较安全、L3级药物中等安全、L4级药物可能为危险、L5级药物为禁忌。详细药物LCR等级可查阅《药物与母乳喂养》。此外,哺乳期用药尽量选择安全性明确的单一成分药物,避免使用复合制剂。缓控释制剂等长效制剂由于其在母体体内的作用时间长,同样也不适合哺乳期使用。

3. 给药途径方面　在不影响疗效的前提下,尽量选择对乳汁影响最小的用药方式。常见的用药方式排序为:外用 > 口服给药 > 静脉给药。

4. 用药时机选择方面　建议哺乳期妇女在哺乳后立即服药,并尽可能推迟下次哺乳时间。母体用药与下一次哺乳时间应间隔4小时以上。此外,哺乳期妇女可在乳儿夜间进入长睡眠后服药,尽量降低下一次哺乳时乳汁中的药物浓度。

5. 慎用中药、补药　目前多数中药的成分和毒性研究较少,多数中药尚不明确其是否会进入乳汁。此外,具有肝毒性或肾毒性的中药与西药同服容易导致肝肾功能损伤。患者在服用中药、补药前,应充分咨询中医或中药师。

6. 如病情需要使用哺乳期慎用药物,建议患者在临床医生及药师的指导下使用。用药期间应密切观测乳儿的反应,必要时可开展治疗药物监测。如必须使用对乳儿存在明确危害的药物时,建议改母乳喂养为人工喂养。

(二)哺乳期用药安全性评估常见方式

1. 根据药物的理化性质进行评估　药师可结合乳汁及药物酸碱度、药物脂溶性、药物分子量、药物与血浆蛋白的结合率进行综合评估。哺乳期用药避免选择弱碱性、脂溶性大、分子量小和血浆蛋白结合率偏低的药物。

2. 查阅哺乳期用药分级进行评估　哺乳期药物选择可参考LCR等级,优先选择L1、L2级分类药物。

3. 根据循证证据评估　药师可通过知网、万方数据库、PubMed、Embase等医学文献数据库检索相关循证医学证据。例如,LactMed数据库整理了母体在哺乳期可能接触到的药物和其他化学物质,并介绍了其对哺乳婴儿可能产生的不良影响。此外,药师还可通过检索专业软件,例如国内人卫用药助手等快速查询药物的哺乳期安全性信息。

4. 根据乳药浓度进行评估　药师可根据药物代谢动力学原理,通过公式或软件计算该药物的母乳药动学参数(如达峰时间、达峰浓度等),用于指导母乳喂养。必要时可应用高效液相色谱(HPLC)、液相色谱-质谱联用技术(HPLC-MS)等检测技术获得母乳中的药物浓度。

第三节　儿 童 用 药

一、儿童药物代谢动力学特点

1. 吸收　新生儿消化系统发育不完全，胃酸分泌量很少，胃肠道蠕动缓慢，口服给药血药浓度达峰时间延后，吸收不规律，建议选择液体制剂。儿童尤其是新生儿皮肤角化层薄，相对体表面积比成人大，可考虑通过黏膜或皮肤给药。但应注意当皮肤、黏膜有破损或用药面积过大时避免药物吸收过量出现毒性反应。

2. 分布　儿童尤其是新生儿体内水分含量高而脂肪含量少，体液约占体重的 75%~80%，脂肪占 15%。水溶性药物的表观分布容积较大，血药浓度降低，代谢速率减慢，半衰期延长。脂溶性药物的表观分布容积较小，加之新生儿的肝功能尚未发育完全，血浆蛋白含量较低，游离型药物浓度明显增加，血中游离型脂溶性药物浓度增加容易出现中毒。此外，磺胺类药物、吲哚美辛等药物与新生儿血浆蛋白结合能力强，可与血胆红素竞争血浆蛋白结合位点，使血中游离胆红素浓度增高，易引发新生儿胆红素脑病。新生儿血脑屏障尚未发育完全，药物可通过血脑屏障分布于神经系统造成损害。

3. 代谢　新生儿肝脏尚未发育完全，肝微粒体酶系尚有不足，药物代谢速率减慢，血浆半衰期延长，容易蓄积中毒。例如，新生儿葡萄糖醛酸结合酶数量不足，活性较低，药物代谢速率低。在使用氯霉素后无法将其快速代谢为氯霉素葡萄糖醛酸酯，易使药物在体内蓄积而导致灰婴综合征。

4. 排泄　新生儿肾小球滤过率和肾小管分泌能力尚未发育完全。肾小球滤过率仅为成人的 30%~40%，肾小管的排泌功能仅为成人的 20%~30%。吲哚美辛、氨茶碱等主要经肾排泄的药物均排泄减慢，半衰期延长，易蓄积中毒。此外，新生儿尿液 pH 偏低，酸性药物在肾小管的重吸收增加，排出速率减慢，半衰期延长；碱性药物则相反。

二、儿童用药原则

1. 明确诊断，严格掌握适应证，严格控制药物种类，避免不必要的联合用药。

2. 根据儿童特点选择适宜的给药途径。口服给药是首选给药途径。幼儿建议用糖浆、溶液剂、颗粒剂；年长儿建议用片剂、丸剂，且避免牛奶、果汁同时服用；注射给药比口服给药起效快，但对小儿刺激大，对于病情危重儿童患者宜选择静脉给药。此外，儿童皮肤及黏膜药物吸收能力较好，透皮、经脐或经直肠给药方便、痛苦小。优先使用儿童剂型、优先选择单剂量包装，避免多次剂量一次性误服或多次分药造成药物污染等情况发生。

3. 根据儿童的不同阶段严格掌握用药剂量，若临床上尚未有儿童剂型或推荐剂量，则可通过体表面积、体重、年龄（日龄、月龄）等进行换算（药物剂量计算方法见表 4-2）。

4. 密切监护儿童用药后反应，防止产生不良反应，必要时可开展治疗药物监测。

表 4-2　儿童用药剂量调整方法表

方法类别	具体计算说明
按照体重计算用量	（1）已知患儿体重，儿童药物剂量计算公式如下： 患儿每日（次）剂量 = 患儿体重（kg）× 每日（次）每千克体重所需药量 （2）已知成年人剂量，儿童药物剂量不清楚的情况下： 患儿剂量 = 成人剂量 × 患儿体重（kg）/ 成人体重（按 60kg 计算）
按照体表面积计算用量	（1）若已知某药体表面积的剂量，则： 患儿每日（次）剂量 = 患儿体表面积（m^2）× 每平方米体表面积的剂量 （2）若不知每平方米体表面积的剂量，则： 患儿剂量 = 成人剂量 × 患儿体表面积（m^2）/1.73 儿童体表面积的计算公式如下： （1）当患儿体重在 30kg 以下： 患儿体表面积（m^2）= 体重（kg）× 0.035+0.1 （2）当患儿体重在 30kg 以上： 患儿体表面积（m^2）=［体重（kg）-30］× 0.02+1.05

第四节　肝功能不全患者用药

一、肝功能不全患者药物代谢动力学特点

1. 吸收　肝脏疾病可影响药物在消化道内的吸收。若肝内血流阻力增加，严重者出现门静脉高压会导致小肠黏膜充血水肿进而影响药物的吸收速率。肝内外的血管侧支的形成以及肝实质损害会导致肝脏药物清除率下降，药物首过效应减少，生物利用度提高，血药浓度上升容易导致药物的不良反应的发生。

2. 分布　肝功能不全患者肝脏蛋白合成功能减弱，血浆白蛋白浓度下降。此外血浆中的尿素、胆红素等内源性物质在肝功受损时容易蓄积，与药物共同竞争血浆蛋白的结合位点，导致血浆蛋白结合率下降，游离型药物增加，药物效应增强。蛋白结合率高的药物在使用过程中应当谨慎。但肝功能不全时血浆白蛋白含量减少明显甚至发生低白蛋白血症，游离型药物升高容易扩散到组织中导致组织药物含量增加，药物的表观分布容积增大，药物效应可能会减弱。

3. 代谢　当肝脏疾病患者出现肝脏血流量减少、肝细胞数量减少、肝药酶尤其是 P450 酶系的活性和数量明显减少时，会影响药物在体内的代谢。主要通过肝脏代谢清除的药物在肝功能不全时的代谢速率减慢，一般会使药物清除半衰期延长，血药浓度增加，药物效应增强。但在临床中应当注意，需要经肝脏代谢转化为活性产物的前体药物在肝功能受损时，药物效应则会减弱。

4. 排泄　肝脏疾病所致肝细胞对药物的摄取能力减弱或主动转移至胆汁过程障碍、胆道疾病（如胆管受阻，胆汁淤积）、药物经胆汁排泄障碍都会导致药物在体内发生蓄积，血浆内药物总浓度升高，毒副作用增强。当肝脏排泄功能减弱时，经肝肾双向排泄的药物可通过

增强肾脏排泄降低药物在体内的蓄积。

二、肝功能不全患者用药原则

1. 根据肝功能状况合理选药，禁用或慎用有肝毒性或须经肝脏代谢转化为活性形式的前体药物，避免多种肝毒性药物合用造成肝功能进一步损害。

2. 肝功能不全而肾功能正常患者可选用主要经肾排泄或肝肾双向排泄的药物。

3. 坚持小剂量开始原则，注意适当调整用药剂量及用药时间间隔，根据用药反应逐步调整药物剂量。定期监测肝功能，及时调整治疗方案。

4. 当肝功能受损严重或病情需要必须使用毒性大、治疗窗窄或有明确肝毒性的药物时，应权衡利弊，当获益大于风险时才考虑使用。

三、肝功能不全患者用药剂量调整

1. 根据生化指标调整剂量

（1）当丙氨酸转氨酶 / 天冬氨酸转氨酶 / 碱性磷酸酶 / 胆红素在 1~3 倍正常参考值范围上限时（即 1ULN<ALT/AST/ALP/BIL≤3ULN），考虑减少药物剂量或加保肝药物。

（2）当 ALT/AST/ALP/BIL>3ULN 时，应考虑停药，并禁用化学结构类似的药物。

2. 根据肝功能分级评分调整剂量　美国食品药品管理局和欧盟药品管理局均推荐使用肝功能分级（Child-Turcotte-Pugh，CTP）评分评价肝功能。CTP 评分以腹水、脑病、营养状况、血清胆红素和血清清蛋白等 5 项指标为依据，CTP 评分的具体计分标准见表 4-3。

表 4-3　CTP 评分计分标准

项目	评分		
	1 分	2 分	3 分
血清清蛋白 /$g \cdot L^{-1}$	>35	28~35	<28
血清总胆红素 /$\mu mol \cdot L^{-1}$	<34.2	34.2~51.3	>51.3
凝血酶原时间 /s	<4	4~6	>6
肝性脑病（级）	0	Ⅰ/Ⅱ	Ⅲ/Ⅳ
腹水	无	少量 / 中量	大量

根据 CTP 评分调整药物剂量的一般原则如下：

（1）轻度肝功能不全（A 级，CTP 评分 5~6 分）：使用一般患者 50% 的维持剂量。

（2）中度肝功能不全（B 级，CTP 评分 7~9 分）：使用一般患者 25% 的维持剂量，且积极根据药效和毒性调整剂量。

（3）重度肝功能不全（C 级，CTP 评分 10~15 分）：应使用经临床试验证实安全性好或药动学不受肝功能改变影响或选择可以进行治疗药物监测的品种。

第五节　肾功能不全患者用药

一、肾功能不全患者药物代谢动力特点

1. 吸收　肾功能衰竭患者因胃肠道功能紊乱，恶心呕吐等消化道症状会导致药物的吸收减少。同时肾功能不全患者可出现低白蛋白血症，导致药物在血浆中的游离型药物浓度增加，降低药物在肠黏膜毛细血管的浓度梯度进而降低药物在消化道的吸收速率和程度。此外，肾衰竭终末期即尿毒症患者因胃内氨含量增加，胃内 pH 升高会影响弱酸性药物的解离从而影响药物的吸收。

2. 分布　当肾功能不全时尤其是肾功能衰竭时，机体丢失大量蛋白质，血浆蛋白含量明显降低。代谢产物排泄减少在体内蓄积，容易和药物共同竞争白蛋白结合位点，导致药物尤其是酸性药物的血浆蛋白结合率下降，游离型药物浓度增高，作用增强，毒性增加；同时肾病可能会引起机体 pH 水平发生变化，进而影响药物的解离度，进而影响药物的分布。

3. 代谢　肾功能不全时，经肾代谢的药物出现生物转化障碍。多种药物代谢可能发生改变，如药物Ⅰ相代谢氧化反应会加速，还原及水解反应会减慢，而对Ⅱ相代谢药物结合反应影响不大。肾功能不全同样可能会影响药物在肝脏的代谢，经肝肾双向排泄的药物在肾功能不全时肝代谢会代偿性增加。

4. 排泄　当肾功能不全时，肾血流量减少，肾小球滤过率明显降低，肾小管分泌功能改变，主要经肾脏排泄的药物排泄速率减慢，血浆半衰期延长，容易在体内发生蓄积中毒。肾功能不全者体内各种酸性产物增加，并均可通过弱酸排泌通道进入肾小管管腔从而发生竞争性的抑制作用。

二、肾功能不全患者用药原则

1. 根据肾功能状况合理选药，优先选择疗效及副作用易于辨识的药物。禁用或慎用有肾毒性或长期使用容易造成蓄积中毒的药物，避免多种肾毒性的药物合用造成肾功能进一步损害。

2. 肾功能不全而肝功能正常患者可选用对主要经肝排泄或肝肾双向排泄的药物。

3. 根据肾功能的情况积极调整用药剂量和给药间隔时间，定期监测肾功能，及时调整治疗方案。

4. 当肾功能受损严重或病情需要必须使用毒性大、治疗窗窄、肾毒性较大或长期使用容易造成蓄积中毒的药物时，仅在有明确指征的情况下优先选择毒性较低或起效浓度较低的药物。药物治疗初始剂量宜从小剂量开始，并积极监测用药反应，必要时可进行治疗药物监测。

三、基于肾功能的药物剂量调整方法

1. 主要由肾脏排泄药物的剂量调整

药物调整剂量 =Ccr（患者）/Ccr（正常）× 正常剂量

给药时间间隔 =［Ccr（正常）/Ccr（患者）］× 标准给药时间间隔

其中，成年男性 Ccr（mg/dl）=（140- 年龄）× 体重（kg）/［72×Scr（mg/dl）］或 Ccr（ml/min）=［（140- 年龄）× 体重（kg）］/［0.818×Scr（μmol/L）］；成年女性 Ccr= 成年男性 Ccr×0.85。

2. 部分由肾清除药物的剂量调整　对部分由肾清除药物，可使用药物剂量调整因子（Q）进行剂量调整。其具体剂量调整计算步骤如下。

（1）明确药物的 F 值：F 值是指药物由肾脏排泄的百分比，其值可在相关药物书籍或文献中查到，例如《陈新谦新编药物学》（第 18 版）。

（2）计算患者的内生肌酐清除率（Ccr）或肾小球滤过率（GFR）。

1）内生肌酐清除率（Ccr）计算

成年男性 Ccr（mg/dl）=（140- 年龄）× 体重（kg）/（72× 血肌酐浓度）

成年女性 Ccr（mg/dl）= 成年男性 Ccr×0.85

2）肾小球滤过率（GFR）计算

$$GFR=141\times \min(Cr/\kappa,1)^{\alpha}\times \max(Cr/\kappa,1)^{-1.2}\times 0.993\,8^{age}\times SexFactor$$

其中，κ=0.9；对于女性：SexFactor=1.012，α=-0.241；对于男性：SexFactor=1，α=-0.302。基于上述 CKD-EPI 方程估算 GFR 的计算器可在相关专业网站上获取。

（3）计算药物剂量调整因子（Q）

Q=（1-F）+F×［Ccr（患者）/Ccr（正常）］或

Q=（1-F）+F×［GFR（患者）/GFR（正常）］

（4）药物剂量调整

1）减少剂量法：不改变常规用药间隔，常规用药剂量 ×Q。

2）延长间隔法：常规剂量不变，常规用药间隔 /Q。

3）减少剂量与延长间隔并用法：常规剂量 ×Q/q，常规用药间隔 /q（q 为常规用药间隔与设定用药间隔之比值）。

参考文献

［1］VRDOLJAK D，BOROVAC J A.Medication in the elderly-considerations and therapy prescription guidelines［J］.Acta Med Acad，2015，44（2）：159-168.

［2］DAVIES E A，O'MAHONY M S.Adverse drug reactions in special populations-the elderly［J］.Br J Clin Pharmacol，2015，80（4）：796-807.

［3］MORTSIEFER A，WILM S，SANTOS S，et al.Family conferences and shared prioritisation to improve patient safety in the frail elderly（COFRAIL）：study protocol of a cluster randomised intervention trial in primary care［J］.Trials，2020，21（1）：285-297.

［4］BYRNE J J，SAUCEDO A M，SPONG C Y.Evaluation of drug labels following the 2015 pregnancy and lactation labeling rule[J].JAMA Netw Open,2020,3(8):e2015094.

[5] NATIONAL ACADEMIES OF SCIENCES,ENGINEERING,AND MEDICINE.Nutrition during pregnancy and lactation:exploring new evidence:proceedings of a workshop[M].Washington D. C.:The National Academies Press,2020.

[6] NEU A,BÜRGER-BÜSING J,DANNE T,et al.Diagnosis,therapy and follow-up of diabetes mellitus in children and adolescents[J].Exp Clin Endocrinol Diabetes,2019,127(S 01):S39-S72.

[7] 杨芹,李凤婷,王旭梅,等.防范儿童住院患者给药错误的最佳证据总结[J].中国卫生质量管理,2024,31(1):53-57.

[8] HOUSE E M,TYSON J W JR.Psychosis in children and adolescents:a guide for clinicians[J].Child Adolesc Psychiatr Clin N Am,2020,29(1):xv-xvi.

[9] DE BOER I H,KHUNTI K,SADUSKY T,et al.Diabetes management in chronic kidney disease:a consensus report by the American diabetes association(ADA)and kidney disease:improving global outcomes(KDIGO)[J].Diabetes Care,2022,45(12):3075-3090.

[10] LAMEIRE N H,LEVIN A,KELLUM J A,et al.Harmonizing acute and chronic kidney disease definition and classification:report of a kidney disease:improving global outcomes(KDIGO)consensus conference[J].Kidney Int,2021,100(3):516-526.

[11] AWAN A A Y,BERENGUER M C,BRUCHFELD A,et al.Prevention,diagnosis,evaluation,and treatment of hepatitis C in chronic kidney disease:synopsis of the kidney disease:improving global outcomes 2022 clinical practice guideline[J].Ann Intern Med,2023,176(12):1648-1655.

[12] KRENS S D,LASSCHE G,JANSMAN F G A,et al.Dose recommendations for anticancer drugs in patients with renal or hepatic impairment[J].Lancet Oncol,2019,20(4):e200-e207.

[13] BAJAJ J S,O'LEARY J G,LAI J C,et al.Acute-on-chronic liver failure clinical guidelines[J].Am J Gastroenterol,2022,117(2):225-252.

[14] SARIN S K,CHOUDHURY A,SHARMA M K,et al.Acute-on-chronic liver failure:consensus recommendations of the Asian Pacific association for the study of the liver(APASL):an update[J].Hepatol Int,2019,13(4):353-390.

[15] 姜远英,文爱东.临床药物治疗学[M].4版.北京:人民卫生出版社,2016.

[16] 慈莉娅,杨长春,郑鹏远,等.医养结合机构衰弱老年人多重用药安全管理中国专家共识(2022版)[J].中华保健医学杂志,2022,24(5):355-362.

[17] 中国老年保健医学研究会老年内分泌与代谢病分会,中国毒理学会临床毒理专业委员会.老年人多重用药安全管理专家共识[J].中国全科医学,2018,21(29):3533-3544.

[18] 黑尔·托马斯 W.,罗·希拉里 E..药物与母乳喂养:第17版[M].辛华雯,杨勇,译.北京:世界图书出版公司,2019.

[19] 张川,张伶俐,曾力楠,等.不同来源的妊娠期用药危险性评估证据的比较[J].中国循证医学杂志,2020,20(7):776-781.

[20] GRANITO A,BOLONDI L.Non-transplant therapies for patients with hepatocellular carcinoma and Child-Pugh-Turcotte class B cirrhosis[J].Lancet Oncol,2017,18(2):e101-e112.

第五章
患者用药评估技能

第一节　药 物 评 估

药物治疗评估（medication therapy review，MTR）是一个融合患者信息收集、药物治疗效果评估、识别并解决患者目前存在或潜在的药物治疗相关问题的系统工作，是整个药学门诊的精髓要素。

1. 评估患者基础情况　每位患者在药学门诊就诊时，首先要对患者基础情况进行评估，主要记录患者的基本信息、过敏史、既往药物治疗史、药品不良反应风险评估等，见附表1。

2. 收集用药相关信息

（1）通过与患者或患者家属面谈、电话询问、查阅患者既往病历及处方信息等方式采集既往用药史、药物及食物过敏史、药品不良反应等相关信息。

（2）既往用药史的内容至少应包括目前正在使用的药物及既往使用过的与疾病密切相关药物和保健品的名称、剂型和规格、用法用量、用药起止时间、停药原因、依从性等。

（3）根据采集的用药信息建立患者药物记录表，见附表2。

（4）与患者或其家属核实采集的用药信息。

3. 药物评估关注重点

（1）关注和确保患者药物治疗的连续性。

（2）核查用药适应证及禁忌证。

（3）核查是否存在重复用药问题。

（4）核查用法用量是否正确。

（5）核查是否需要调整用药剂量，重点关注需根据肝肾功能调整剂量的药物。

（6）关注有潜在临床意义相互作用、发生不良反应的药品，考虑是否需要调整药物治疗方案。

（7）关注有症状缓解作用的药品，明确此类药品是否需要长期使用。

（8）关注特殊人群用药，如老年人、儿童、妊娠期与哺乳期妇女、肝肾功能不全者、精神疾病患者等，综合考虑患者药物治疗的安全性、有效性、经济性、适应症及依从性。

4. 文书管理

（1）所有药物重整的结果（继续用药、停药、加药、恢复用药、换药）均应记录，并注明时间及原因，见附表2。

（2）应加强对药物重整档案信息的保密工作，重视对患者隐私权的保护。

（3）药师应当书写药物重整记录，并纳入电子病历管理系统。

（4）门诊结束后因将患者目前药物重整清单交给患者并完成用药教育，若有需要患者门诊后停用的药物，应准确告知停用时间。

第二节　药物相关问题分类

一、药物相关问题的评估标准

药物相关问题（drug-related problems，DRPs）是指用药过程中出现的任何可能会干扰实现预期治疗结果的情况或事件。由于国际上对于DRPs的理解不同，尚无统一的定义和分类标准，不同国家建立的药物相关问题分类系统基本框架和结构层次不尽相同。目前经过公开验证、实用性强、常用的两个药物相关问题分类系统分别是美国Strand分类系统和欧洲药学监护网（pharmaceutical care network of Europe，PCNE）分类系统。Strand分类系统是我国药物治疗管理教材中推荐使用的分类系统，其侧重于满足患者有关药物治疗的需求，根据患者意见制定目标并判定结果，在DRPs的分类过程中患者意见被认为同等重要。但该分类系统仅对问题和原因进行分类，而无法记录药学干预过程。而PCNE分类系统的优势在于能够将治疗过程中的药物相关问题和原因明确区分，药师可借助该系统进行详细的DRPs分类分组和针对性干预，并能通过量化指标评价问题的解决程度。

近年来，我国一些研究中引入了PCNE分类系统并探索建立了适合中国国情的DRPs相关分类系统并对此分类系统的应用研究进行了验证，如门诊和居家患者药物相关问题分类系统，见附表3。药师根据科学化、标准化的DRPs分类系统，可率先评估患者的药物治疗方案，识别药物相关问题，以有效性、安全性为依据进行问题分类，并从药物选择、药物剂型、剂量选择、治疗疗程、调剂、药物使用过程、患者相关、患者治疗地点转换相关这8个方面分析原因。随后药师从医生、患者、药物3个层面实施介入方案，追踪患者病情并记录介入方案的接受与否和问题解决状态，为药师开展标准、规范的药学监护工作提供依据。

DRPs的分类记录是药学服务的重要组成部分，包括医生药物选择不当、药师处方调配不当、患者依从性差等，都会增加患者的发病率、住院率甚至死亡率风险，给患者和社会带来一定的经济负担。DRPs的干预一般指药师对患者用药过程中出现的DRPs作出判断和回应，旨在从药物的有效性、经济性和安全性等方面优化其治疗结果。其中识别、预防与解决药物相关问题是药物治疗管理的核心步骤，而对药物相关问题进行标准化分类和记录是实施有效药物治疗管理的重要前提。

二、药物治疗相关问题的分类

随着患者对药学服务需求的提高和药师对于DRPs研究的重视，本章节列出常见DRPs分类（附表4），同时按照问题来源或对象分类进行具体分析。

（一）医务人员层面

1. 药物选择不当　主要分为4类。

（1）存在禁忌证给药。如高钙血症患者使用含钙磷结合剂。

（2）存在适应证，未给予药物治疗。如继发性甲状旁腺功能亢进症患者，血浆全段甲状旁腺激素（intact parathyroid hormone，iPTH）超过目标范围，未给予活性维生素D制剂。

（3）无适应证用药。如无突变患者使用靶向药。

（4）使用了错误的药物。如肝硬化门静脉血栓（portal vein thrombosis，PVT）患者予以利伐沙班抗凝治疗，进行临床药物干预。《肝硬化门静脉血栓管理专家共识（2020年）》提示，抗凝治疗是肝硬化PVT重要的治疗手段之一。但对于合并肝脏能损害者，直接服用利伐沙班等抗凝药物，其药物清除率有所降低，容易导致抗凝药物蓄积浓度增高，从而出血的风险有所增加，故临床实践中一般情况下不推荐在肝功能异常Child-Pugh C级时使用。

（5）药物剂型选择不对。如可用口服剂型选择静滴给药。

2. 教育或信息问题　如由于宣教不到位导致错服。

3. 用药监护问题　如肿瘤患者用药后未随访监测以及疗效评价。

4. 用药时间不对　如围手术期抗生素预防用药术后给药。

5. 频繁更换药物　如抗菌药物更换频繁。

6. 溶媒选择不当　如奥沙利铂在生理盐水以及碱性溶液中，会部分转化为顺铂和左旋异构体，药物活性降低，影响药物的疗效，不良反应增加，只能用5%葡萄糖注射液稀释后使用。

7. 药物重复使用　如使用静脉铁剂，同时口服铁剂。

8. 治疗疗程不当　如术后疼痛是一种急性疼痛，一般持续3~7天，对于创伤大或需要长时间功能锻炼的骨科手术，有时需持续镇痛数周。非甾体抗炎药为术后多模式镇痛的基础药物之一，但注射剂型长时间使用的安全性尚未明确，长期用药可能会增加消化道溃疡、肾功能损伤和心血管事件等不良反应发生。因此，除药品说明书规定外，连续用药一般推荐不应超过5~7天。

9. 药物剂量不对　主要分为4类。

（1）药物剂量过高。如肾小球滤过率下降，主要经肾排泄药物未调整药物用量。

（2）药物剂量不足。如药物浓度低于最低标准。

（3）间隔时间少于规定要求。如促红素每周超过3次皮下注射。

（4）间隔时间长于规定要求。如要求q12h的抗生素超过12小时给药。

10. 药物管理不当　如药物贮存不当，冰箱药未放冰箱、遮光药物未遮光。

11. 处方调配不当　主要体现在药物调配错误、调配过期药物等。

（二）患者层面

1. 患者依从性差　如由于价格原因、害怕副作用等原因自行停药，或外出、忘记等原因漏服。

2. 治疗地点更换　如患者在多个医院开药。

3. 服药方法不对　如栓剂口服。

（三）药物层面

1. 药品不良反应 如服用化疗药物导致骨髓抑制。

2. 药物相互作用 主要分为2类。

（1）药物与药物相互作用。如曲马多具有阿片受体激动作用，地佐辛为阿片受体激动-拮抗剂，两药合用可能会竞争性与阿片受体相结合，相互间产生拮抗作用，从而降低阿片受体激动剂的药效或者增加药品不良反应发生风险。

（2）食物与药物相互作用。如过量摄入富含维生素K的绿色蔬菜，使华法林疗效降低；低糖高蛋白饮食，增加华法林与血清蛋白结合，疗效降低。

（四）其他

1. 容器开启困难 如安瓿瓶易破碎。

2. 信息系统问题 如信息不完善、滞后等。

三、药物治疗相关问题权重排序

在系统、全面地分析评估患者存在的药物治疗问题后，还需要根据药物治疗相关问题的风险程度、患者的主观意愿，将所发现的所有药物治疗相关问题按紧急和重要程度分为高、中、低3个级别，见附表5。

同时对多个药物治疗相关问题进行干预会给患者造成压力，影响患者执行时的依从性和积极性。因此，根据权重排序先后，建议每次选择少于3个药物治疗问题进行干预，这样有利于患者对后续干预计划的实施。

第三节 潜在不适当用药

一、潜在不适当用药定义及特征

（一）潜在不适当用药的定义及发展过程

随着年龄的增长，老年人身体功能逐渐下降，常伴发多种慢性病且需要同时服用多种药物，因此多重用药问题在老年患者中普遍存在。由于老年人认知功能存在不同程度的衰退，错服、漏服、过量服用药物的情况也十分常见。同时老年人体内的药物代谢动力学和药物效应动力学会发生不同程度的改变，从而影响药物在体内的吸收、分布、代谢和排泄过程，导致老年人群中更容易出现药物不良事件（adverse drug event，ADE）。据研究显示，老年群体（65岁及以上）发生ADE的概率高达11%，大大增加了患者的身心痛苦和医疗费用。故为降低药物使用风险、避免及减少ADE，对老年患者的不适当用药进行识别与早期干预具有重要的社会意义。

潜在不适当用药（potentially inappropriate medication，PIM）系指使用此类药物的潜在不良风险可能超过预期获益，是一类高风险药物。1991年，美国老年医学家Beers首次提出了 PIM 的概念，是指"药物有效性尚未确立或不良事件的风险超过预期的临床获益，同时缺少较安全的可替代药物"。Beers 基于社区养老院居民的数据，总结出了可能在老年患者中产生有害作用的处方药，首次发表了主要针对门诊和长期照护患者的老年人 PIM 标准，被称为 Beers 标准。其后多个国家相继发布了本国老年人 PIM 判断标准。目前，国际上广泛应用的 PIM 标准有 Beers 标准和老年人潜在不适当处方筛查工具(screening tool of older Persons' prescriptions，STOPP)/处方遗漏筛查工具(screening tool to alert to right treatment，START)标准。由于老年人多病共患、多科就诊、多重用药问题普遍存在，因此在 2017 年我国相关领域学者共同组织建立了中国老年人 PIM 判断标准。此外，也有研究已开展对于特殊人群的 PIM 评估标准。其中在儿童患者的 PIM 评估标准中，以美国、荷兰和西班牙儿童高警示药品目录为基础，参考国内外儿童严重 ADR 文献报道，探索建立了中国儿童高警示药品目录，为儿童用药安全提供了参考。而对于老年肿瘤患者，还需要结合住院时间、临床疾病诊断数、抗肿瘤药物治疗等多种因素，综合开展肿瘤患者用药相关的 PIM 评估。

（二）老年人潜在不适当用药的流行特征

老年人 PIM 风险因素见表 5-1。

表 5-1　老年人 PIM 风险因素

序号	风险因素	备注
1	过度用药	使用的药物中，≥1 种药物无确切的临床使用指征
2	错误用药	药物使用缺乏循证医学证据的支持或带来的获益远大于风险，可能增加 ADE 的发生风险
3	遗漏用药	使用对疾病预防或治疗有益的药物时，出现漏服或服药剂量不足的现象
4	高危人群	有研究表明高龄和女性是老年人 PIM 的危险因素
5	基础疾病	患有心血管系统疾病、糖尿病、呼吸系统疾病、严重精神疾病、阿尔茨海默病的老年人发生 PIM 情况的风险增加
6	护理机构	有研究表明，而长期护理机构老年人 PIM 的发生率明显高于社区老年人

二、潜在不适当用药对老年人群的影响

老年患者由于身体机能减退，易患多种慢性病，多病共患使得老年患者多药共用的概率增加，因此药物 - 疾病相互作用、药物 - 药物相互作用增多，造成潜在的不适当用药的风险急剧增加，极大地影响了老年患者的生活质量和健康状况。许多 PIM 与老年患者的严重不良反应有关，如谵妄、消化道出血、跌倒和骨折等。潜在不适当用药可使老年患者药物不良事件的发生风险增加，从而导致再住院率和病死率增加。

各个国家的老年人 PIM 标准中，均有涉及且高频率被不合理使用的药物包括抗胆碱能药物、镇静药物等。有研究发现，存在多重用药的老年患者正在使用的药物中，至少有一种药物具有抗胆碱能作用或镇静作用。抗胆碱能药物与精神类药物常在高血压、尿潴留、帕金森病、哮喘、睡眠障碍、抑郁症等老年患者中广泛应用，由于老年患者本身机体功能改变以及

疾病的影响，使其更易引起跌倒、谵妄等与抗胆碱能、中枢神经系统相关的不良反应。此外老年患者联合使用抗胆碱能药物和镇静药物，容易导致老年患者机体功能减退，主要表现为活动量减少、身体质量下降，出现步态缓慢，更易发生跌倒和衰弱。同时有研究显示长期存在 PIM 的老年人（暴露者），发生阿尔茨海默病的风险及出现心理问题的风险均高于未暴露者。因此，早期识别 PIM 的老年患者，对其处方实施精简优化，并及时观察处方优化后患者出现戒断症状的情况，有利于维护和促进老年患者的身心健康。

三、老年人潜在不适当用药判断标准

目前 Beers 标准和 STOPP/START 标准已在美国、欧洲、北美等地广泛应用于老年人的处方审查。此类用药标准主要是依据欧美老年患者的用药习惯和特点提出的，涉及的许多药物尚未在国内上市或临床应用较少，并不是十分适合中国老年人群。因此在 2016 年中国老年保健医学研究会老年合理用药分会、中华医学会老年医学分会等 5 所学会组织相关领域专家，对《中国老年人潜在不适当用药目录》和《中国老年人疾病状态下潜在不适当用药初级判断标准》两项初研标准进行了第 3 轮修订和整合，于 2018 年发布了《中国老年人潜在不适当用药判断标准（2017 版）》。《中国老年人潜在不适当用药判断标准（2017 版）》借鉴了美国、加拿大、日本、法国、挪威、德国等国家和中国台湾地区的 PIM，同时参考国家药品不良反应监测中心、全军药品不良反应监测中心等多个中心的数据，采用德尔菲专家咨询法进行 3 轮遴选，再由专家评分分成高风险和低风险药物，并按照在我国的用药频率高低分为 A 级警示药物和 B 级警示药物，最终形成“中国老年人 PIM 判断标准”。

中国老年人 PIM 判断标准总共包括中国老年人潜在不适当用药判断标准、中国老年人疾病状态下潜在不适当用药判断标准两个部分。对于《中国老年人潜在不适当用药判断标准（2017 版）》中所列药物，在老年患者的治疗中或在某些特定的疾病状态下，应采取避免使用、减少剂量或加强监测的措施。判断标准仅为临床医生、药师、护士等评估老年人用药情况、减少药物不良事件的发生提供指导工具。鉴于临床治疗的复杂性，尚需结合实际情况，综合考虑用药的合理性。

（一）中国老年人潜在不适当用药判断标准

中国老年人潜在不适当用药判断标准共纳入 13 大类 72 种 / 类药物，每种 / 类药物附 1~6 个用药风险点，见附表 6（仅包括 A 级警示药物）。根据专家评价的指标赋值均数对药物进行风险强度分类。

1. 高风险药物　老年人需避免应用，计 28 种 / 类。

2. 低风险药物　老年人需慎用，计 44 种 / 类。

将 72 种 / 类药物按照用药频度（某药物年消耗总剂量 / 该药的限定日剂量）进行排序，占前 90% 的药物作为 A 级警示药物共计 24 种 / 类，推荐优先进行药物调整和干预；其余 48 种 / 类作为 B 级警示药物。

（二）中国老年人疾病状态下潜在不适当用药判断标准

中国老年人疾病状态下潜在不适当用药判断标准共纳入 27 种疾病状态下 44 种 / 类药

物,涉及神经系统用药、精神用药、解热镇痛抗炎抗风湿药、心血管系统用药、消化系统用药、抗过敏药、内分泌系统用药、麻醉药与麻醉辅助用药、血液系统用药、泌尿系统用药以及抗胆碱能药,见附表7(仅包括A级判断标准)。根据用药频度,将44种/类药物分为A、B级警示药物。用药频度≥3 000的药物纳为A级警示药物,<3 000的药物为B级警示药物。A级警示药物包括25种疾病状态下35种/类药物,推荐临床医生与药师优先警示。

四、潜在不适当用药的应对策略

识别PIM、优化老年人用药,对减少跌倒、谵妄等老年人综合征的发生、降低老年人再住院率以及病死率等非常重要。在干预用药方面,由于老年患者常合并多种慢性疾病,且认知和理解能力下降。心理状态及情绪波动较大,医生、药师需要与患者进行细致充分地沟通。对于住院患者,其药学监护需要以老年病医生为主导,并联合药师、心理医生、康复医生、护师等多学科团队协作。对于社区的老年患者,应重视老年患者的意愿,同时邀请家属共同参与,可以更好地协助老年患者进行长期用药管理。目前存在多种老年人PIM应对策略,主要包括以医生为主导的应对模式、以药师为主导的管理模式、多学科团队合作的管理模式。

(一)以医生为主导的应对模式

以医生为主导的干预模式多强调借助信息技术及其衍生的产品,如仪表板、电子病例(electronic medical record,EMR)及计算机决策支持系统(decision support systerm,CDS)等,实现用药决策的最优化。仪表板以及EMR支持生成清晰、规范的PIM评估报告,且集图像整合、数据分析、协助管理等功能于一体,已被广泛应用于临床。目前,欧美等国家的学者已经开始尝试将Beers标准或STOPP/START标准整合到EMR系统中,并尝试利用CDS实现患者PIM情况的自动化筛查、用药说明和建议相关报告的自动生成,从而更好地辅助医生合理、安全、有效地开具处方。国外研究者还开发了可用于药物审查的网络工具,如MEDSTOPPER,该工具主要用于衰弱老年人的药物审查。当老年人经评估发生衰弱后,在MEDSTOPPER工具中输入与其病情及服用药物相关的信息,该工具即可迅速对输入药物的使用能否改善个体当前症状做出回答,并提供降低未来疾病发生风险的具体建议。上述药物审查及管理工具的使用可以帮助医务人员系统化评估老年人PIM的发生情况,推动处方精简工作的顺利实施,在提高工作效率的同时,有效保障了老年人的用药安全,可为我国基层医疗环境下的用药管理提供有益借鉴。

(二)以药师为主导的管理模式

目前,许多国家强调需充分发挥药师在处方审核和药品调配中的作用,以实现处方最优化。澳大利亚的“家庭药物审查(home medicines review,HMR)”是一种由药师主导的药物治疗管理模式,旨在预防老年人出现药物相关问题,提高处方的安全性。HMR模式的主要运行方式为:①由全科医生评估老年人用药情况,将老年人转介给药师。②药师通过对老年人进行评估与随访,全面获取个体的用药史,在此基础上进行严格的药物审查,并将药物审查过程中发现的问题报告给全科医生,同时提出相应的建议。③全科医生和老年人根据药物审查报告,共同制订用药计划,以促进疾病康复。在该模式下,药师在参与药品的调配和制剂的同时，与全科医生合作开展药物审查工作，专业优势得到了充分发挥。经验证，HMR模式实施后，老年人服用的处方药数量、住院费用减少，PIM发生率降低，服药依从性、药物治疗效果明显提高。但也有研究指出，HMR模式实施耗时过长，对单个患者使用的药物进行审查、评估再加上撰写报告平均耗时3~3.5h。因此，合理分配咨询评估任务，优化工作流程，对于该药物审查模式的普及、节约医疗资源与支出尤为重要。

许多国家也逐步建立了适合于本土的、由药师主导的药物审查模式，如美国的MTM模式、英国的“药物使用审查（medicines use reviews，MURs）”及“新药服务（new medicine service，NMS）”模式。MTM模式由药物治疗评估、个人用药记录、药物治疗相关行动计划、干预与转诊、记录和随访5个步骤构成。在MTM管理模式中，首先由药师提供MTM服务。药师通过与患者进行交流、对其进行评估，获取其接受的药物治疗相关的综合性信息，同时在与药师交流的过程中，患者的药物知识水平也将有所提高，进而有助于提升患者的自我管理水平。对于常见病、多发病患者，药师将为患者建立档案并制定药物治疗相关行动计划；对于特殊/疑难/复杂病例，药师需要就药物的选择及治疗药物监测的主要内容与其他专业医务人员进行交流，或将患者转介给其他专业医务人员。药师需为患者建立随访文档，以确保患者治疗的连续性。MURs及NMS模式强调全科诊所、社区药房、医院为并列的医疗三大支柱。在MURs及NMS模式下，全科诊室不允许独立设置药房，至全科诊室就诊的患者须凭处方在社区药房中取药。MURs模式旨在充分发挥药师在处方审查中的关键作用，有助于提高老年人服药依从性，控制用药成本并改善临床效益；NMS模式主要服务于服用新增处方药物的老年慢性病患者，致力于为其提供药物的长期疗效监测服务，有助于避免因药物之间相关作用而导致的药品不良反应的发生。

（三）多学科团队合作的管理模式

研究表明，多学科共同参与的药物审查的实施有助于减少老年人药物支出，降低其药源性疾病的发生风险，节约医疗资源。各国多学科团队合作的管理模式见表5-2。

表5-2　各国多学科团队合作的管理模式

序号	国家	管理模式
1	美国	（1）药师使用Beers标准和STOPP/START标准对患者进行用药风险评估，并审查用药剂量是否合理、是否具有用药指征、用药的获益与风险等内容 （2）护士则根据药师审查报告，观察记录患者服药后的疗效及不良反应，并将患者药物治疗效果报告给药师 （3）药师和医生根据护士报告的结果衡量利弊与风险，决定是否更换药物、调整剂量、使用非药物干预或替代疗法，并共同就治疗效果与患者或家属进行交流
2	德国	（1）护士完成对老年人的基本资料评估 （2）药师进行药物审查，审查内容包括：疾病种类及用药风险、药物之间或药物与疾病之间相互作用、PIM、重复处方、适当/不适当处方、药物剂量不足/过量、用药禁忌、用药时间等 （3）药师定期对老年人进行药物知识培训，以提高老年人的安全用药知识水平 （4）医生根据药师的审查报告审视药物处方的合理性、有效性和必要性

续表

序号	国家	管理模式
3	加拿大	(1) 家庭医生通过 EMR 系统采集老年人基本信息,并记录由 EMR 系统自动标记的 PIM 和自动计算的 DBI (2) 由药师与老年人进行沟通并同步进行药物审查,记录老年人服药的剂量、频率、药物治疗效果及副作用 (3) 家庭医生与老年人就药师提出的意见进行讨论,共同重新制订服药计划

(四) 我国潜在不适当用药管理模式的现状及规划

我国的老年人 PIM 研究起步较晚。近几年,医务工作者逐步认识到药物管理对于老年人的重要性,对适用于我国医疗环境下的用药管理模式进行了深入探索。目前,我国学者在充分借鉴国外药物治疗管理模式的基础上,已开始着手研究适合于本土的老年人用药管理模式,但仍未实现对老年人用药的系统化、规范化、智能化管理。同时既往研究多聚焦住院老年患者的用药安全问题,对社区老年人的关注度不足。鉴于此,未来我国老年人 PIM 研究及管理应聚焦以下 4 大领域。

1. 制定老年人 PIM 管理的相关政策　药品管理部门在定期修订基本医疗保险用药管理相关制度时,可将最新版老年人 PIM 用药目录作为修订依据,对基本医疗保险支付范围内的药物及所涉药物的支付方式与标准进行动态调整;同时应结合 PIM 用药目录,建立相应的处方精简及优化制度。

2. 建立老年人 PIM 管理的多学科融合机制　各级医疗机构应积极开展多学科合作;应大力推进家庭医生签约服务,鼓励由全科医生、药师、专科医生、护士、营养师、健康管理师、志愿者等组建的家庭医生签约服务团队 / 多学科团队发挥专业优势,共同为社区居民提供药物审查与管理服务。

3. 开发与更新 PIM 筛查工具及处方精简流程　在借鉴国外成熟研究与实践的基础上,开展本土化 PIM 筛查工具及流程开发的研究;推进 PIM 筛查工具与 EMR 相整合,注重对 PIM 相关临床数据资源的开发、整合与利用。

4. 加强对社区医护人员和老年人的 PIM 相关教育与培训　医疗机构应加强对医护人员的 PIM 筛查和管理培训,制定规范化的 PIM 管理流程及考核评价机制,实时更新用药数据并向医务人员及时反馈 PIM 管理所取得的效果;针对老年人,应从老年人 PIM 发生情况、PIM 导致的不良结局、规范用药行为的益处、克服行为障碍和提高自我效能的方法等方面,加强对老年人的健康教育,以促进老年人安全与合理用药。

第四节　服药依从性评估与干预

一、服药依从性的定义

WHO 将服药依从性定义为患者遵从医嘱服用药物的程度。

二、影响服药依从性的因素

1. 患者因素　包括患者年龄、性别、民族、婚姻状况、教育程度、生理缺陷（如视力障碍、活动能力受限、吞咽困难等）、心理行为因素（如社会压力、焦虑或愤怒）和酗酒或药物滥用等。患者不接受治疗是主要障碍。如患者认为药物是无效的或可能发生严重不良反应或有依赖性，会造成依从性差；自我管理能力差、不了解药物治疗重要性、不信任医疗系统也会降低依从性。

2. 社会经济因素　包括经济、人口和环境因素相关，还需考虑年龄、收入、种族和民族。如读写水平低下、家庭或社会支持缺乏、医疗条件匮乏等都可导致依从性差。

3. 治疗因素　复杂的药物治疗方案，包括多药联用和每日多次给药会降低药物依从性。短疗程、稳定的治疗方案和副作用小的药物能提高依从性。治疗效果缓慢、药物声誉不佳、生活方式多变会降低依从性。

4. 医疗保健系统因素　医患关系、沟通方式和医疗行为连续性会影响药物依从性。患者参与用药决策、通俗易懂的用药资料、良好的患者教育都会提升依从性。

5. 情景因素　慢性病患者通常伴有多种疾病，包括抑郁症、创伤后应激障碍和其他健康问题，对依从性产生不利影响。

三、服药依从性的评价标准

服药依从性的评估需考虑有效性、实用性、经济性等多方面的因素。目前评估服药依从性的方法有很多，这些方法均有各自的优缺点，迄今为止尚缺乏一个统一的服药依从性评价标准。目前患者依从性测量方法主要包括客观评价方法和主观评价方法。

1. 客观评价方法

（1）直接观察法：通过直接观察患者服药的情况来判断是否依从服药，是目前测量服药依从性最准确的方法，但仍然可能存在患者藏药在嘴中待医护人员离开后丢弃的情况，并且在慢病管理中可行性不佳。

（2）生物学检测：生物学检测是一种直接评价药物依从性的方法，该方法主要是对患者血液、尿液等生物样本的药物、药物代谢物或标记物的浓度进行定量分析，进而推测患者的服药情况。生物学检测方法的优点是准确性好，但检测有创，费用也高，患者长期配合的意愿也是重要问题。此外，生物学检测方法也不适用于半衰期短的药物，满足易于检测条件的药物十分有限，应用局限性较大。

（3）患者自陈法：患者自陈法是通过患者自陈式问卷或由调查员直接咨询患者在过去的一段时间内依从性的情况（如服药的种类、剂量、频率，漏服药物数量，服药时间以及没有服药的原因等）。

（4）药片计数法：药片计数法是一种简单、经济、普适性的方法，通过将患者服用的药物放入专用瓶中，计算特定时间内剩余药量来评价患者的依从性，在患者门诊随访、电话随访或患者家中都可以进行。该方法易于实施，但较为耗时，而且因为减少了的药物不等同于服用了的药物，药物遗失的各种不确定因素会导致患者依从性评价被高估。

依从性 = 患者已经服用的处方药物量 / 处方药物量 ×100%。(注:>80% 表示依从性高,<80% 表示依从性低。)

(5) 处方药物记录:处方药物记录是基于药房药品数据库对患者发放药物的记录来估算服药依从性的方法,是用一段时间内处方药物的天数除以此时间段内的总天数来计算。该评价方法优点是记录容易查阅,但要求记录必需完整准确。缺点是该法也无法确证药物是否被患者服用,可靠性不足。

2. 主观评价方法　主观评价方法是研究者询问患者或看护者来评价患者用药依从的情况,包括用药日记、访谈等,这些非直接测量的方法有简单、方便、经济的优点,能够使医务人员更容易了解到患者的服药态度。不过这类方法更考验患者及其看护者的记忆能力,对诚实度也有极高的要求,有时患者的谎报和隐瞒会对评价结果产生不利影响,使医务人员高估患者的服药依从性,这是主观评价法难以避免的先天局限。

在主观评价法中最主要的评价工具是药物依从性量表,主流的依从性量表包括:①偏重于依从性行为的量表,如 8 项 Morisky 服药依从性量表(8-item Morisky medication adherence scale,MMAS-8)。②偏重于依从性态度的量表,如药物态度量表(drug attitude inventory,DAI)、服药信念量表(beliefs about medical questionnaire,BMQ)、合理用药自我效能量表(self-efficacy for appropriate medication use scale,SEAMS),见附表 8~ 附表 11。此外,还包括药物依从性比率量表(medication adherence rating scale,MARS)是综合了 Morisky 量表和 DAI 量表开发编制的,最初在精神分裂症患者中验证,从用药态度、信念和行为 3 方面评价。该量表设置 10 个条目评分,第 1~4 条目与 Morisky 量表的 4 个条目相同,第 5~10 条目是 DAI 量表的条目。每个条目有“是”和“否”两个选项,一般是答“否”计 1 分,第 7 和第 8 条目答“是”计 1 分。MARS 量表兼具了 Morisky 量表和 DAI 量表的优点,但目前主要是在精神疾病患者中使用,在其他慢性病中的使用有一定的限制。

四、改善患者服药依从性的干预措施

1. 患者教育和咨询　服药依从性干预本身是一个促使患者从不服药到服药的行为改变过程。让患者充分认识治疗的目的和意义,是患者主动、认真地接受治疗安排,以提高预约到诊率和执行医嘱的程度,患者提高自我管理技能则显得格外重要。因此,药师可提供个体化用药教育和咨询,如根据居家血压测量结果调整药物,对患者进行动机式访谈帮助患者清楚认识潜在问题,制定个性化的解决方案。

2. 用药方案管理　多重用药和复杂的给药方案是致患者服药依从性差的重要原因。固定剂量复合制剂治疗相较于单方制剂能改善服药依从性;患者单次就诊开具所有药物,与分次开具药物做法相比,前者显著提高续配依从性,减少开药频次、简化治疗方案能提高服药依从性。因此,药师可与临床医生合作协助简化治疗方案,尽可能地选择短疗程、多复诊、多随访的治疗方案,改善患者的服药依从性。

3. 患者提醒、监测和反馈　部分患者对于每日服药和规律服药的可能会存在潜在的记忆困难问题。因此,许多试验都重点关注提醒患者按时服药的干预措施。干预包括发送短信息 / 邮件、使用 APP 等。但是相对简单的提醒,交互性的沟通更为重要,因此手机 APP 具有提醒、实时情况报告和同伴支持的功能,更为有效。药师还可提供用药提醒和药物配制日期来提高依从性。

4. 经济激励　依从性和持久性的主要障碍之一是药品成本，特别是患者成本负担较高的医疗体系；政府部门可取消或减少药物的自费额度，或改善报销模式，在财务上有可持续性；从卫生系统的角度来看，这些方法都具有经济效益，提高依从性，保证患者用药的持续性，某种程度上降低医疗成本。

参考文献

[1] 中国老年保健医学研究会老年合理用药分会，中华医学会老年医学分会，中国药学会老年药学专业委员会，等．中国老年人潜在不适当用药判断标准（2017版）[J]．药物不良反应杂志，2018，20（1）：2-8.

[2] GALLAGHER P F，O'CONNOR M N，O'MAHONY D.Prevention of potentially inappropriate prescribing for elderly patients：a randomized controlled trial using STOPP/START criteria [J].Clin Pharmacol Ther，2011，89（6）：845-854.

[3] AMERICAN GERIATRICS SOCIETY 2015 BEERS CRITERIA UPDATE EXPERT PANEL.American Geriatrics Society 2015 updated beers criteria for potentially inappropriate medication use in older adults [J].J Am Geriatr Soc，2015，63（11）：2227-2246.

[4] COLE J A，GONÇALVES-BRADLEY D C，ALQAHTANI M，et al.Interventions to improve the appropriate use of polypharmacy for older people [J].Cochrane Database Syst Rev，2023，10（10）：CD008165.

[5] RUDOLF H，THIEM U，AUST K，et al.Reduction of potentially inappropriate medication in the elderly [J].Dtsch Arztebl Int，2021，118（51-52）：875-882.

[6] HARMAND G-C M，ALDEA-PERONA A M，CAMPO C B-F D，et al.Spanish list of potentially inappropriate drugs in the elderly（ES-PIA project）[J].Eur J Clin Pharmacol，2019，75（8）：1161-1176.

第六章
沟通技能

随着医改的不断深入，药学工作者需要从传统的药品供应中心的阶段转入以病人为中心、研究药物合理有效与安全使用、改善患者生命质量的药学服务阶段，将现代药学与临床思维相互结合。药师是连接患者和药物的重要纽带，因此在药学门诊的工作中，一名合格的药师不仅需要扎实丰富的专业知识，而且还应该掌握相关临床医学知识以及与医生、护士、患者的沟通技巧，才能实现帮助患者合理用药和提高健康质量的目标。药师在药学门诊中的主要任务是与医生、护士合作，通过专业性的沟通共同为患者提供最佳的药物治疗方案，最大限度地发挥治疗药物的疗效以及减少药品不良反应。药师与患者沟通的主要目的是指导患者安全、有效、经济地使用药品，为患者提供优质的个体化药学服务，建立和谐的医患关系。同时，药师可以从门诊患者反馈的相关信息中获得有关药物使用的临床实践资料，以丰富自己的用药经验，将药物在使用中的相关问题及时反馈给临床其他医护人员，以提升整个医疗机构的医疗服务水平。

作为药师，必须不断加强专业知识的学习和更新，改善和优化与患者沟通的技巧，应用各种不同的沟通方式，根据患者自身特点及社会现状，充分发挥药师的主动性，在药学门诊的沟通中不断学习、总结和自我反思，提高自身专业素质和工作能力，为患者提供最优质的药学服务。

沟通是信息和观点的传递、交流和分享，通过沟通可以达到相互信任、达成共识的目的。在药学门诊服务的实践中，药师需注意沟通的技巧性和灵活性，才能充分发挥专业技术特长，提升临床服务质量。药师在与患者沟通过程中，最基本的职业伦理原则是关注、真诚与尊重。药师的关注对于患者来说是认真、重视和负责态度的一种表现，也是与患者建立信任关系的前提。在与患者的沟通过程中，药师不仅要理解患者言语的字面含义，同时需要观察患者的神情、举止等，以便体会患者的心声，以病人为中心，换位思考等等。尊重是建立医患之间信任关系最基本的要素。当药师对患者表现出尊重时，患者也会感觉受到了平等的对待。尊重、关注和真诚三者之间是密切相关的。

第一节　药师具备专业沟通能力的必要性

一、与医生沟通

将药学专业行为沟通与语言沟通相结合，以此建立药师与医生的沟通平台，从而更好地优化患者的药物治疗方案。药师开展药学门诊工作的目的是为患者制定合理的个体化药物治疗方案。此项工作的完成需基于一个连接药师与医生的良好沟通平台，通过加强与临床医生的沟通，建立起良好的医 - 药关系，使临床医生愿意和药师一起探讨患者的用药问题。

二、与患者沟通

1. 与患者沟通的目的　①收集患者及其疾病信息，形成治疗决策、优化药学监护计划；②贯彻治疗方案，实施药学监护；③发现用药过程中可能出现的或潜在的问题并予以解决；④宣传与药物应用相关的卫生健康知识；⑤发现药物应用环节的科学问题；⑥开展药物临床研究。

现代药学思维是通过收集评价患者、药物、疾病相关信息，综合分析三者之间的关系对药物治疗结果的影响，从而不断优化患者药物治疗方案以及药学监护计划的决策思维过程。患者信息与疾病信息的收集则需要药师与患者进行沟通，这是药学门诊工作中最基本的方法之一。药师参与药物的临床应用，关注药物治疗的结果，必然要求药师与患者进行有效的沟通交流。

在药学门诊服务过程中，药师与患者沟通，可以加强药师对患者需求的了解，针对患者具体情况展开药物治疗的注意事项、药物和健康相关的知识讲解，从而提高患者的服药依从性以及药物治疗效果，降低药品不良反应。通过与患者的沟通，及时发现治疗过程中的用药相关问题，减少药品不良反应和药物相互作用等与用药相关问题出现的概率，确保临床用药的安全性与有效性。

2. 与患者沟通的必要性

（1）沟通是建立和谐医患关系的需要：目前许多医疗机构都非常重视医患沟通在建立和谐医患关系中的作用，并制定了相应的制度和规范，但是需注意的是，沟通不仅仅是简单谈话，更需要药师通过沟通，了解患者的生理病理状况、服药依从性等重要信息。为了发挥药师在建设和谐医患关系中的主导作用，药师需要学习和掌握多种沟通手段的运用技巧。

（2）沟通是指导患者合理用药的需要：随着人民健康意识的逐步增强，如何安全、有效、经济地使用药品已受到人们极大的关注。而不合理用药带有一定的普遍性，包括治疗药物使用不当和滥用、随意用药或合并用药，这些现象严重影响到患者的用药安全。门诊药师可以借助与患者直接进行沟通交流的明显优势，运用掌握的专业知识和一定的基础医学知识担当起指导患者合理用药的重任。

（3）沟通是新世纪药学发展的需要：新世纪药学宗旨是“以人为本”。门诊药学服务是通过提供直接的和负责任的与药物有关的服务来达到提高患者医疗水平这一既定目标。药师通过与患者的交流可以积累丰富的用药经验，及时发现与上报药物新的不良反应，在实际的工作过程中不断学习、总结和提高，为进一步开展个体化的药学服务打基础。

（4）沟通是提高患者服药依从性的需要：患者的服药依从性很大程度上取决于患者对其所用药物的了解程度。药师积极主动、认真负责、实事求是地向患者说明按时、足量用药的必要性，并对药物的常见不良反应、注意事项等予以通俗易懂的解释，能够使患者对药物的相关知识了解更加全面，从而提高患者的服药依从性。

第二节　药学门诊工作中沟通存在的问题及难点

一、药学门诊的社会现状及阻碍因素

1. 社会现状　2021年，国家卫生健康委印发了《医疗机构药学门诊服务规范》等5项规范，明确了药学门诊服务是指药师在门诊为患者提供的一系列专业化服务。许多医疗机构相继设立了药学门诊，开设了药物咨询门诊、药物咨询窗口、咨询服务热线等，加强了药师与患者的沟通，但也仅限于用药指导，药师的专业知识以及相关学科的知识未得到充分发挥。

2. 阻碍因素　药师的精力有限。目前大多数药师主要忙于发药、领药等日常事务性工作，没有足够的时间和精力与患者交流沟通。药师的能力有限，积极性不高。由于目前教育体制的原因，有些药师不具备扎实的医学和药物治疗学知识，面对患者信心不足，因而缺乏与患者沟通的动力。患者不重视药师的专业地位。我国医生在患者心目中具有较高的威信，而多数患者对药师的认识停留在药品调剂的层面上，对药师的意见和建议不置可否，认为没有与药师交流的必要。

二、药患沟通存在的问题

在门诊患者特别是老年患者中，存在多病共患、多药共用常见问题，同时由于患者对自身疾病的认识不足，通常短时间内用药未达到预想的效果就易导致患者全盘否定整个医疗过程。药师应该运用合适的沟通方法，使不同认知水平的患者均能够正确理解所患疾病与使用药物的相互关系，此时若药学人员缺乏耐心及责任心，服务不到位，医患沟通就容易出现障碍。

在门诊药学工作中，由于患者的年龄、性别、文化程度各不相同，特别对于基层医院的患者，由于文化水平相对较低，看懂药品说明书、听懂交流过程中疾病和药物方面专业术语都存在一定的困难，药师需要采取不同的沟通交流方式，以满足患者的不同需求。

药患关系是在双方交流与沟通中实现的，交流与沟通一般采取语言形式交流和非语言交流两种，药学门诊工作中常常忽视非语言交流，这容易产生交流不畅甚至障碍。

第三节　药师应具备的基本沟通素质和交流技巧

一、沟通素质

药师在药学门诊工作过程中应具备的基本沟通素质有以下几方面。

1. 诚恳的态度。

2. 学会观察患者,记住患者的年龄、文化背景、职业、健康状况以及以前谈话的要点。

3. 对话时应积极主动,采用启发式,对话要轻松。

4. 尽可能地获取信息(健康、疾病、治疗方案、所用药品等)。

5. 向患者介绍情况要简洁、清楚。

6. 对话时目光要与患者平行,不要居高临下,药师处于指导者的地位会令患者有压力。

7. 不要用对孩子讲话的语气对老年人讲话。

8. 不要因患者的年龄、性别、容貌等而影响服务态度。

9. 诚实的职业道德是基本准则。

10. 具有良好的心理素质。药师需要树立起自信心。

11. 扎实的专业素质可增加沟通的信任感。正确地运用自身所掌握的药学知识与医生进行治疗药物讨论将增加医生对药师的信任感。

二、交流技巧

药师在工作中应明确自身的职责,具备不卑不亢、尊重真理的良好素质,化被动为主动,主动与临床医生、护士和患者交流,以专业素养赢得医护人员和患者的尊重与信任。①职业形象方面,应仪容端庄,着装整齐,佩戴工作姓名牌,态度亲切自然,行为举止得体,始终保持眼神交流。②语言技巧方面,用词准确、简洁明了,语气诚恳,语调自然,语速平稳,恰当引导交流内容、方向、程度,综合使用开放式和封闭式问题获取有效信息。③聆听技巧方面,能够抓住对方语言信息重点,对于对方表述有适当回应,必要时重复对方信息中的关键内容。④肢体语言方面,应熟悉常用手势、头部动作、面部表情、坐姿、站姿、距离等传递的信息,能够对对方的肢体语言进行准确分析和判断。⑤尤其需要注意的是,针对不同群体,在沟通时应有不同的侧重点。药学门诊沟通顺序依次为患者、医生。

1. 药师与患者交流时的技巧　与患者的交往是以交换意见、表达情感、满足需要为目的,彼此间相互了解,认识和建立联系的过程。与患者的交往过程是药师与患者及家属之间信息交流的过程。在这个过程中,任何一个环节出现问题,都会导致交往的偏差或失败。一般认为,与患者的交往过程主要是以语言交往和非语言交往两种方式进行。

(1) 语言交往技巧:语言交往是与患者及家属进行信息交流的重要方式。药师通过交谈能准确地向患者表达和传达信息,只要患者与药师对语言及语境理解一致,交往中损失的信息就较少。交谈是医患之间最主要的交往方式,医务人员询问病情、了解病史、进行治疗及健康指导一般都是通过交谈来完成的。具体见表 6-1。

表 6-1　语言交往技巧

交往技巧	分类	简要说明
交谈的原则	尊重患者原则	交谈要在平等、和谐的医患关系中进行
	平等原则	医务人员要有爱心和同情心，对地位不同、收入不同、职业不同或来源不同的人都应一视同仁，平等对待
	有针对性	医患交往的交谈应该有目的、有计划地进行。在交谈之前，应做充分的准备，明确交谈的目的、步骤、方式。在提供药学监护服务时，要求在短时间内重点说明药品的药效、用法、用量，提供药品不良反应、药物相互作用、饮食注意事项等重要信息
	及时反馈	在交谈过程中应及时反馈，采用插话、点头肯定、表情等手段对患者的谈话进行应答。对交谈中获得的信息也应及时整理分析，并将有关内容反馈给患者，如疾病的诊断、病情的进展、治疗方案的实施、疾病的预后等
	机动灵活	同样的事不同的人有不同的处理方法。不同的处理方式，效果不同。药师在面对不同的患者时必须因人而异，采用不同的交谈方式
交谈技巧	注意倾听	倾听体现的是对患者的尊重与关心。倾听时应与患者有一定的目光接触，而不能一边做其他事一边听。倾听的过程，也是让患者表达自己思想感情的过程
	体会患者的感受	交谈时应学会“心理换位”，设身处地从患者的角度去理解、体会他所谈的问题，有助于促进医患双方的认识、情感交流，加强交谈的效果
	善用问句引导话题	交谈过程必须围绕交谈目的，既要充分交流，又要简单明了。运用提问引导话题有利于抓住核心问题，但在提问时切忌生硬地打断患者，而应在恰当的时机比如患者谈话的间隙，礼貌地提出问题，转移话题
	及时和恰当的反应	根据谈话的内容和情景，医务人员可用点头、微笑、沉默、重复患者谈话，使用“是”“好”“是吗”等语言来应答患者的谈话。交谈中的反应可以起到鼓励患者交谈的作用，是交谈顺利进行的保障
	抓住主要问题	交谈中应广泛思索，思考患者讲了什么内容，这些内容说明什么问题，并理解患者谈话中的感情色彩、心理倾向等弦外之音。结合交谈目的和提纲，抓住主要问题作进一步深入的了解，以节省时间，提高交谈效率
	要有涵养	对于患者无意识的发泄，要以同情和理解的平和心态对待，不要过多地解释与反驳，同时坚持应有的原则
	开放式提问	开放式的提问方法能保证药师在很短的时间内有效和患者交流，最大程度获取患者的相关信息。如“哪里不舒服？”“觉得哪儿不好？”“现在情况怎么样？”。同时需要掌握和控制节奏
	避免使用过多专业术语	和患者对话交流时，应了解患者掌握医药学知识的水平，以便采取符合患者用语习惯的词语和患者进行交谈，同时促进更深一步交流。在对患者进行服药方法的说明时，尽可能使用普通话，详细地说明

（2）非语言交往技巧：非语言交往在人际交往中亦占有重要地位，因为人们相互交往在许多情况下不可能全部以言语的方式来表达，还可能通过表情动作、目光接触、周围环境信息等手段表达自己的情感，从而达到交往的目的。非言语交往可分为动态与静态两种。动态主要包括面部表情、动作、身段表情、视线、说话的语调和语速、人际距离等；静态包括服装、仪表、沉默、环境信息等。

1）面部表情：包括眼、嘴、颜面肌肉的变化。面部表情的变化是医务人员观察患者获得患者变化的一个重要信息来源，同时也是患者了解医务人员心灵的窗口。

2）身段表情：指以扬眉毛、扩大鼻孔、噘嘴、挥手、耸肩、点头、摇头等外部动作进行的沟通方式。医疗活动中，诚实友善地向患者点头，临走时向患者挥挥手，都能增进与患者的感情。

3）目光接触：眼睛是心灵的窗口，在沟通越来越占据人际交往重要位置的今天，眼神的力量已经远远超出用语言可以表达的内容。目光接触是人与人之间建立思想交流的最基本的方式，在沟通中极为重要，专注地望着别人是最明显的"倾听"信号，也是给讲话者的反馈。在医疗活动中，全神贯注的目光让患者感到支持和力量，使患者对医务人员产生好印象。临床上，医务人员与患者交谈，双方往往通过目光接触判断对方的心理状态和信息接受的程度。

4）人际距离与朝向：两人交往的距离与朝向取决于彼此间会见亲密的程度，这在交往初期就显得十分重要，直接影响到双方继续交往的程度。医务人员对孤独自怜的患者、儿童患者和老年患者，可以适当地缩短人际距离，促进情感间的沟通。与患者当面沟通时，彼此的距离不要太近也不要太远，保持适宜即可。直接面对面的方式，患者也很容易有紧张情绪，推荐使用 90° 角的坐姿。卧床患者，不要站着与患者进行沟通，最好能够坐在病床旁边，保持视线与患者病床等高的水平为好。

5）语调表情能传递言语以外的深刻含义，也是很重要的非言语交往方式。

6）带着爱心交流：医务人员带着爱心去沟通，肯定会打开患者的心扉，而患者也一定会认真理解医务人员的嘱咐和建议。

（3）沟通时的注意事项

1）对于患者及家属，先进行自我介绍，表明目的，取得理解和配合。对患者的意见要养成记录的习惯。在倾听患者的叙述时，边听边记，患者也能感到自己被尊重。

2）使用通俗易懂的语言以及比喻、类比等方式。

3）要善于拉近与患者的距离，与患者交谈中迅速找到两人的共同点，如居住地、子女、工作等，使患者不自觉地与药师拉近距离。要善于利用目光语言，用微笑的目光与患者接触 2~3 秒，让患者很快感到亲切，从而愿意交谈。

4）不在患者面前谈论医护及其他患者用药问题。

5）特殊疾病患者需事先与患者家属或者看护人沟通，根据沟通结果再与患者进行沟通，如不需要患者知晓病情，则在患者询问病情时可以回避或者转换话题。

6）对于存在沟通交流障碍的患者，需勤与患者家属沟通，督促其能够对患者加强疏导和安抚，以确保临床治疗工作的顺利进行。

7）帮助看护人理解用药治疗关键问题，确保患者日常用药安全等。

2. 药师与医生及其他医务人员的交流技巧

（1）具有团队意识和合作精神：医生、护士、营养师、药师等在临床工作中各有所长，各有分工，各部门应团结合作。当发现医疗工作存在不足或错误时，应善意地提醒，同时需注意提醒的地点、场合、时间及语气、语调。特别应注意的是，药师最好不要在患者或家属面前公然指出医疗团队中其他成员的不足或错误。在治疗过程中，各种专业背景的人士需要相互合作，但医疗团队中领导者也是必不可少的。临床工作中往往是医生更多地承担领导者的角色。药师应把自己当成整个医疗团队中的一分子，积极主动发挥药师应有的作用。

（2）勤奋学习，谦虚谨慎：药师与医护人员沟通时应使用专业术语。对医护人员提出的用药咨询，药师必须做到及时、准确和全面的专业反馈。当发现严重用药差错时，应立即与医生、护士取得联系。对于临床上存在争议的药物治疗问题，应采取循证医学或跟进随访的方式加以评判。当其他医务人员向药师提出回答不了的问题时，不可以不懂装懂，首先应诚恳地表示抱歉，然后尽快查阅相关文献并及时予以医务人员反馈。

（3）先学会做人，再谈做事：先与医务人员和患者建立起感情或交情，再合作事情。一个被别人不信任甚至被憎恶的药师，很难能与人有效沟通，合作也就成了泡影。

（4）加强交流技巧的学习：药师应了解各级医务人员的心理，带着爱心去沟通。遇到挫折或难以沟通的人，要有耐心和宽容心，多一分理解，保持心态的平和。药师还应注意沟通的准确性，本着虚心学习的态度，有理有据，与医护建立和谐的信任关系。

参考文献

[1] COOPER J B，LEE S，JETER E，et al.Mindset and team communication in pharmacists：examination of pharmacist's self-views[J].J Am Pharm Assoc（2003），2022，62（1）：55-62.

[2] KERR A，KELLEHER C，PAWLIKOWSKA T，et al.How can pharmacists develop patient-pharmacist communication skills？ a realist synthesis[J].Patient Educ Couns，2021，104（10）：2467-2479.

[3] RUSU A，CHERECHES M C，POPA C，et al.Community pharmacist's perspective regarding patient-centred communication in conjunction with pharmaceutical practice：a cross-sectional survey[J].Saudi Pharm J，2022，30（9）：1327-1344.

[4] ILARDO M L，SPECIALE A.The community pharmacist：perceived barriers and patient-centered care communication[J].Int J Environ Res Public Health，2020，17（2）：536-552.

[5] BELL J，DZIEKAN G，POLLACK C，et al.Self-care in the Twenty First Century：a vital role for the pharmacist[J].Adv Ther，2016，33（10）：1691-1703.

[6] SHANE A，ARGÁEZ C.Pharmacist-led medication reviews：a review of clinical utility and cost-effectiveness[R].Ottawa：Canadian Agency for Drugs and Technologies in Health，2019.

第七章 常见实验室检验结果解读

在日常药学门诊服务的过程中，对常规医学检查及其临床意义的认识也是药师需掌握的基本技能。尤其对于某些特殊的患者，如肿瘤患者，药师需要掌握常规生化指标、肿瘤病理组织学、分子分型的分类及常见肿瘤相关标志物的临床意义。还有治疗药物监测（如血药浓度和药物基因检测）报告的解读等，对于药学门诊服务都具有重要的实践指导意义。本章罗列了临床诊疗中常见的实验室检验结果及可能相关的临床意义，具体见常见实验室检验结果解读（表 7-1）。

表 7-1 常见实验室检验结果解读

血常规

指标名称	变化	可能原因
血红蛋白（Hb）	增高	大量出汗、长时间不喝水、高原居民、胎儿和新生儿、剧烈活动、恐惧、冷水浴后、连续呕吐、反复腹泻、大面积烧伤或者糖尿病酮症酸中毒及尿崩症、严重的先天性及后天性心肺疾病、肿瘤、肾脏疾病（肾癌、肝细胞癌、肾胚胎瘤及肾盂积水、多囊肾）等
	降低	急性或慢性失血所致贫血、孕妇在妊娠中后期、老年人或 6 个月 ~2 岁婴幼儿会有正常的生理性降低
白细胞（WBC）	增高	妊娠期（特别是妊娠 20 周后）、新生儿及激烈运动过后、冷热水浴后、紫外线照射、妇女月经期和排卵期、情绪激动、急性细菌性感染、严重组织损伤、恶性肿瘤、大出血、中毒等
	降低	病毒感染、放化疗的影响、再生障碍性贫血、长期接触放射线、免疫系统衰弱等
中性粒细胞（NEUT）比例	增高	婴儿、妊娠后期及分娩时、女性黄体期、皮质激素、肾上腺治疗后、激烈运动、细菌感染、炎症或骨髓增殖症、急性出血和急性溶血之后、代谢性疾病（痛风危象、糖尿病酸中毒、肾功能不全）、变态反应和各种中毒等
	降低	病毒感染、伤寒、副伤寒、可能有再生障碍性贫血或某些药物的副作用等
血小板计数（PLT）	增高	脾摘除术后、急性大出血、溶血、骨髓增生性疾病、急慢性炎症、缺铁性贫血及癌症等
	降低	血小板生成障碍、急性白血病、急性放射病、原发性血小板减少性紫癜、脾功能亢进等

注：①细菌感染，白细胞↑中性粒细胞↑中性百分比↑淋巴细胞↓淋巴百分比↓；②病毒感染，白细胞↑中性粒细胞↓中性百分比↓淋巴细胞↑淋巴百分比↑。

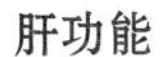

肝功能

指标名称	变化	可能原因
丙氨酸转氨酶（ALT）	增高	急性肝炎、慢性肝炎与肝硬化、感冒、过度疲劳、熬夜等
天冬氨酸转氨酶（AST）	增高	酒精性肝炎、病毒性肝炎、药物性肝炎等
总胆红素（TBil）	增高	溶血性黄疸、肝损伤、胆道梗阻等
直接胆红素（DBil）	增高	胆道炎症、结石、肿瘤等
间接胆红素（IBil）	增高	溶血性黄疸、胆红素代谢不良等

注：总胆红素、直接胆红素和间接胆红素三者都升高，可能是肝细胞受损、胆红素代谢受阻，提示有急性肝损伤等。

反映胆道损伤或肿瘤指标

主要看碱性磷酸酶（ALP）和谷氨酰转移酶（GGT）。两种酶都升高，常见于胆道阻塞、胆汁淤积相关性疾病，如急慢性病毒性肝炎、酒精性肝炎、脂肪肝、肝硬化、恶性肿瘤等。孕妇、新生儿和儿童都会出现 ALP 生理性升高，高脂饮食及某些骨骼疾病也会使 ALP 水平升高。

肾功能

指标名称	变化	可能原因
肌酐（Cr）	增高	肾病、急慢性肾衰竭、尿毒症等，以及充血性心力衰竭、心肌炎、肌肉损伤等
	降低	进行性肾萎缩、白血病、贫血等
血尿素氮（BUN）	增高	肾小球肾炎、肾盂肾炎、间质性肾炎、多囊肾、肾内占位性和破坏性病变、肾功能衰竭、严重脱水、急性传染病、高热、高蛋白饮食、肠道出血、甲状腺功能亢进等
尿酸（UA）	增高	骨髓增殖性疾病、急慢性白血病、溶血性贫血或肿瘤化疗、肾功能不全、肾小管疾病等

心功能

指标名称	变化	可能原因
脑钠肽（BNP）	增高	心衰、舒张功能障碍、高血压伴左心室肥厚、急性冠脉综合征（ACS）、心律失常、心瓣膜病、肾功能不全、年长、心房颤动、甲状腺功能亢进、药物影响等

C 反应蛋白

指标名称	变化	可能原因
C 反应蛋白（CRP）	增高	急性或慢性炎症如伴有细菌感染、自身免疫或免疫复合物病、组织坏死和恶性肿瘤

血糖

指标名称	变化	可能原因
葡萄糖(GLU)	增高	糖尿病、甲状腺功能亢进、皮质醇增多症、肢端肥大症、胰高血糖素瘤、脑外伤、脑出血等应激状态
	降低	各种原因引起的胰岛素分泌过多或对抗胰岛素的激素分泌不足、甲状腺功能不全、肾上腺功能不全、急性进行性肝脏疾病(急性黄色肝萎缩、急性肝炎、肝癌、磷及砷中毒等)

血脂

指标名称	变化	可能原因
总胆固醇(TC)	增高	高脂蛋白血症、梗阻性高胆红素血症、肾病综合征、甲状腺功能减退、慢性肾功能衰竭、糖尿病等
	降低	各种脂蛋白缺陷状态、肝硬化、恶性肿瘤、营养不良等
甘油三酯(TG)	增高	家族性高甘油三酯血症、家族性混合性高脂血症、动脉粥样硬化、糖尿病、肾病综合征、甲状腺功能减退、胆道梗塞、糖原贮积症、妊娠、口服避孕药、酗酒、急性胰腺炎等
低密度脂蛋白胆固醇(LDL-C)	增高	家族性高脂血症、混合性高脂血症、糖尿病、甲状腺功能减退、肾病综合征、梗阻性高胆红素血症、慢性肾功能衰竭、妊娠、多发性肌瘤、某些药物的使用等
	降低	家族性无β和低β-脂蛋白血症、营养不良、甲状腺功能亢进、消化吸收不良、肝硬化、慢性消耗性疾病、恶性肿瘤等
高密度脂蛋白胆固醇(HDL-C)	降低	冠心病

甲状腺

指标名称	变化	可能原因
三碘甲腺原氨酸(T_3)	增高	甲状腺功能亢进、亚急性甲状腺炎、高甲状腺素结合球蛋白血症等
	降低	甲状腺功能减退、慢性消耗性疾病等
甲状腺素(T_4)	增高	甲状腺功能亢进、T_4型甲状腺功能亢进、高原反应、药物、高甲状腺素结合球蛋白血症(口服避孕药及雌激素,家族性)等
	降低	甲状腺功能减退、地方性甲状腺肿、危重患者等
游离甲状腺素(FT_4)	增高	甲状腺功能亢进、T_4型甲状腺功能亢进、甲状腺危象、药物(胺碘酮)等
	降低	甲状腺功能减退、肾病综合征、甲状腺功能亢进治疗中等
游离三碘甲腺原氨酸(FT_3)	增高	甲状腺功能亢进、T_3型甲状腺功能亢进、亚临床甲状腺功能亢进、结节性甲状腺肿等
	降低	甲状腺功能减退、药物(糖皮质激素、多巴胺)

续表

指标名称	变化	可能原因
促甲状腺激素(TSH)	增高	原发性甲状腺功能减退、垂体促甲状腺激素瘤、亚急性甲状腺炎恢复期等
	降低	甲状腺功能亢进、皮质醇增多症、肢端肥大症、药物(糖皮质激素)等

凝血功能

指标名称	变化	可能原因
活化部分凝血活酶时间(APTT)	延长	血友病A、血友病B及遗传性因子Ⅺ缺乏症,肝脏疾病,阻塞性黄疸,新生儿出血症,肠道灭菌综合征,吸收不良综合征,口服抗凝剂及低(无)纤维蛋白原血症,继发性、原发性纤维蛋白溶解功能亢进,血液循环中有抗凝物质,免疫性疾病等
	缩短	促凝物质、血栓性疾病(心肌梗死、不稳定型心绞痛、脑血管病变、糖尿病伴血管病变、肺梗死、深静脉血栓)、妊娠高血压综合征和肾病综合征等
凝血酶原时间(PT)	延长	遗传性因子Ⅱ、Ⅴ、Ⅶ、Ⅹ单独或联合缺乏,纤维蛋白原减少,血循环中存在抗纤凝物质,纤溶亢进
	缩短	先天性凝血因子Ⅴ增多症、血栓性疾病、弥散性血管内凝血高凝期、口服避孕药等

肿瘤标志物

指标名称	变化	可能原因
甲胎蛋白(AFP)	增高	原发性肝癌、生殖腺胚胎肿瘤、病毒性肝炎、肝硬化
癌胚抗原(CEA)	增高	胰腺癌、肠癌、胃癌、肺癌
鳞状上皮细胞癌抗原(SCCA)	增高	肺鳞状细胞癌,宫颈癌,食管癌,银屑病等皮肤病,肾功能不全,上呼吸道感染,汗液、唾液等其他体液污染等
前列腺特异抗原(PSA)	增高	前列腺癌、肛门指检、前列腺按摩、膀胱镜检查
细胞角蛋白19片段(CYFRA 21-1)	增高	非小细胞肺癌、乳腺癌、膀胱癌、大肠癌、肺炎、结核病、胃肠道疾病等
癌抗原50(CA50)	增高	胰腺癌、胆囊(道)癌、原发性肝癌、慢性肝病、胰腺炎、胆管病等
癌抗原724(CA724)	增高	卵巢癌、大肠癌、胃癌、胰腺癌
糖类抗原199(CA199)	增高	胰腺癌、急性胰腺炎、急性肝炎、胆囊癌、胆管癌、胃癌、结肠癌等
癌抗原125(CA125)	增高	卵巢癌组织细胞和浆液性腺癌、宫颈癌、乳腺癌、胰腺癌、肺癌、肝硬化失代偿期、部分良性卵巢瘤、子宫肌瘤血清

续表

指标名称	变化	可能原因
癌抗原 153（CA153）	增高	乳腺癌、子宫肌瘤、转移性卵巢癌、肝癌、胰腺癌、结肠癌、肺癌、支气管癌，乳腺、肝脏、肺等良性疾病
前列腺酸性磷酸酶（PAP）	增高	前列腺癌、前列腺肥大、前列腺炎
神经元特异性烯醇化酶（NSE）	增高	小细胞肺癌
降钙素（CT）	增高	甲状腺髓样癌、部分肺癌、乳腺癌、胃肠道癌及嗜铬细胞瘤、肝癌和肝硬化

第三篇

药学门诊实践案例

第一节　心血管系统

案例 1　高血压、高脂血症、冠心病合并心房颤动的药学门诊服务

学习目标

1. 掌握高龄老年患者高血压、高脂血症、冠心病合并心房颤动的降压、调节血脂控制目标及药物选择。

2. 掌握药学门诊工作流程。

3. 熟悉患者教育要点等。

4. 熟悉高龄老年患者高血压、高脂血症、冠心病合并心房颤动的药物治疗方案综合评估方法。

5. 评估药物治疗干预问题优先级别。

案例简介

患者，女，80 岁，身高 158cm，体重 62kg，BMI 24.8kg/m^2。既往高血压 20 余年，口服左旋氨氯地平片 5mg qd，血压控制在（120~130）/（70~80）mmHg，心率 70 次 /min 左右。血脂异常 20 余年，曾口服阿托伐他汀钙片，每次 20mg，每晚 1 次；后自行停药。自诉近期外院实验室检查示血脂偏高，TC 5.99mmol/L，LDL-C 3.67mmol/L，HDL-C 0.97mmol/L，TG 1.48mmol/L（2021 年 10 月 28 日）。冠心病 10 余年，口服美托洛尔缓释片，每次 23.75mg，每日 1 次。近期于外院行 24 小时动态心电图检查示心房颤动，就诊后医生建议服用利伐沙班片，每次 15mg，每日 1 次，抗凝治疗。服用 1 个月后自行停药，自行改服阿司匹林片，每次 100mg，每日 1 次。

工作流程

1. 明确就诊目的

（1）患者期望了解目前血压控制是否合适，降压方案是否合适。

（2）患者自行查看药品说明书，担心药物副作用，询问是否需要继续服用他汀类药物调节血脂，血脂达标值。

（3）患者认为利伐沙班为抗凝药物，担心有出血风险，询问服用阿司匹林是否可以代替利伐沙班。

2. 信息收集

（1）基本信息：患者，女，80 岁，身高 158cm，体重 62kg，BMI 24.8kg/m^2，腹围 79cm，市级医疗保险。

（2）既往病史：高血压，血脂异常，冠心病，心房颤动。无跌倒发生史、出血史等。

（3）用药史

1）左旋氨氯地平片：每次 5mg，每日 1 次，早餐前，2010 年 10 月 1 日—2021 年 11 月

4日。

2）美托洛尔缓释片：每次23.75mg，每日1次，早餐前，2011年8月1日—2021年11月4日。

3）阿司匹林肠溶片：每次100mg，每日1次，早餐前，2021年5月4日—2021年11月4日。

4）利伐沙班片：每次15mg，每日1次，早餐时，2021年4月1日—2021年5月3日。

5）阿托伐他汀钙片：每次20mg，每日1次，睡前服，间断服用，2010年1月10日—2020年11月2日。

（4）不良反应史：既往未发生过药品不良反应。

（5）相关检查和检验：现场检查血压131/78mmHg，心率75次/min。1周前（2021-10-28），TC 5.99mmol/L，LDL-C 3.67mmol/L，HDL-C 0.97mmol/L，TG 1.48mmol/L。

（6）服药依从性：因担心药物副作用相对较大，不愿长期服用较多药物，自行停药和更换药物。

（7）生活方式：患者目前生活可自理，与女儿共同生活；每日坚持适量运动，如散步、广场舞等；睡眠尚可；规律进餐，进食量中等（以碳水化合物为主，肉适量、蔬菜较少）；无烟酒等不良嗜好。

3. 药学门诊方案制定　见案例表1-1。

案例表1-1　药物治疗评估

DRPs详述	问题状态	问题类型	问题原因	问题优先级
自行停用阿托伐他汀钙片	实际问题	依从性问题 安全性问题	患者对服用过多药物表示焦虑，担心长期用药的安全性，服用他汀类药物至血脂正常后即停用药物	高
利伐沙班片换用阿司匹林片	实际问题	依从性问题 安全性问题	担心有出血风险	中

4. 实施干预　见案例表1-2。

案例表1-2　实施干预

按用药问题优先级列举药物治疗问题	干预建议	干预结果
优先级：高		
自行停用阿托伐他汀钙片	建议患者重新开始服用阿托伐他汀或瑞舒伐他汀，嘱其即使血脂达标仍需坚持服用，动脉粥样硬化性心血管疾病（atherosclerotic cardiovascular disease，ASCVD）患者LDL-C达标值为1.8mmol/L	患者接受，继续使用他汀类药物

续表

按用药问题优先级列举药物治疗问题	干预建议	干预结果
优先级：中		
利伐沙班片换用阿司匹林片	对患者进行血栓栓塞风险及出血风险评估，经CHA2DS2-VASc评分总分为4分，对于女性>3分者应进行长期抗凝治疗。经HAS-BLED评分为2分，非高出血风险；对患者解释心房颤动血栓发生及引起卒中的风险，解释抗凝药物和抗血小板药物的区别，说明使用抗凝药物的必要性及服用利伐沙班的服药时间；解释对于稳定的冠心病合并心房颤动患者，只需抗凝药物治疗	患者接受，停用阿司匹林，继续使用利伐沙班15mg qd，与餐同服抗凝治疗

5. 用药指导方案

（1）为患者制定的用药指导单，见案例表1-3。

案例表1-3　患者用药指导单

用药时间表													
治疗疾病	药品名称	早饭			午饭			晚饭			睡前	药品规格	注意事项
		前	中	后	前	中	后	前	中	后			
高血压	左旋氨氯地平片	2片										2.5mg	晨起空腹服用，注意监测血压
冠心病	美托洛尔缓释片	1/2片										47.5mg	每日服用1次，不能咀嚼或碾碎服
调脂	阿托伐他汀钙片										2片	10mg	睡前服用
心房颤动	利伐沙班片		1片									15mg	每日1次，与食物同服

（2）生活方式指导：①由于血压过低可能增加缺血性脑卒中和体位性低血压的风险。生活中注意及时补充水分，避免大量出汗，在站立前先做些轻微的四肢活动，起坐站立时动作应缓慢。②体力可行的情况下，每日进行30分钟轻度体力活动。③低盐低脂饮食，多食果蔬、粗制谷类。

（3）疾病自我管理

1）疾病监测：定期监测血压、血脂。①血压：血压过高可能引起出血性卒中，血压过低会导致缺血性卒中。建议家庭血压监测时，应每日早、晚测量血压，每次测量应在座位休息5分钟后，测量2~3次，间隔1分钟。初诊患者，治疗早期或虽经治疗但血压尚未达标患者，应于就诊前连续测量5~7日；血压控制良好时，每周测量至少1日。通常，早上血压测量应于起床后1小时内进行，且在服用降压药物、早餐和剧烈活动之前。考虑我国居民晚饭时间较早，因此建议晚间血压测量于晚饭后、上床睡觉前进行。不论早上还是晚上，测量血压前均应注意排空膀胱。血压控制在收缩压 120~140mmHg 和舒张压 70~90mmHg。血压调整稳定后每周至少监测 1 次并记录，出现头晕、出虚汗等症状可充分休息后测定血压并记录，方便指导调整药物。②血脂：服药 4~6 周后建议复查血脂，由于此患者已确诊冠心病，LDL-C 应控制在 <1.8mmol/L。在血脂达标的情况下可 3 个月至 1 年监测 1 次，出现乏力、肌肉酸痛、食欲下降等需及时就医复查肌酶、肝功能等指标。

出血倾向：日常需监测有无出血症状，如鼻出血、牙龈出血、皮肤黏膜瘀斑等，注意有无胃部不适、腹痛、黑便、便血等胃肠道出血症状。

肝肾功能：每 6~12 个月复查肝肾功能。

2）用药风险的教育：①他汀类药物使用：他汀类药物可降低心血管事件（包括心肌梗死、冠心病死亡和缺血性卒中等）危险。②利伐沙班片与阿司匹林片：心房颤动患者使用利伐沙班片可以在保证抗凝疗效的同时显著降低出血风险；阿司匹林类抗血小板药物预防心房颤动患者血栓栓塞事件的有效性远不如抗凝药物，单用阿司匹林等抗血小板药物与 NOAC（利伐沙班等）相比出血的风险相似或略高。对于稳定型冠心病合并心房颤动患者，非高血栓风险患者抗凝即可。

知识点总结

1. 高血压用药相关知识点

（1）对于高血压患者，常用的 5 大类降压药物均可作为初始治疗用药，可根据年龄、合并症、血压水平等个体化选择初始治疗方案。对于高血压合并稳定型心绞痛的降压药物应首选 β 受体拮抗剂或钙通道阻滞剂（calcium channel blocker，CCB），可以降低心肌氧耗量，减少心绞痛发作。高血压合并糖尿病，首先考虑使用血管紧张素转化酶抑制剂（angiotensin converting enzyme inhibitor，ACEI）或血管紧张素Ⅱ受体阻滞剂（angiotensin Ⅱ receptor blocker，ARB）；如需联合用药，应以 ACEI 或 ARB 为基础。高血压合并心房颤动患者，推荐使用 RAS 抑制剂（RAS inhibitor，RASI），以减少心房颤动的发生。对于高血压合并高血脂患者，基于发生动脉硬化的风险较高，并存在较高的肾素 - 血管紧张素 - 醛固酮系统（renin-angiotensin-aldosterone system，RAAS）的激活，此类患者优先推荐 CCB、RASI，尤其长效制剂。

（2）高血压的血压控制目标：一般血压目标需控制在 140/90mmHg 以下；推荐 <140/90mmHg 作为合并冠心病的高血压患者的控制目标。如能耐受，可降至 <130/80mmHg，应注意 DBP 不宜降得过低。对于年龄≥80 岁的老年高血压，应控制 <150/90mmHg，若 SBP<130mmHg 且耐受良好，可继续治疗而不必回调血压水平。

2. 高血压、冠心病合并血脂异常的调脂治疗

（1）控制目标：ASCVD 患者应以 LDL-C 作为血脂调节的主要靶点，该患者心血管危险分层为极高危患者（根据《2019 ESC/EAS 血脂异常管理指南》，确诊的 ASCVD 患者即为极高危），LDL-C 控制目标应 <1.8mmol/L 且降低 LDL-C≥50%。

（2）调脂药的选用及注意事项：需要根据患者实际检测值和目标值的差距决定初始选用的降脂幅度。如单用他汀类药未达标，应联用胆固醇吸收抑制剂，如果仍不达标可以选择 PCSK-9 抑制剂。初始给药后 4~6 周应复查血脂谱、肝功能和肌酸激酶，血脂达标且无药品不良反应，逐步改为每 6~12 个月复查 1 次。转氨酶超过正常上限 3 倍或肌酸激酶超过正常

上限 5 倍应暂停调节血脂药物；治疗后出现肌肉症状（肌无力、肌痛）者也需暂时停药。

3. 非瓣膜性心房颤动相关知识点

（1）对非瓣膜性心房颤动，推荐使用 CHA2DS2-VASc 评分评估患者血栓风险，CHA2DS2-VASc 积分男性≥2 分、女性≥3 分者需服抗凝药物；积分男性 1 分、女性 2 分者，在详细评估出血风险后建议口服抗凝药物治疗；无危险因素，积分 0 分者不需抗凝治疗。抗凝治疗开始前需评估出血风险，目前常用的是 HAS-BLED 评分，出血评分的结果并非用来决定是否抗凝，仅作为选择抗凝治疗策略的参考，提醒医患在抗凝治疗过程中注意监测和预防出血风险。

（2）非瓣膜性心房颤动抗凝治疗药物选择：抗凝药物包括有维生素 K 拮抗剂华法林。新型口服抗凝药包括直接凝血酶抑制剂达比加群酯，直接Xa 因子抑制剂利伐沙班、阿哌沙班和艾多沙班。老年患者卒中与出血风险均增高，首选新型口服抗凝药物，同时应积极控制可纠正的出血危险因素（如高血压、肝肾功能异常、合并使用阿司匹林或非甾体抗炎药等）。在抗凝策略方面，NOAC 优先于华法林。非高血栓风险的稳定型冠心病合并心房颤动患者，只需用单用抗凝药物，不需加用抗血小板药物，高血栓风险低出血风险可以抗凝联合抗血小板联合抗栓治疗。

4. 利伐沙班相关知识点　利伐沙班在预防非瓣膜性心房颤动患者血栓栓塞事件的疗效不低于、甚至优于华法林，大出血发生率与华法林相当，但颅内出血明显减少。推荐使用利伐沙班片每次 20mg，每日 1 次，与餐同用。若 Ccr 在 15~49ml/min 间，或高龄、低体重，可调整为每次 15mg，每日 1 次。Ccr<15ml/min 不建议使用。禁用于有凝血异常和临床相关出血风险的肝病患者，包括达到 Child-Pugh B 级和 C 级的肝硬化者。如漏服利伐沙班，时间 <12 小时，可补服漏服的剂量；如漏服时间 >12 小时，则跳过该次服药，在下次服药的时间服用下次的剂量。用药过程中，需根据患者的肾功能情况定期复查 Ccr，正常者可每年测定 1 次；Ccr<60ml/min 时，需加密监测，可使用公式（Ccr ÷ 10）计算测定频次。

不同剂量的利伐沙班服药时间不尽相同：10mg 可与食物同服，也可以单独服用；15mg 或 20mg 片剂应与食物同服。药代动力学试验显示，10mg 的利伐沙班不管是在空腹还是在餐后，生物利用度达到 80%~100%，即进食对 10mg 的利伐沙班无影响，因此服用利伐沙班 10mg 片剂的时间不受就餐时间的限制。但是对于 15mg 或 20mg 的利伐沙班片剂，空腹条件下服用吸收并不完全，空腹条件下服用 20mg 利伐沙班生物利用度仅有 66%，而随餐同服，可以使生物利用度提高至几乎完全吸收（平均 AUC 提高 39%）。

参考文献

[1] 中国成人血脂异常防治指南修订联合委员会 . 中国成人血脂异常防治指南（2016 年修订版）[J]. 中国循环杂志，2016，31（10）：937-953.

[2]《中国高血压防治指南》修订委员会 . 中国高血压防治指南（2018 年修订版）[J]. 心脑血管病防治，2019，19（1）：1-44.

[3] 中华医学会，中华医学会杂志社，中华医学会全科医学分会，等 . 心房颤动基层诊疗指南（2019 年）[J]. 中华全科医师杂志，2020，19（6）：465-473.

[4] PATEL M R，MAHAFFEY K W，GARG J，et al.Rivaroxaban versus warfarin in nonvalvular atrial fibrillation

[J].N Engl J Med,2011,365(10):883-891.
[5] 黄从新,张澍,黄德嘉,等.心房颤动:目前的认识和治疗的建议-2018[J].中国心脏起搏与心电生理杂志,2018,32(4):315-368.
[6] MACH F,BAIGENT C,CATAPANO A L,et al.2019 ESC/EAS guidelines for the management of dyslipidaemias:lipid modification to reduce cardiovascular risk[J].Eur Heart J,2020,41(1):111-188.

(案例作者:何鑫　长沙市第三医院)

案例 2　老年多病共患的药学门诊服务

学习目标

1. 掌握根据药物基因组学和药物 PK/PD 特点设计和优化临床药物治疗方案的方法。
2. 掌握多病共存的老年慢病患者用药综合评估及优化方法。
3. 掌握发现、解决、防止潜在的或实际存在的用药问题或药害事件的能力。

案例简介

患者,男,78 岁,因"血压控制不佳"于 2021 年 4 月 5 日就诊于我院药学综合门诊。临床诊断为:高血压 3 级(极高危),冠心病(不稳定型心绞痛,PCI 术后),2 型糖尿病,高尿酸血症,高同型半胱氨酸血症,失眠。本次来我院药学门诊的主要目的是血压控制不佳及有关药物合理使用的问题。

患者高血压病史 20 余年,血压波动较大,上午血压波动在(130~150)/(70~80)mmHg,下午血压偏高,最高达 170/90mmHg,有时会出现头晕的症状。目前服用硝苯地平控释片,每次 60mg,每日 1 次;氯沙坦钾片,每次 50mg,每日 1 次,晨起服用。患者冠心病史 12 余年,2019 年 10 月于前降支中段植入 2 枚支架,回旋支植入 1 枚支架,右冠状动脉植入 2 枚支架;2021 年 3 月因前降支支架内狭窄行药物球囊介入治疗,冠状动脉造影示冠状动脉慢血流现象,出院后无心绞痛发作。目前服用阿司匹林肠溶片,每次 100mg,每日 1 次;硫酸氢氯吡格雷片,每次 75mg,每日 1 次;普伐他汀钠片,每次 20mg,每晚 1 次;美托洛尔片,每次 12.5mg,每日 2 次;地尔硫䓬缓释胶囊,每次 90mg,每日 2 次;尼可地尔片,每次 5mg,每日 3 次;硝酸异山梨酯片,每次 5mg,每日 3 次;单硝酸异山梨酯缓释胶囊,每次 50mg,每晚 1 次;血塞通软胶囊,每次 100mg,每日 3 次;银杏叶片,每次 9.6mg,每日 3 次。患者 2 型糖尿病病史 5 年,目前服用二甲双胍片,每次 500mg,每日 3 次;阿卡波糖片,每次 50mg,每日 3 次,血糖控制良好,但时常有腹胀、排气增加,不能耐受。

患者近一年来睡眠质量差,入睡正常,频繁早醒,早醒之后不能再次入睡。目前服用佐匹克隆片,每次 7.5mg,每晚 1 次,效果不佳。

工作流程

1. 明确就诊目的

(1) 患者血压控制不佳,希望药师分析血压控制不佳的原因并协助调整降压方案。

（2）患者就诊多个临床科室，用药品种较多，希望药师协助评估目前的用药是否合理并适当精简用药品种。

2. 信息收集

（1）基本信息：患者，男，78 岁，身高 170cm，体重 69kg，BMI 23.9kg/m^2，医疗保险。

（2）既往病史：高血压 3 级（极高危），冠心病（不稳定型心绞痛，PCI 术后），2 型糖尿病，高尿酸血症，高同型半胱氨酸血症，失眠。

（3）用药史

1）硝苯地平控释片：每次 60mg，每日 1 次，2010 年至今。

2）氯沙坦钾片：每次 50mg，每日 1 次，2010 年至今。

3）阿司匹林肠溶片：每次 100mg，每日 1 次，2010 年至今。

4）硫酸氢氯吡格雷片：每次 75mg，每日 1 次，2019 年至今。

5）普伐他汀钠片：每次 20mg，每晚 1 次，2010 年至今。

6）美托洛尔片：每次 12.5mg，每日 2 次，2010 年至今。

7）地尔硫䓬缓释胶囊：每次 90mg，每日 2 次，2021 年至今。

8）尼可地尔片：每次 5mg，每日 3 次，2021 年至今。

9）硝酸异山梨酯片：每次 5mg，每日 3 次，2021 年至今。

10）单硝酸异山梨酯缓释胶囊：每次 50mg，每晚 1 次，2021 年至今。

11）血塞通软胶囊：每次 100mg，每日 3 次，2021 年至今。

12）银杏叶片：每次 9.6mg，每日 3 次，2021 年至今。

13）二甲双胍片：每次 500mg，每日 3 次，2017 年至今。

14）阿卡波糖片：每次 50mg，每日 3 次，2017 年至今。

15）佐匹克隆片：每次 7.5mg，每晚 1 次，2021 年至今。

（4）不良反应史：既往未发生过药品不良反应。

（5）相关检查和检验

1）生命体征：体温 36.2℃，血压 150/80mmHg，心率 61 次 /min，呼吸 18 次 /min。

2）生化指标：UA 476μmol/L，Hcy 24.1μmol/L，ALT 40U/L，AST 35U/L，Cr 74μmol/L，TC 3.74mmol/L，LDL-C 2.16mmol/L，HDL-C 0.70mmol/L，TG 1.00mmol/L，HbA_{1c} 5.8%。

3）高血压基因检测结果：*CYP2C9*3*（c.1075 A>C）：*CYP2C9*1/*3*（AC），*AGTR1*（c.1166 A>C）：AA，氯沙坦活化能力略低、敏感性正常，其他 ARB 药物代谢功能略低、敏感性正常；*CYP3A5*3*（A6986G）：*CYP3A5*1/*3*（AG），*NPPA*（T2238C）：TT，钙通道阻滞剂代谢功能略低、敏感性正常；*CYP2D6*10*（c.100 C>T）：*CYP2D6*1/*1*（CC），*ADRB1*（c.1165 G>C）：CC，β 受体拮抗剂代谢功能正常，敏感性较高。

4）氯吡格雷基因检测结果：*CYP2C19*2*：GA，*CYP2C19*3*：GA，*CYP2C19*17*：CC，慢代谢型。

5）他汀基因检测结果：*APOE*：E3/E4，他汀类降脂疗效降低；*SLCO1B1*：*1b/*1b，正常肌病风险。

6）叶酸基因检测结果：*MTHFR*（c.677C>T）：TT，*MTHFR*（c.1298A>C）：AA，*MTRR*（c.66A>G）：AG，叶酸利用能力高度风险。

（6）服药依从性：自诉能够坚持按时服药，未出现过忘记服药情况。

（7）生活方式：患者丧偶，单独居住，活动量较小（每周 1~2 次，每次 20 分钟）；近一年来睡眠质量差，入睡正常，频繁早醒，早醒之后不能再次入睡；规律进餐，进食量中等（以碳水化合物为主，肉适量、蔬菜较少）；无烟酒不良嗜好。

3. 药学门诊方案制定　见案例表 2-1。

案例表 2-1　药物治疗评估

DRPs 详述	问题状态	问题类型	问题原因	问题优先级
血压控制不佳	实际问题	有效性问题	高血压基因检测结果示氯沙坦钾疗效较差，硝苯地平未兼顾高尿酸血症的治疗	高
出现支架内狭窄	实际问题	有效性问题	患者存在氯吡格雷抵抗，选择氯吡格雷抗血小板治疗不适宜 患者他汀类降脂疗效降低并且为 PCI 术后，选择普伐他汀治疗强度不足	高
地尔硫䓬与美托洛尔、阿托伐他汀合用	实际问题	安全性问题	地尔硫䓬与美托洛尔联合可降低心率，而且该药是 CYP3A4 中效抑制剂，可影响阿托伐他汀代谢，增加阿托伐他汀引起肝功能异常和肌病的风险	高
CRUSADE 出血风险分级为高危并且双联抗血小板，加用血塞通和银杏叶	实际问题	安全性问题	增加出血风险	高
尼可地尔与硝酸异山梨酯合用	实际问题	有效性问题	重复用药，可加快耐药	中
服用阿卡波糖引起腹胀、排气增加	实际问题	安全性问题	未选择同类药物中更适宜的品种	中
失眠早醒给予佐匹克隆	实际问题	适应证问题	未选择同类药物中更适宜的品种	中
同型半胱氨酸升高	实际问题	适应证问题	医生未开具叶酸基因检测并根据结果确定叶酸给药剂量	低
尿酸升高	实际问题	适应证问题	医生未开具降尿酸药物	低

4. 实施干预　见案例表 2-2。

案例表 2-2　实施干预

按用药问题优先级列举药物治疗问题	干预建议	干预结果
优先级:高		
血压控制不佳	行高血压基因检测,结合检测结果及患者血压波动情况制定降压方案:①停用氯沙坦钾片,改为阿利沙坦酯片 240mg qd,晨起服用,因高血压基因检测示氯沙坦活化能力略低、疗效较差,其他 ARB 药物代谢能力略低,但其他 ARB 药物疗效好;患者服药品种较多,阿利沙坦酯不经肝药酶代谢,与其他药物产生相互作用风险较低,并且具有降低尿酸的作用。②停用硝苯地平控释片,改为苯磺酸氨氯地平片 10mg qd,晨起服用,因氨氯地平半衰期 40 小时左右,作用时间长、降压平稳,并且具有降低尿酸的作用	医生接受
出现支架内狭窄	行氯吡格雷、他汀基因检测,结合监测结果制定抗血小板、调整方案:①停用硫酸氢氯吡格雷片,改为替格瑞洛 90mg bid,首剂 180mg,因患者在规律服用阿司匹林联合氯吡格雷双联抗血小板的情况下出现支架内狭窄,而且氯吡格雷代谢基因组检测为慢代谢型,存在氯吡格雷抵抗。②停用普伐他汀钠片,改为阿托伐他汀钙片 20mg qn,因他汀基因检测示他汀类降脂疗效降低并且患者为 PCI 术后,应强化他汀治疗	医生接受
地尔硫䓬与美托洛尔合用	停用地尔硫䓬缓释胶囊,因该药与美托洛尔联合可降低心率,而且该药是 CYP3A4 中效抑制剂,可影响阿托伐他汀代谢,增加阿托伐他汀引起肝功能异常和肌病的风险	医生接受
CRUSADE 出血风险分级为高危并且双联抗血小板,加用血塞通和银杏叶	停用血塞通软胶囊和银杏叶片,因患者目前已用双联抗血小板,并且 CRUSADE 出血风险分级为高危,联合此二药,可增加出血风险	医生接受
优先级:中		
尼可地尔与硝酸异山梨酯合用	停用硝酸异山梨酯片和单硝酸异山梨酯缓释胶囊,因患者目前无心绞痛发作,并且与尼可地尔为重复用药,因患者存在冠状动脉慢血流现象,保留尼可地尔片	医生接受
服用阿卡波糖引起腹胀、排气增加	停用阿卡波糖片,改为伏格列波糖胶囊 0.2mg tid,因伏格列波糖主要抑制蔗糖酶和麦芽糖酶,且不影响淀粉酶,食物中的淀粉在小肠转化为双糖,进入大肠的淀粉很少,故发生腹胀、排气增加等胃肠反应较少	医生接受
失眠早醒给予佐匹克隆	停用佐匹克隆片,改为艾司唑仑片 1mg qn,因患者为早醒,改为作用维持时间长的艾司唑仑,另外该药主要为 CYP3A4/5 代谢,而该患者此药物代谢酶活性略低,因此建议剂量为 1mg	医生接受
优先级:低		
同型半胱氨酸升高	行叶酸基因检测,结合监测结果和同型半胱氨酸水平加用叶酸片 1.25mg qd,因叶酸基因检测示叶酸利用能力高度风险	医生接受
尿酸升高	制定降压方案时,选择具有降低尿酸的降压药物:阿利沙坦酯片和苯磺酸氨氯地平片	医生接受

5. 用药指导方案

（1）为患者制作用药指导单，见案例表 2-3。

案例表 2-3　患者用药指导单

用药时间表													
治疗疾病	药品名称	早饭			午饭			晚饭			睡前	药品规格	注意事项
		前	中	后	前	中	后	前	中	后			
高血压	阿利沙坦酯片	1片										240mg	晨起空腹服用，注意监测血压
	氨氯地平片	2片										5mg	
冠心病	阿司匹林肠溶片	1片										100mg	餐前 1 小时服用
	替格瑞洛片			1片						1片		90mg	首剂 180mg，两次服药尽量间隔 12 小时
	美托洛尔片	1片					1片					12.5mg	早晨 6 点和下午 2 点服用
	阿托伐他汀钙片										1片	20mg	
	尼可地尔片			1片			1片			1片		5mg	注意监测血压
糖尿病	二甲双胍片		1片			1片			1片			500mg	服药后即刻进食
	伏格列波糖胶囊		1片			1片			1片			0.2mg	服药后即刻进食
失眠	艾司唑仑片										1片	1mg	睡前 30 分钟服用
高同型半胱氨酸血症	叶酸片			1/4片								5mg	

（2）生活方式指导：①建议患者每日食盐摄入量不超过 6g（一啤酒瓶盖装载量）；减少烹调用盐及含钠高的调味品（包括味精、酱油等）；避免或减少含钠盐量较高的加工食品，如咸菜、火腿、各类炒货和腌制品；增加富钾食物（新鲜蔬菜、水果和豆类）的摄入量；可选择低钠富钾替代盐。②建议患者摄入碳水化合物（50%~55%）为主，选择高能量密度且富含膳食纤

维的食物（粗粮、麸子、豆类等），增加蔬菜和水果，其中水果类约占 5%~10% 和进餐模式（少吃多餐、慢吃、先汤菜后主食）。③避免进食过饱，尤其是饱餐后运动，避免过度劳累，保持充足睡眠，减轻精神压力，保持心情愉悦。④中等强度运动，每次 30 分钟，每周 5~7 次，运动时间为每日餐后 30~45 分钟。

（3）定期监测

血压：每周至少监测 1 次并记录。

血糖：每周至少监测 1 次空腹血糖和 1 次餐后血糖。

血脂：血脂达标的情况下可每 6 个月或 1 年监测 1 次。

每年至少进行 1 次必要的辅助检查，包括血常规检查、尿常规检查、生化检查（肌酐、尿酸、丙氨酸转氨酶、血钾、血钠等项）和心电图。

有条件者可选做动态血压监测、超声心动图、颈动脉超声、眼底检查等。

6. 随访　通过用药重整，给予患者停用药品 5 种，调整药品 6 种，增加药品 1 种，之后临床药师每隔 2 个月对患者进行 1 次电话随访，持续半年，患者血压控制良好[全天血压控制在（110~130）/（70~80）mmHg]，未出现心绞痛发作，未发生出血现象，血糖控制良好（空腹 7~8mmol/L，餐后 9~10mmol/L），未再出现腹痛腹泻，而且睡眠早醒现象改善。

知识点总结

1. 高血压治疗精准用药相关知识点　高血压的治疗原则：长期服药，调控血压水平，改善症状，防控并发症等。治疗措施包括改善生活方式，个体化控制血压，控制心血管危险因素等，其中长期服用降压药物是最主要的治疗措施。目前，临床常用的抗高血压药物主要包括 CCB、ACEI、ARB、利尿剂和 β 受体拮抗剂。临床上治疗高血压常根据经验选择药物，但是不同人群对上述 5 类抗高血压药物反应不同，药物疗效和不良反应存在个体差异，其主要与药物代谢酶和药物作用靶点的基因多态性相关。通过检测药物代谢酶和药物靶点基因，可指导医生针对特定患者选择合适的降压药物和给药剂量，提高降压药物治疗的有效性和安全性。

伴有 Hcy 升高（Hcy≥10μmol/L）的高血压定义为 H 型高血压。循证医学证据提示，H 型高血压是脑卒中的最重要危险因素，中国高血压患者普遍存在高 Hcy 和低叶酸现象，而叶酸缺乏和叶酸代谢途径中关键酶的缺陷或基因突变是导致 Hcy 升高的主要原因。对亚甲基四氢叶酸还原酶（5,10-methylenetetrahydrofolate reductase，MTHFR）基因、甲硫氨酸合成酶还原酶（methionine synthase reductase，MTRR）基因及其相关位点的检测，可以直接发现被检测者叶酸代谢方面的遗传缺陷（叶酸的利用能力），从而根据风险高低建议更准确地补充剂量。

2. 抗血小板治疗精准用药相关知识点　氯吡格雷是一种前体药物，本身无抗血小板聚集活性，必须通过 CYP2C19 为主的一系列肝药酶代谢才能具有活性，发挥抗血小板聚集的作用。CYP2C19 在氯吡格雷体内由无活性前体药物转化为活性物质过程中发挥主要作用。因此，*CYP2C19* 基因多态性与氯吡格雷的血小板反应多样性有关。*CYP2C19*2* 或 *CYP2C19*3* 任何一种基因突变都会使之丧失活化氯吡格雷能力，从而引起较高比例的支架内血栓形成等不良心血管事件风险。替格瑞洛为非前体药物，药物本身与代谢产物活性相当，不受细胞色素 P450 酶基因多态性的影响，均能可逆性与血小板 P2Y12 ADP 受体作用，阻断信号转导和血小板活化。

3. 他汀类药物精准用药相关知识点　他汀类药物是临床调脂治疗的首选药物，也是预防心脑血管疾病的重要药物之一。在临床实践中，他汀类药物的调脂效果以及药品不良反应个体差异较大。这种差异主要是由于患者个体存在他汀类药物代谢酶、转运蛋白及药物靶受体等基因的多态性，特别是与编码他汀类药物肝脏代谢关键转运蛋白（OATP1B1）的 *SLCO1B1* 基因以及参与体内脂质代谢的 *APOE* 基因多态性相关。肌酸激酶水平高、肌肉疼痛是他汀类药物常见的不良反应之一，可能与 *SLCO1B1* 基因型有关，而他汀类药物的疗效则与 *APOE* 基因有关。在用药前如果可以明确患者的相关药物基因类型，则可以应用遗传信息指导临床选择最佳的药物、最适的剂量提高药物疗效，减少或避免不良反应。通过基因检测可指导医生选择适合患者的他汀类药物，并给予合适的剂量，对高脂血症患者个体化治疗具有重要的指导作用。

4. β受体拮抗剂相关知识点　β受体拮抗剂通过控制心率有利于改善心绞痛患者的症状，降低发作次数，增加患者运动耐量，减少心肌耗氧量，改善缺血区代谢，缩小心肌梗死范围，增加心肌缺血的存活率。β受体拮抗剂的使用剂量应个体化，从较小剂量开始，逐渐增加剂量。原则上使静息心率降至 55~60 次 /min 为宜。若用药后出现有症状的严重心动过缓（心率低于 50 次 /min），应减量或暂时停用而非直接停药，否则易导致心率反跳性增加，有引起心肌缺血或心绞痛症状频发的风险。

参考文献

[1] 国家卫生计生委合理用药专家委员会，中国医师协会高血压专业委员会．高血压合理用药指南（第 2 版）[J]．中国医学前沿杂志（电子版），2017，9（7）：28-126.

[2] 李建平，卢新政，霍勇，等．H 型高血压诊断与治疗专家共识[J]．中华高血压杂志，2016，24（2）：123-127.

[3] 国家卫生计生委合理用药专家委员会，中国药师协会．冠心病合理用药指南（第 2 版）[J]．中国医学前沿杂志（电子版），2018，10（6）：1-130.

[4] 中华医学会心血管病学分会会，中华心血管病杂志编辑委员会，沈阳军区总医院．抗血小板药物治疗反应多样性临床检测和处理的中国专家建议[J]．中华心血管病杂志，2014，42（12）：986-991.

[5] 中国心胸血管麻醉学会精准医疗分会与心血管药学分会专家组．基因多态性与抗栓药物临床应用专家建议[J]．福建医药杂志，2017，39（S1）：9-19.

[6] 彭晓凤，郭鹏飞，陈晓旺，等．*APOE* 和 *SLCO1B1* 基因多态性检测指导他汀类药物个体化临床应用的效果评价[J]．国际检验医学杂志，2021，42（21）：2631-2634.

（案例作者：寻志坤　李忠东　北京电力医院）

案例 3　难治性高血压的精准药学门诊服务

学习目标

1. 掌握基因检测导向的精准药学服务方法。

2. 掌握顽固性高血压的药物选择及药物联合应用方法。

3. 掌握顽固性高血压患者药物治疗方案的综合评估方法，包括药物品种选择、用药剂量、重复用药、药品不良反应等。

案例简介

患者，女，55岁，身高165cm，体重95kg，BMI 34.9kg/m^2，主因"头晕、头痛，血压控制不佳2年"于2018年1月26日到药师门诊就诊，要求行基因检测调整降压药物。现病史：患者25年前怀孕时出现妊娠高血压，生产后血压仍一直未恢复正常，血压最高达220/160mmHg，诊断为"高血压3级，极高危险"。25年间曾先后使用过卡托普利、硝苯地平、福辛普利、比索洛尔、缬沙坦等多种降压药物，血压控制不理想。曾使用福辛普利出现剧烈咳嗽，使用比索洛尔出现血糖升高。目前使用左旋氨氯地平片，每次2.5mg，每日1次；替米沙坦片，每次80mg，每日1次；氢氯噻嗪片，每次25mg，每日1次。血压控制不佳，血压波动大，常波动在（165~180）/（100~110）mmHg，偶可升高至195/115mmHg，心率波动在80~90次/min。遂于2018年1月26日到药师门诊就诊，要求行基因检测调整降压药物。就诊时血压170/100mmHg，心率90次/min。5年前患"甲状腺功能减退"，已治愈。否认血脂异常、糖尿病病史，否认吸烟、饮酒史，否认家族遗传病史。

工作流程

1. 明确就诊目的

（1）患者自述高血压病史长，使用多种药物效果不佳，目前血压控制不佳，要求行基因检测调整降压药物，进行精准治疗。

（2）患者曾多次出现降压药物引起的不良反应，希望指导用药过程中如何规避不良反应风险。

2. 信息收集

（1）基本信息：患者，女，55岁，身高165cm，体重95kg，BMI 34.9kg/m^2，医疗保险。

（2）既往病史：高血压25年。5年前患"甲状腺功能减退"，已治愈。

（3）用药史

1）卡托普利片：每次25mg，每日3次。

2）硝苯地平控释片：每次30mg，每日1次。

3）福辛普利片：每次10mg，每日1次。

4）比索洛尔片：每次5mg，每日1次。

5）缬沙坦片：每次80mg，每日1次。

（4）既往不良反应史：曾使用福辛普利出现剧烈咳嗽，使用比索洛尔出现血糖升高。

（5）患者目前用药情况

1）左旋氨氯地平片：每次2.5mg，每日1次。

2）替米沙坦片：每次80mg，每日1次。

3）氢氯噻嗪片：每次25mg，每日1次。

（6）相关检查和检验：血压控制不佳，血压波动大，常波动在（165~180）/（100~110）mmHg，偶可升高至195/115mmHg，心率95次/min。就诊时血压170/100mmHg，心率90次/min。

(7) 服药依从性:依从性较好,可以规律服药,但有自行调整用药的习惯。

(8) 生活方式:活动量适中(除上班外,无额外运动);偶有睡眠不佳;规律进餐,进食量中等(以碳水化合物为主,肉适量、蔬菜较少,口味偏咸);无烟酒不良嗜好。

3. 患者基因检测结果和药学门诊方案制定　见案例表 3-1、案例表 3-2。

案例表 3-1　降压药物部分相关基因检测结果

<table>
<tr><th>药品名称</th><th>基因</th><th>基因型</th><th>用药提示</th></tr>
<tr><td>卡维地洛</td><td>UGT1A1</td><td>GA</td><td>代谢慢,血药浓度增加</td></tr>
<tr><td rowspan="3">氢氯噻嗪</td><td>PRKCA</td><td>GG</td><td rowspan="3">疗效差</td></tr>
<tr><td>YEATS4</td><td>CC</td></tr>
<tr><td>NEDD4L</td><td>GG</td></tr>
<tr><td>福辛普利</td><td>ACE</td><td>II</td><td>疗效差</td></tr>
<tr><td>卡托普利</td><td>ACE</td><td>II</td><td>疗效好</td></tr>
<tr><td rowspan="2">氯沙坦</td><td>ABCB1</td><td>GG</td><td rowspan="2">疗效好,减少剂量</td></tr>
<tr><td>CYP2C9</td><td>AA</td></tr>
</table>

案例表 3-2　药物治疗评估

DRPs 详述	问题状态	问题类型	问题原因	问题优先级
血压控制不佳	实际问题	有效性问题	药物选择不适宜	高
心率不达标	实际问题	适应证问题	需要增加药物治疗	高
服药依从性差	实际问题	依从性问题	患者不按医嘱服药	高
患者曾使用福辛普利出现剧烈咳嗽	实际问题	安全性问题	患者 *ACE* 基因型为Ⅱ型,是干咳的高风险人群	中
患者超重	实际问题	适应证问题	患者运动量少,饮食结构不合理	中
患者睡眠不佳	实际问题	适应证问题	偶有睡眠不佳,未使用助眠药物	低

4. 实施干预　见案例表 3-3。

案例表 3-3　实施干预

按用药问题优先级列举药物治疗问题	干预建议	干预结果
优先级:高		
血压控制不佳	建议医生停用氢氯噻嗪片,加用卡维地洛片	医生接受
心率不达标	建议加用卡维地洛片	医生接受
服药依从性差	教育患者按医嘱用药	患者接受

续表

按用药问题优先级列举药物治疗问题	干预建议	干预结果
优先级：中		
患者曾使用福辛普利出现剧烈咳嗽	建议患者避免使用ACEI类降压药物（即名字中带有“普利”的药物）	患者接受
患者超重	建议患者适当运动，积极减重	患者接受
优先级：低		
患者睡眠不佳	建议患者改善睡眠，必要时可考虑适当使用助眠药物	患者接受

5. 用药指导方案

（1）为患者制作用药清单。

1）左旋氨氯地平片：每次2.5mg，每日1次，午餐后服用。

2）替米沙坦片：每次80mg，每日1次，晨起服用。

3）卡维地洛片：每次25mg，每日1次，晨起服用。

（2）生活方式指导：①减少钠盐的摄入量，每日钠盐摄入量不超过3g。②减轻体重，控制体重指数（BMI），争取控制BMI≤25kg/m^2。③多吃富含钾、钙、维生素和微量元素的食物，如新鲜蔬菜、水果、土豆、蘑菇等。减少动物食品和动物油摄入，减少反式脂肪酸的摄入，适量选用橄榄油，每日烹调油用量不超过25g。进餐模式（少吃多餐、慢吃、先汤菜后主食）。④适当运动：快走、慢跑、骑自行车、广场舞、广播体操、有氧健身操、登山等。建议每周至少进行3~5次，每次30分钟以上。⑤减轻精神压力，保持心理平衡。

（3）定期监测：在调整药物治疗方案初期，可每日于早晨、中午、晚上和睡前测量血压、脉搏，每次可测2~3次，取平均值并记录，随访时携带血压监测单。血压控制平稳后，可每周自选1~2日监测血压，并记录血压监测单。逐步将血压控制在140/90mmHg以下，静息心率控制在60~75次/min以下。

6. 随访

（1）1个月后患者随访结果：①血压波动较大，不平稳，高时（170~180）/（100~110）mmHg，低时（140~150）/（80~90）mmHg，心率仍波动在80~90次/min。患者诉曾服用卡托普利未出现咳嗽，基因检测结果显示卡托普利疗效好，故自行根据基因检测结果服用卡托普利。药师建议按医嘱服药，停用卡托普利，加用卡维地洛片，初始剂量每次12.5mg、每日1次，2日后可增加剂量到每次25mg、每日1次。②疾病监测情况：患者能规律监测血压及心率。③调整药物后，未发生不良反应。

（2）3个月后患者随访结果：血压控制平稳，血压波动在（140~150）/（80~90）mmHg，心率控制在65~70次/min。睡眠良好，体重无明显下降，再次告诉患者积极减重。

知识点总结

患者的基因检测结果显示，氢氯噻嗪疗效差，故建议停用氢氯噻嗪。患者心率较快，90次/min，应考虑选择β受体拮抗剂类降压药物，但患者曾使用比索洛尔出现血糖升高。基因检测结果显示，该患者卡维地洛代谢慢，血药浓度可能增加。卡维地洛为有周围血管舒张功能的β受体拮抗剂，这类药物可通过阻断α_1受体产生扩血管作用，降压作用更优，且具有α_1受体和β受体双重拮抗作用，可部分抵消彼此的不良反应，减少或消除由于β受体拮抗而导致的外周血管收缩和糖、脂代谢异常，是较为理想的降压药物。因此结合患者总体情况建议患者服用卡维地洛25mg，每日1次，口服。

患者自述曾使用福辛普利出现剧烈咳嗽，尤以夜间为重，但当时不知为药物引起，以为是感染或其他原因所致，故在长达半年多的时间里使用多种药物和方法治疗咳嗽。基因检测结果显示，该患者血管紧张素转化酶（angiotensin converting enzyme，ACE）为*II*基因型。ACE是肾素-血管紧张素系统的关键酶，也是ACE抑制剂（ACE inhibitor，ACEI）的作用靶点。*ACE*基因位于17号染色体17q23，其内含子16存在287bp的Alu插入（insertion）/缺失（deletion）多态性导致3种基因型：*II*（插入纯合子）、*DI*（插入/缺失杂合子）和*DD*（缺失纯合子）基因型，白色人种、黑色人种和黄色人种中D等位基因频率分别为56.2%、60.3%和39.0%。临床研究表明，ACE I/D多态性可影响血浆ACE的水平，与ACEI类药物的疗效和不良反应密切相关，*DD*基因型个体血浆ACE的活性升高，使用ACEI治疗后ACE活性下降更明显，降压疗效优于*DI*和*II*基因型。而携带*I*基因型的患者服用ACEI类药物后发生干咳的风险增大。本患者*ACE*基因型为*II*型，是干咳的高风险人群，应避免使用ACEI类药物。

参考文献

[1] 牛晓方. 精准医疗时代临床药师的机遇与挑战[J]. 药学研究，2017，36(10)：614-617.

[2] 王丽，徐小薇. 药物相关基因检测对临床合理用药的指导意义[J]. 中国医院药学杂志，2008，28(21)：1865-1868.

[3] RAMU P，UMAMAHESWARAN G，SHEWADE D G，et al.Gly460Trp polymorphism of the ADD1 gene and essential hypertension in an Indian population：a meta-analysis on hypertension risk[J].Indian J Hum Genet，2010，16(1)：8-15.

[4] 赵连友，孙宁玲，孙英贤，等.α/β受体阻滞剂在高血压治疗中应用的中国专家共识[J]. 中华高血压杂志，2016，24(6)：521-526.

[5] 中华人民共和国国家卫生和计划生育委员会. 药物代谢酶和药物作用靶点基因检测技术指南（试行）概要[J]. 实用器官移植电子杂志，2015，3(5)：257-267.

[6] 李露，李铭扬，王祥宇，等.ACE基因插入/缺失多态性与中国原发性高血压患者ACEI降压效果及咳嗽风险关联性的Meta分析[J]. 临床心血管病杂志，2017，33(3)：251-257.

（案例作者：张新茹　吉林大学第二医院）

案例4　风湿性心脏病合并心房颤动的药学门诊服务

学习目标

1. 掌握抗凝药物华法林出血不良事件的评估与处理。

2. 掌握影响华法林抗凝治疗效果的因素。

案例简介

患者，女，67岁，身高158cm，体重60kg，BMI 24.0kg/m²。风湿性心脏病，心房颤动，慢性心力衰竭。口服呋塞米片，每次20mg，每日1次；螺内酯片，每次20mg，每日1次；美托洛尔缓释片，每次23.75mg，每日1次；华法林钠片，每次2.5mg，每晚1次。用药后每周抽血复查，连续3周。用药1个月后因"黑便、牙龈出血4日"诊断为急性消化道出血，当日测INR>15。经住院治疗后好转出院。近期实验室检查：Cr 110μmol/L（Ccr：42.5ml/min），ALT 24U/L，AST 25U/L，INR 1.1。

工作流程

1. 明确就诊目的

（1）患者使用抗凝药物华法林后出现消化道出血，请药师协助找到出血不良事件的原因。

（2）患者对于目前用药注意事项及监测指标不清楚，希望得到药师指导。

2. 信息收集

（1）基本信息：患者，女，67岁，身高158cm，体重60kg，医疗保险。

（2）既往病史：既往无高血压、糖尿病等病史。无手术史。

（3）用药史

1）呋塞米片：每次20mg，每日1次，2019年1月至今。

2）螺内酯片：每次20mg，每日1次，2019年1月至今。

3）美托洛尔缓释片：每次23.75mg，每日1次，2019年1月至今。

4）华法林钠片：每次2.5mg，每日1次，2020年5月开始。

（4）不良反应史：既往未发现药品不良反应。

（5）相关检查和检验：血压110/65mmHg，心率75次/min，Cr 110μmol/L，ALT 24U/L，AST 25U/L，HGB 110g/L，INR>15，PT>120秒，出院当日INR 1.1。

（6）服药依从性：服药依从性好。

（7）生活方式：与儿女同住，睡眠尚可；规律进餐，饮食结构基本稳定，有煲汤习惯，4~5次/周，汤里会放党参、枸杞、红枣等；无烟酒不良嗜好。无使用中成药、保健品等。

3. 药学门诊方案制定　患者，67岁老年女性，因诊断风湿性心脏病合并心房颤动，使用华法林钠片，每次2.5mg，每日1次抗凝治疗。用药后每周抽血复查，1个月后出现急性消化道出血。患者使用华法林导致严重出血原因考虑：①使用抗凝药物期间合并使用党参、枸杞等，但并未增加监测频次。②实验室监测指标有误，患者以为使用华法林监测血常规，而不清楚需要监测凝血指标INR。华法林的量效关系受多种因素影响，包括药物、饮食、各种疾病状态，药物包括西药和中药，其中中药成分复杂，不同的加工方法和制剂类型都会对其中成分及比例产生影响，使潜在的相互作用更难评估，为用药带来很大风险。建议如必需使用中药，应在药师指导下对华法林剂量及监测频次做出适当调整，降低用药风险。血常规是检查血液中各种血细胞的数量、形态、比例等是否正常的一种检查方法，而INR是评价体内凝血功能的指标，也是调整华法林剂量的依据，两种检查指标具有不同的临床意义，在患者用药前应做好用药宣教，见案例表 4-1。

案例表 4-1 药物治疗评估

DRPs 详述	问题状态	问题类型	问题原因	问题优先级
使用华法林后出现消化道出血、牙龈出血等出血表现	实际问题	安全性问题	合并使用中药	高
使用华法林后定期抽血复查，但检测指标为血常规，而不是 INR	实际问题	有效性、安全性问题	患者对使用华法林监测指标认识不足	高

4. 实施干预 见案例表 4-2。

案例表 4-2 实施干预

按用药问题优先级列举药物治疗问题	干预建议	干预结果
优先级：高		
使用华法林后定期抽血复查，但检测指标为血常规，而不是 INR	定期监测凝血检验中的 INR，根据 INR 调整剂量	患者接受
使用华法林后出现消化道出血、牙龈出血等出血表现	使用华法林期间出现出血表现应与华法林相关，对患者进行用药教育	患者接受
优先级：中		
风湿性心脏病合并心房颤动抗凝治疗必要性	建议继续使用华法林预防血栓栓塞	患者接受

5. 用药指导方案

（1）为患者制作用药指导单，见案例表 4-3。

案例表 4-3 患者用药指导单

<table>
<tr><th colspan="14">用药时间表</th></tr>
<tr><th rowspan="2">治疗疾病</th><th rowspan="2">药品名称</th><th colspan="3">早饭</th><th colspan="3">午饭</th><th colspan="3">晚饭</th><th rowspan="2">睡前</th><th rowspan="2">药品规格</th><th rowspan="2">注意事项</th></tr>
<tr><th>前</th><th>中</th><th>后</th><th>前</th><th>中</th><th>后</th><th>前</th><th>中</th><th>后</th></tr>
<tr><td rowspan="2">心房颤动</td><td>华法林钠片</td><td></td><td></td><td></td><td></td><td></td><td></td><td></td><td></td><td></td><td>1/2 片</td><td>2.5mg</td><td>定期监测 INR，注意是否有出血表现</td></tr>
<tr><td>美托洛尔缓释片</td><td></td><td></td><td>1/2 片</td><td></td><td></td><td></td><td></td><td></td><td></td><td></td><td>47.5mg</td><td>监测心率</td></tr>
<tr><td rowspan="2">慢性心力衰竭</td><td>呋塞米片</td><td></td><td></td><td>1 片</td><td></td><td></td><td></td><td></td><td></td><td></td><td></td><td>20mg</td><td rowspan="2">注意下肢或其他部位是否有水肿</td></tr>
<tr><td>螺内酯片</td><td></td><td></td><td>1 片</td><td></td><td></td><td></td><td></td><td></td><td></td><td></td><td>20mg</td></tr>
</table>

（2）生活方式指导：保持饮食结构稳定，避免摄入过多富含维生素 K 的食物，如菠菜；避免煲汤时加入与华法林有相互作用的中草药。

（3）定期监测：① INR，门诊患者可根据出血风险及初始剂量确定监测频率，INR 稳定前 3~7 日监测 1 次；INR 稳定后，可每 4 周监测 1 次。如果需调整剂量，应重复前面所述监测频率直至 INR 再次稳定。②心率，每周至少监测 1 次并记录。

6. 随访 门诊建议患者继续使用华法林，起始剂量 1.25mg qn，5~7 日后复查 INR，用药期间注意有无栓塞或出血表现，如若出现需立即就医。患者 7 日后复查 INR 1.38，建议剂量调整为 1.875mg qn；调整剂量 7 日后复查 INR 1.56，剂量调整为 1.875mg、2.5mg 交替使用；7 日后再次复查 INR 1.87，建议华法林剂量 1.875mg、2.5mg 继续交替使用。用药期间无出血表现。

知识点总结

风湿性心脏病合并心房颤动抗凝治疗相关知识点见下。

1. 根据目前国内外心脏瓣膜病治疗指南，对于风湿性心脏病合并心房颤动患者，预防血栓栓塞应选择维生素 K 拮抗剂华法林抗凝治疗，不能选择非维生素 K 拮抗剂。

2. 华法林是目前唯一推荐用于瓣膜性心房颤动的抗凝药物，该药优缺点非常明显，优点为适应证广、疗效确切、价格便宜，缺点为治疗窗窄、剂量变异性大，受环境因素（药物、食物、疾病状态）和遗传因素的影响，需要定期监测 INR。若患者出血或 INR 不达标，应综合考虑患者肝肾功能、合并用药、饮食习惯改变等因素，如有必要可通过遗传因素（*VKORC1* 和 *CYP2C9* 基因多态性）解释原因。

3. 多种中药可能影响华法林抗凝作用，如丹参、当归、枸杞以及具有活血化瘀功效的中药可以增强华法林抗凝作用，从而增加出血风险；人参制品等可以减弱华法林抗凝作用。因此加用或停用中药时应增加国际标准化比值（international normalized ratio，INR）监测频率。

4. 华法林的有效性、安全性与其抗凝效应密切相关，而剂量 - 效应关系在不同个体有很大差异，因此必须密切监测以防止过量或剂量不足。华法林抗凝强度的评价使用 INR，INR 是不同实验室测定的 PT 经过国际敏感指数（international sensitivity index，ISI）校正后计算得到的。因此，不同实验室测定的 INR 可以比较。一般来说，华法林最佳抗凝强度为 INR 2.0~3.0，此时出血和血栓栓塞的危险均最低。治疗过程中剂量调整应谨慎，当剂量调整幅度较小时，可按每周剂量进行调整。INR 为 1.5~1.9 时，可每周总剂量增加 10%；INR<1.50 时，每周总剂量增加 15%。

5. 华法林最常见的不良反应为出血，可表现轻微出血和严重出血，轻微出血如鼻出血、牙龈出血、皮肤瘀斑等，严重出血表现为肉眼血尿、消化道出血、颅内出血。用药教育时应告知患者如出现上述出血表现，应及时就诊。

6. 虽然华法林有很多局限性，但通过药学抗凝门诊对患者进行系统管理，可以明显增加患者的依从性和用药的安全性。建议有条件的医院建立抗凝门诊，加强对长期服用抗凝治疗患者的抗凝管理。

参考文献

[1] 中华医学会心血管病学分会，中国老年学学会心脑血管病专业委员会 . 华法林抗凝治疗的中国专家共

识[J]. 中华内科杂志,2013,52(1):76-82.
[2] MEMBERS W C,OTTO C M,NISHIMURA R A,et al.2020 ACC/AHA guideline for the management of patients with valvular heart disease:a report of the American college of cardiology/American heart association joint committee on clinical practice guidelines[J].J Thorac Cardiovasc Surg,2021,162(2):e183-e353.
[3] VAHANIAN A,BEYERSDORF F,PRAZ F,et al.2021 ESC/EACTS guidelines for the management of valvular heart disease[J].Eur Heart J,2022,43(7):561-632.
[4] 中华医学会心电生理和起搏分会,中国医师协会心律学专业委员会,中国房颤中心联盟心房颤动防治专家工作委员会. 心房颤动:目前的认识和治疗建议(2021)[J]. 中华心律失常学杂志,2022,26(1):15-88.

(案例作者:刘晓琦　广东省人民医院)

案例 5　瓣膜置换术后心房颤动的药学门诊服务

学习目标

1. 掌握瓣膜置换术后心房颤动患者药物治疗方案的综合评估方法,包括药物品种选择、用药剂量、重复用药、药品不良反应等。

2. 掌握药物治疗干预问题优先级别。

案例简介

患者,女,69 岁,身高 148cm,体重 45kg,BMI 20.5kg/m^2。既往高血压 5 年,口服比索洛尔片,每次 5mg,每日 1 次,血压控制在(130~140)/(60~70)mmHg 左右,心率 70 次 /min 左右。甲状腺功能减退 10 余年,口服左甲状腺素片,每次 75μg,每日 1 次。半个月前因"反复胸闷气促 3 个月余",在我院住院诊断为心房颤动、风湿性二尖瓣伴主动脉瓣关闭不全、心力衰竭,行二尖瓣机械瓣膜置换术 + 主动脉瓣机械瓣膜置换术 + 三尖瓣成形术 + 左心耳结扎术,出院后口服地高辛片,每次 0.125mg,每日 1 次;呋塞米片,每次 20mg,每日 1 次(治疗 3~6 个月);螺内酯片,每次 20mg,每日 1 次(治疗 3~6 个月);美托洛尔片,每次 25mg,每日 2 次;氯化钾缓释片,每次 1g,每日 1 次;华法林钠片,每次 1.5mg 和 2.25mg 交替,每日 1 次。患者出院后自行继续服用比索洛尔片,每次 5mg,每日 1 次。本次门诊提供的实验室检查:INR 1.5,FT_3 0.94pg/ml(2.3~4.2),FT_4 1.12ng/dL(0.89~1.8),TSH 1.727μIU/ml(0.55~4.78),Cr 60μmol/L(Ccr:63.78ml/min),AST 21U/L,ALT 15U/L,K^+ 3.8mmol/L,Hb 127g/L(115~150)。本次门诊提供的检查报告:心脏彩超(术前)示左房、右室增大,主动脉及肺动脉增宽,二尖瓣钙化并关闭错位及中度反流,主动脉瓣钙化并中度反流,三尖瓣轻度反流,左室射血分数 51%(50%~70%);胸片(术后)示心脏瓣环置换术后改变。本次门诊查体:血压 132/68mmHg,心率 65 次 /min,双下肢无水肿,颈静脉无怒张。出血危险评估(HAS-BLED):1 分(老年)。

工作流程

1. 明确就诊目的

(1) 患者诉服用华法林需定期医院进行检测不方便,以前服用华法林的邻居换成了新型口服抗凝药，咨询自己是否可以替换。

（2）患者询问华法林是否需要调整剂量。

（3）患者自述用药品种多，并从多个医疗机构开具药物，希望药师协助评估目前用药是否适宜。

2. 信息收集

（1）基本信息：患者，女，69 岁，身高 148cm，体重 45kg，医疗保险（省）。

（2）既往病史：高血压，甲状腺功能减退，心房颤动，心力衰竭，风湿性瓣膜置换术后；无跌倒发生史。

（3）用药史

1）比索洛尔片：每次 5mg，每日 1 次，2017 年 3 月至今。

2）左甲状腺素片：每次 75μg，每日 1 次，2012 年 3 月至今。

3）地高辛片：每次 0.125mg，每日 1 次，2022 年 3 月至今。

4）呋塞米片：每次 20mg，每日 1 次，2022 年 3 月至今。

5）螺内酯片：每次 20mg，每日 1 次，2022 年 3 月至今。

6）美托洛尔片：每次 25mg，每日 2 次，2022 年 3 月至今。

7）氯化钾缓释片：每次 1g，每日 1 次，2022 年 3 月至今。

8）华法林钠片：每次 1.5mg 和 2.25mg 交替，每日 1 次，2022 年 3 月至今。

（4）不良反应史：既往未发现药品不良反应。

（5）相关检查和检验：血压 132/68mmHg，心率 65 次 /min，FT_3 0.94pg/ml（2.3~4.2），FT_4 1.12ng/dL（0.89~1.8），TSH 1.727μIU/ml（0.55~4.78），Cr 60μmol/L（Ccr：63.78ml/min），INR 1.5，AST 21U/L，ALT 15U/L，K^+ 3.8mmol/L。

（6）服药依从性：严格遵从医嘱服用，从未遗漏。

（7）生活方式：与儿子一家居住，基本无活动量；自诉睡眠质量尚可，规律进餐，进食量少；无烟酒不良嗜好。

3. 药学门诊方案制定　见案例表 5-1。

案例表 5-1　药物治疗评估

DRPs 详述	问题状态	问题类型	问题原因	问题优先级
华法林剂量不足	实际问题	有效性问题	患者国际化标准比值偏低，抗凝不足，需要加量	高
重复使用比索洛尔与美托洛尔	实际问题	安全性问题	患者同时使用医院医嘱及自备药	高
左甲状腺素钠片治疗 T_3 仍然未达标	实际问题	有效性问题	左甲状腺素钠的剂量过低	中
氯化钾补钾没有达到血钾目标值	实际问题	有效 / 安全性问题	氯化钾缓释片频次不足	低

4. 实施干预　见案例表 5-2。

案例表 5-2　实施干预

按用药问题优先级列举药物治疗问题	干预建议	干预结果
优先级：高		
华法林药物替换	药师为患者进行用药教育，告知华法林抗凝的必要性	患者接受
华法林剂量不足	药师根据 INR 结果，建议华法林剂量调整为每日 3/4 片，并于 1 周后复查凝血功能	医生接受
重复使用比索洛尔与美托洛尔	建议医生停美托洛尔。该患者心率需控制 <80 次 /min，血压目标值 <(90~140)/(60~90)mmHg，目前患者血压、心率均达标，后期可根据患者心率及血压调节比索洛尔剂量	医生接受
优先级：中		
左甲状腺素钠片治疗 T_3 仍然未达标	建议医生左甲状腺素钠片加量	医生接受，并将左甲状腺素钠片增加至 87.5μg qd
优先级：低		
氯化钾缓释片补钾血钾未达标	建议医生将 1g qd 调整为 0.5g bid	医生接受

5. 用药指导方案

(1) 为患者制作用药指导单，见案例表 5-3。

案例表 5-3　患者用药指导单

<table>
<tr><th colspan="14">用药时间表</th></tr>
<tr><th rowspan="2">治疗疾病</th><th rowspan="2">药品名称</th><th colspan="3">早饭</th><th colspan="3">午饭</th><th colspan="3">晚饭</th><th rowspan="2">睡前</th><th rowspan="2">药品规格</th><th rowspan="2">注意事项</th></tr>
<tr><th>前</th><th>中</th><th>后</th><th>前</th><th>中</th><th>后</th><th>前</th><th>中</th><th>后</th></tr>
<tr><td>甲状腺功能减退</td><td>左甲状腺素钠片</td><td>1+1/2 片</td><td></td><td></td><td></td><td></td><td></td><td></td><td></td><td></td><td></td><td>50μg</td><td>晨起空腹服用，注意监测甲状腺功能</td></tr>
<tr><td rowspan="3">瓣膜性心房颤动 / 心衰 / 高血压</td><td>华法林钠片</td><td></td><td></td><td></td><td></td><td></td><td></td><td></td><td></td><td>3/4 片</td><td></td><td>3mg</td><td>固定时间服用，注意监测凝血功能</td></tr>
<tr><td>比索洛尔片</td><td>1 片</td><td></td><td></td><td></td><td></td><td></td><td></td><td></td><td></td><td></td><td>5mg</td><td>注意监测血压、心率、传导阻滞和心力衰竭恶化症状。不能随意停药</td></tr>
<tr><td>地高辛片</td><td>1/2 片</td><td></td><td></td><td></td><td></td><td></td><td></td><td></td><td></td><td></td><td>0.25mg</td><td>注意监测血压及心率，血压 <90/50mmHg 或心率 <50 次 /min 停用</td></tr>
</table>

续表

用药时间表													
治疗疾病	药品名称	早饭			午饭			晚饭			睡前	药品规格	注意事项
		前	中	后	前	中	后	前	中	后			
瓣膜性心房颤动/心衰/高血压	呋塞米片	1片										20mg	注意监测电解质，血钾 <3.5mmol/L 应停用
	螺内酯片			1片								20mg	餐中或餐后服用，注意监测电解质，血钾 >5.5mmol/L 应停用
	氯化钾缓释片			1/2片						1/2片		1g	饭后服用，不可嚼服，注意监测电解质，血钾 >5.5mmol/L 应停用

（2）生活方式指导：建议患者少喝水（液体摄入量 <1.35L/d），以免增加心脏负担，避免重体力劳动及剧烈运动，避免感冒。

（3）定期监测：凝血功能：目前每周监测 1 次，待稳定后可延长至每 2 周监测 1 次，而后每月 1 次，逐渐延长时间间隔，但间隔最好不要超过 3 个月，控制 INR 至 2.0~3.0；血压：每周至少监测 1 日并记录；心率：每日起床前监测静息状态下心率；电解质：前 3 个月每个月监测 1 次，以后每 3 个月 1 次；甲状腺功能：每月监测 1 次，稳定后每隔半年至 1 年监测 1 次。

6. 随访　1 周后患者随访结果：

（1）抗凝有效（INR 2.49）。

（2）疾病监测情况：患者能规律监测血压、心率（血压 128/68mmHg，心率 68 次 /min）。

（3）调整药物后，未发现药品不良反应。

知识点总结

1. 机械瓣膜置换术后抗凝相关知识点

（1）心脏瓣膜病依然是我国最为常见的心脏疾病之一。治疗方法主要包括人工瓣膜置换及瓣膜成形修复术。机械瓣膜从 20 世纪 50 年代开始用于临床，由于较好的耐久性，而受到众多患者的青睐。对于瓣膜术后的患者规范的抗凝治疗显得尤为重要，不仅可以有效预防血栓栓塞风险，降低抗凝相关出血并发症，同时也是改善远期生存和生活治疗的关键因素。

（2）随着目前新型口服抗凝药物的不断涌现，由于其无须常规检测凝血功能，更为患者所接受和用于长期治疗。就目前的临床研究来看，该类药物在静脉血栓的预防及治疗、心房颤动卒中预防中显示疗效至少不劣于华法林，但是在心脏瓣膜术后患者应用尚缺乏足够的临床证据，尤其在机械瓣膜置换术后是严禁使用新型口服抗凝药来替代华法林治疗，因而华法林依然将是心脏瓣膜置换术后抗凝治疗的首选药物。

（3）欧美指南一般建议华法林初始剂量为 5~10mg。与西方人比较，亚洲人华法林肝脏代谢酶存在较大差异，中国人的平均华法林剂量低于西方人。建议中国人的初始剂量为

1~3mg（国内华法林主要剂型为 2.5mg 和 3mg），可在口服 2~7 日后出现抗凝作用，2~4 周达到目标范围。虽然华法林相关的药物基因多态性（主要是 *CYP2C9/VKORC1*）检测可以帮助进行初始剂量的选择，但是基因多态性只能解释 30%~60% 的华法林个体差异，另外还需综合患者的体重、基础状况、肝肾功能以及合并用药等因素来选择合适剂量。目前，国外指南还不推荐对所有服用华法林的患者常规进行基因检测来决定剂量。如有条件，基因检测将有助于华法林剂量的调整。

（4）华法林药代动力学受多种因素的影响，因此个体差异大、食物 / 药物相互作用多。一旦患者开始使用华法林进行规范抗凝治疗，则建议患者规律监测国际标准化比值。华法林用于心房颤动卒中预防建议 INR 控制在 2.0~3.0 之间，不同瓣膜置换术 INR 的目标值略有不同，主动脉机械瓣膜置换术建议 INR 在 1.8~2.2，二尖瓣机械瓣膜置换术建议 INR 在 2.0~2.5，三尖瓣机械瓣膜置换术建议 INR 在 2.5~3.0。治疗过程中可根据 INR 来对华法林进行剂量调整，如果 INR 连续测得结果位于目标范围之外再开始调剂量，一次升高或降低可以不急于改变剂量而应寻找原因。如果华法林剂量调整幅度较小时，可通过计算每周剂量进行调整，这种方法比直接调整每日剂量更为准确。INR 如果超过目标范围，可升高或降低原剂量的 5%~20%，调整后注意加强监测。如果 INR 一直稳定，偶尔波动且幅度不超过 INR 目标范围上下 0.5，可不必调整剂量，酌情复查 INR（可数日或 1~2 周）。增加监测频率在一定程度上可以降低抗凝相关并发症的发生率。即便华法林服用期间 INR 处于相对稳定的情况下，仍建议最长间隔监测时间不应超过 3 个月。

2. β 受体拮抗剂相关知识点　β 受体拮抗剂作为高血压伴心率增快患者的首选药物，分为非选择性 β 受体拮抗剂、选择性 β_1 受体拮抗剂及同时作用于 β 和 α_1 受体的拮抗剂。推荐的有比索洛尔、卡维地洛及琥珀酸美托洛尔缓释片。β 受体拮抗剂从低剂量开始并逐步增加至最大耐受剂量，比索洛尔最大耐受剂量为 10mg。高血压合并不同的并发症其心率控制有所差异，对于高血压合并心衰建议心率控制在 <70 次 /min，高血压合并心房颤动初始目标是静息心室率 <110 次 /min，仍有症状、射血分数下降心衰或接受心脏再同步化治疗的患者可将心室率降至 80 次 /min。高血压合并冠心病用药后建议将心率控制在 55~60 次 /min。突然停用容易导致暂时病情恶化，因此没有医生 / 药师的指导，患者不能自行随意停药或变更剂量。

3. 瓣膜置换术后抗心力衰竭药物相关知识点

（1）瓣膜置换术后患者需短期给予患者抗心力衰竭的药物，如地高辛、利尿剂。一般为术后 3~6 个月，需根据患者术后心功能恢复、液体潴留等情况来个体化确定疗程及剂量调整。

（2）利尿剂是唯一能充分控制心衰患者液体潴留，减轻心脏负荷的药物，是标准治疗中不可缺少的部分。所有心衰患者有液体潴留的证据或原先有液体潴留者，均应给予利尿剂，袢利尿剂作为首选。电解质紊乱是伴随利尿剂常见不良反应，在大剂量、长疗程、应用袢利尿剂的情况下尤其容易发生，且低钾和低钠血症最常见。低钾血症可引起乏力、心律失常、肠蠕动紊乱、洋地黄过量。心力衰竭患者血钾水平建议保持在 4.0~4.5mmol/L 之间。通过联用保钾利尿剂和摄入富含钾离子的食物及钾的口服制剂补充钾离子是预防低钾血症的重要方法。一般口服氯化钾 3g/d，血钾浓度可上升 1mmol/L。

（3）地高辛是口服洋地黄制剂，可改善心衰症状和患者的运动耐量，为心房颤动伴快心室率患者的首选。地高辛由于治疗窗窄，一般建议监测血药浓度，使其维持在 0.5~0.9μg/L。

（4）该患者使用低剂量（每次 20mg，每日 1 次）醛固酮受体拮抗剂螺内酯可改善心肌重构，并预防呋塞米所致的低血钾不良反应。螺内酯也属于保钾利尿药，要达到利尿作用需要使用高剂量，如每次 50~100mg，每日 1 次。对于使用利尿剂及洋地黄类药物的患者，螺内酯的使用可预防低钾造成的洋地黄中毒。螺内酯应于进食或餐后服药，以减少胃肠道反应，并提高药物的生物利用度。

4. 甲状腺功能减退患者心脏手术后左甲状腺素钠片补充相关知识点　对于老年、合并心血管疾病、甲状腺功能减退 10 余年的患者，应缓慢调整左甲状腺素钠片的剂量。因补充过多可引起心肌及全身组织氧耗增加，心率增快，心肌氧供失衡，可能诱发心绞痛。故手术后调整剂量 5~7 日可复查甲状腺功能，根据 FT_3、FT_4 水平及患者一般情况指导调整剂量，左甲状腺素钠片起效较慢，剂量调整后一般 4 周后复查评估疗效。

参考文献

[1] 中华医学会胸心血管外科分会瓣膜病外科学组 . 心脏瓣膜外科抗凝治疗中国专家共识[J]. 中华胸心血管外科杂志，2022，38（3）：164-174.

[2] 中华医学会心电生理和起搏分会，中国医师协会心律学专业委员会，中国房颤中心联盟心房颤动防治专家工作委员会 . 心房颤动：目前的认识和治疗建议（2021）[J]. 中华心律失常学杂志，2022，26（1）：15-88.

[3] 葛卫红 . 华法林抗凝治疗临床药师指导手册[M]. 北京：人民卫生出版社，2009.

[4] 中华医学会心血管病学分会，中国老年学学会心脑血管病专业委员会 . 华法林抗凝治疗的中国专家共识[J]. 中华内科杂志，2013，52（1）：76-82.

[5] HEIDENREICH P A，BOZKURT B，AGUILAR D，et al.2022 AHA/ACC/HFSA guideline for the management of heart failure：a report of the American college of cardiology/American heart association joint committee on clinical practice guidelines[J].J Am Coll Cardiol，2022，79（17）：e263-e421.

[6] 高血压心率管理多学科共识组 . 中国高血压患者心率管理多学科专家共识（2021 年版）[J]. 中国医学前沿杂志（电子版），2021，13（4）：38-48.

[7] 国家卫生计生委合理用药专家委员会，中国药师协会 . 心力衰竭合理用药指南（第 2 版）[J]. 中国医学前沿杂志（电子版），2019，11（7）：1-78.

[8] 中华医学会心血管病学分会，中华心血管病杂志编辑委员会 . 洋地黄类药物临床应用中国专家共识[J]. 中华心血管病杂志，2019，47（11）：857-864.

[9] 中华医学会内分泌学分会 . 成人甲状腺功能减退症诊治指南[J]. 中华内分泌代谢杂志，2017，33（2）：167-180.

[10] 张富恩，张健群，孔晴宇，等 . 冠心病合并甲状腺功能减退症冠状动脉搭桥术围手术期治疗[J]. 心肺血管病杂志，2009，28（4）：217-219.

[11] 周智恩，严善秀，王道庄，等 . 心内直视手术后甲状腺功能减退患者的治疗策略[J]. 四川医学，2011，32（4）：560-562.

（案例作者：张卫芳　南昌大学第二附属医院）

案例6　经皮冠脉介入术后合并糖尿病的药学门诊服务

学习目标

1. 掌握药物治疗管理服务流程。

2. 掌握老年多病共存、多重用药患者药物治疗方案的综合评估方法，包括药物品种选择、用药剂量、重复用药、药品不良反应等。

3. 掌握药物治疗干预问题优先级别。

案例简介

患者，男，76岁，身高178cm，体重82kg，BMI 25.9kg/m^2。既往史：冠心病经皮冠脉介入术（percutaneous coronary intervention，PCI）后3年，现口服阿司匹林肠溶片，每次100mg，每日1次；硫酸氢氯吡格雷片，每次75mg，每日1次；比索洛尔片，每次5mg，每日1次；阿托伐他汀钙片，每次20mg，每晚1次；麝香保心丸，每次45mg，每日3次；复方丹参滴丸，每次250mg，每日3次。高血压2级（极高危）4年，口服硝苯地平缓释片，每次30mg，每日1次；培哚普利片，每次8mg，每日1次，血压控制在（90~100）/60mmHg左右，心率70次/min左右。发现2型糖尿病3年，口服格列齐特缓释片，每次60mg，每日1次；消渴丸，每次10丸，每日3次，降糖治疗；在家偶尔自测血糖：空腹血糖6mmol/L左右，餐后2小时血糖12~13mmol/L，未规律监测糖化血红蛋白。慢性萎缩性胃炎4年余，1年前曾因胃出血入院治疗，现口服奥美拉唑镁肠溶片，每次20mg，每日1次；健胃愈疡片，每次1.5g，每日3次治疗。前列腺增生，口服非那雄胺片，每次5mg，每日1次；坦索罗辛缓释胶囊，每次0.2mg，每日1次，睡前服用。痛风史10余年，口服苯溴马隆片，每次50mg，每日1次；别嘌醇片，每次100mg，每日3次治疗，偶有发作。今日就诊药学门诊，就诊时间为上午9:30，现场给予患者测量血压为93/60mmHg，心率为72次/min，随机血糖为3.9mmol/L。

工作流程

1. 明确就诊目的

（1）患者自述用药数目多，并从多个医疗机构开具药物，希望药师协助评估目前用药是否适宜。

（2）患者对于目前用药的用法用量不清楚，希望得到药师的用药指导。

2. 信息收集

（1）基本信息：患者，男，76岁，身高178cm，体重82kg，医疗保险。

（2）既往疾病史：冠心病PCI术后3年，高血压2级（极高危），2型糖尿病，慢性萎缩性胃炎，前列腺增生，高尿酸血症；无跌倒发生史。

（3）用药史

1）阿司匹林肠溶片：每次100mg，每日1次，睡前，PCI术后至今。

2）硫酸氢氯吡格雷片：每次75mg，每日1次，睡前，PCI术后至今。

3）比索洛尔片：每次5mg，每日1次，睡前，PCI术后至今。

4）阿托伐他汀钙片：每次 20mg，每日 1 次，睡前，PCI 术后至今。

5）麝香保心丸：每次 45mg，每日 3 次，餐后，PCI 术后 1 年至今。

6）复方丹参滴丸：每次 250mg，每日 3 次，餐后，自行服用十几年。

7）硝苯地平缓释片：每次 30mg，每日 1 次，睡前，PCI 术后至今。

8）培哚普利片：每次 8mg，每日 1 次，睡前，PCI 术后至今。

9）格列齐特缓释片：每次 60mg，每日 1 次，早饭前，PCI 术后至今。

10）消渴丸：每次 10 丸，每日 3 次，餐前，PCI 术后 1 年至今。

11）奥美拉唑镁肠溶片：每次 20mg，每日 1 次，晚饭前，胃出血后至今。

12）健胃愈疡片：每次 1.5g，每日 3 次，餐前，胃出血后至今。

13）非那雄胺片：每次 5mg，每日 1 次，睡前，近半年开始服用。

14）坦索罗辛缓释胶囊：每次 0.2mg，每日 1 次，睡前，近半年开始服用。

15）苯溴马隆片：每次 50mg，每日 1 次，早餐后，近半年开始服用。

16）别嘌醇片：每次 100mg，每日 3 次，餐后，近半年开始服用。

（4）不良反应和处置史：自诉平时偶尔有头晕症状，需静坐恢复；半年前曾出现过 1 次午后心慌、出冷汗、手抖症状，进食半个馒头后症状缓解。

（5）检查和检验：今日就诊，测量患者血压为 93/60mmHg，心率 72 次 /min，随机血糖为 3.9mmol/L。自诉体检肝肾功能正常，现场无法提供具体数据。

（6）服药依从性：患者自述偶尔忘记服药 1~2 次，自认为能坚持按时服药。

（7）生活方式：患者与老伴两人在家生活，平时活动量中等（每日晚饭后散步半小时左右）；睡眠尚可；老伴诉饮食爱吃花生、瓜子等坚果类食物，经常表达饥饿感（平日饮食以碳水化合物为主，肉适量、蔬菜较少）；吸烟史，PCI 术后已戒烟；饮酒史（20 余年），未戒酒，现饮酒量减少，每周喝 2~3 次，每次约 30~50ml（以海马、党参为主的自泡酒）。

3. 药学门诊方案制定　见案例表 6-1。

案例表 6-1　药物治疗评估

DRPs 详述	问题状态	问题类型	问题原因	问题优先级
患者 PCI 术后 3 年使用阿司匹林与氯吡格雷 2 种药物进行抗血小板凝集治疗，1 年前出现胃出血	实际问题	安全性问题	患者服用双联抗血小板药物 1 年时，未进行 DAPT 和 PRECISE-DAPT 评分，未重新评估抗血小板药物的用法用量及疗程	高
患者 2 型糖尿病，服用格列齐特缓释片及消渴丸 3 年，餐后血糖未达标，随机血糖 3.9mmol/L 曾出现低血糖症状	实际问题	安全性问题	消渴丸含格列本脲，与同服的格列齐特都属于磺脲类降糖药，两者联用容易导致低血糖	高
服药期间偶有头晕，静坐后恢复	实际问题	安全性问题	联用多种降压药物，降压作用加强，导致血压偏低	高

续表

DRPs 详述	问题状态	问题类型	问题原因	问题优先级
就诊时即时血压为 93/60mmHg，血压偏低	实际问题	依从性问题	处方为培哚普利片（规格：8mg/片）每次 1/2 片（4mg），患者在随后服药过程中一直服用整片，导致血压偏低	高
服药依从性差	实际问题	依从性问题	患者偶尔忘记服药	中
麝香保心丸与复方丹参滴丸联用	实际问题	安全性问题	重复使用药理作用类似中成药	中
氯吡格雷与奥美拉唑联用	实际问题	有效性问题	氯吡格雷需要 CYP2C19 酶转化为活性产物，奥美拉唑 CYP2C19 代谢途径产生竞争性抑制作用，两者联用影响氯吡格雷的疗效	中
服药时间不适宜影响药物治疗的安全性	实际问题	安全性问题	硝苯地平片和培哚普利片均为睡前服用，应改在晨起空腹服用，坦索罗辛缓释胶囊为选择性 α_1 肾上腺素受体拮抗剂，松弛前列腺平滑肌改善排尿困难症状的同时，该药也有降压作用，患者将该药及高血压药物同时于睡前服用，容易导致晨起血压过低，造成体位性低血压，应于饭后服用，减少胃肠道不良反应	中
使用药物期间未规律监测血糖、血压、血脂、糖化血红蛋白等	实际问题	依从性问题	患者服用多种药物，服用后是否有效，应定期监测相关实验室指标	低

4. 实施干预　见案例表 6-2。

案例表 6-2　实施干预

按用药问题优先级列举药物治疗问题	干预建议	干预结果
优先级：高		
PCI 术后 3 年使用阿司匹林与氯吡格雷 2 种药物进行抗血小板凝集治疗，1 年前出现胃出血	建议医生停氯吡格雷片。建议医生根据 PRECISE-DAPT 和 DAPT 评分，进行药物重整	医生接受
降糖药物格列齐特与消渴丸 2 种药物联用，曾出现低血糖症状	对患者：规律进行自我血糖监测（空腹、餐后 1 小时、餐后 2 小时）； 对医生：根据血糖情况及糖化血红蛋白进行药物重整	患者、医生接受
就诊时即时血压为 93/60mmHg，血压偏低；服药期间偶有头晕，静坐后恢复	为患者提供切片器及药盒，每 1/2 片放进药盒	患者接受

续表

按用药问题优先级列举药物治疗问题	干预建议	干预结果
优先级:中		
服药依从性差	药师为患者提供药盒,制定用药清单	患者接受
服药时间不适宜	给患者制作服药时间清单	患者接受
患者使用麝香保心丸联用复方丹参滴丸	就诊中医医生,进行药物重整	患者自诉长期口服复方丹参滴丸,会考虑继续服用,会就诊中医医生,考虑停用麝香保心丸
优先级:低		
患者用药期间未规律监测相关实验室指标	药师为患者提供疾病监测计划	患者接受

5. 用药指导方案

（1）生活方式指导:平时爱吃花生、瓜子等坚果类食物,该类食物富含蛋白质、维生素,但同时高热量,建议适量食用,比如坚果类每日 10~15 颗花生为宜,不可再服用其他坚果,过量食用不利于对血糖及血脂控制。饮食以碳水化合物为主,肉适量、蔬菜较少,建议选择高能量密度且富含膳食纤维的食物(如粗粮、麸子、豆类等),增加蔬菜和水果,其中水果类约占 5%~10%,要少吃多餐、慢吃、先汤菜后主食。加强运动,运动时间为每日餐后 30~45 分钟。有 20 余年饮酒史,现饮酒量减少,但仍自行泡药酒饮用,1 周喝 2~3 次,每次 30~50ml。该量较大,对血压及血糖控制不利,建议减少饮酒的次数及量,1 周 1~2 次,每次 10ml 左右为佳。

（2）定期监测:家庭测量血压要注意调整药物或血压不达标情况下每日监测血压(晨起和睡前,每次测量应在坐好休息 5 分钟后测,如血压波动较大,建议平静状态下间隔几分钟测 2~3 次),连续测量 5~7 日;血压控制良好时,每周测量至少 1 日;长期药物治疗患者,建议监测服用前的血压状态,以评估药物疗效。家庭血糖监测可以选择 1 日中的不同时间点,包括三餐前、三餐后 2 小时、睡前,必要时还需要监测夜间血糖(一般为凌晨 2 点左右),根据情况每周需监测 2~4 次空腹或餐后 2 小时血糖;用胰岛素治疗,还应多测不同时间段的血糖,比如吃饭前,睡觉前。血脂及肝肾功能情况,需要定期到医院进行抽血监测:药物治疗人群,用药前和用药后 4~6 周内监测,长期用药达标且无不良反应,可以视情况每 3~6 个月监测 1 次。肝肾功能检查建议每 3~6 个月监测。

6. 随访

（1）1 个月后患者随访结果:①空腹血糖控制 8mmol/L 左右,餐后血糖仍稍高 12mmol/L 左右,HbA_{1c} 9.8%,考虑还是与饮食有一定关系,建议根据《中国老年 2 型糖尿病防治临床指南(2022 年版)》提及 HbA_{1c}<8.5%、对应空腹血糖 <8.5mmol/L 和 2 小时血糖 <13.9mmol/L 为老年人糖尿病患者可接受的血糖控制标准,建议医生进行药物重整,可加用阿卡波糖三餐随餐服用。患者饮食结构有明显改善,坚果类食物大量减少,蔬菜类增多,但主食淀粉类食物仍较多。服药依从性明显改善,自诉 1 个月内均能按时服药,未漏服。②实验室指标监测情

况：定期监测晨起血压，血压控制在110/80mmHg左右，未规律测血糖，偶尔自测餐后血糖，控制不佳，在10~12mol/L之间波动。自诉这个月未有头晕等情况发生。未到社区或医院进行血脂肝肾功能监测。③患者就诊药师门诊后，经药师与医生沟通后，停用了硫酸氢氯吡格雷、健胃愈疡片、麝香保心丸、复方丹参滴丸，为患者制作用药指导单见案例表6-3。调整药物后，随访未发生其他不良反应。

案例表6-3　1个月随访后用药指导单

服药时间	药品名称	单次剂量	每日频率	注意事项
晨起空腹服用	硝苯地平缓释片	30mg	每日1次	监测血压
	培哚普利片	4mg	每日1次	
早餐前空腹服用	格列齐特缓释片	60mg	每日1次	服药后立即进餐，监测血糖
	消渴丸	10丸	每日3次	停用
	奥美拉唑镁肠溶片	20mg	每日1次	
	健胃愈疡片	5片	每日3次	停用
早餐后15~30分钟服用	非那雄胺片	5mg	每日1次	监测尿流及尿量
	坦索罗辛缓释胶囊	0.2mg	每日1次	监测血压
	苯溴马隆片	50mg	每日1次	监测血尿酸
三餐后服用	别嘌醇片	100mg	每日3次	
睡前服用	阿司匹林肠溶片	100mg	每日1次	监测牙龈、皮肤等出血情况
	硫酸氢氯吡格雷片	75mg	每日1次	停用
	阿托伐他汀钙片	20mg	每日1次	监测肌痛情况
	比索洛尔片	5mg	每日1次	监测心率
	麝香保心丸	2丸	每日3次	停用
	复方丹参滴丸	10丸	每日3次	停用

（2）3个月后患者随访结果：家庭血糖自测控制尚可，空腹血糖控制7~8mmol/L，餐后血糖9~10mmol/L）。家庭血压自测晨起（110~120）/（70~80）mmHg之间，心率在60~70次/min之间。无牙龈出血、皮肤瘀斑等其他情况。HbA_{1c}为7.8%，血脂指标正常（TC 3.88mmol/L，TG 1.1mmol/L，LDL-C 3.2mmol/L，HDL-L 1.08mmol/L），肝肾功能正常。为患者制作用药指导单，见案例表6-4。

案例表6-4　3个月随访后用药指导单

服药时间	药品名称	单次剂量	每日频率	注意事项
晨起空腹服用	硝苯地平缓释片	30mg	每日1次	监测血压
	培哚普利片	4mg	每日1次	

续表

服药时间	药品名称	单次剂量	每日频率	注意事项
早餐前空腹服用	格列齐特缓释片	60mg	每日 1 次	服药后立即进餐，监测血糖
	奥美拉唑镁肠溶片	20mg	每日 1 次	
早餐后 15~30 分钟服用	非那雄胺片	5mg	每日 1 次	监测尿流及尿量
	坦索罗辛缓释胶囊	0.2mg	每日 1 次	监测血压
	苯溴马隆片	50mg	每日 1 次	监测血尿酸
三餐后服用	别嘌醇片	100mg	每日 3 次	
餐中随餐服用	阿卡波糖片	100mg	每日 3 次	与第一口饭嚼服
睡前服用	阿司匹林肠溶片	100mg	每日 1 次	监测牙龈、皮肤等出血情况
	阿托伐他汀钙片	20mg	每日 1 次	监测肌痛情况
	比索洛尔片	5mg	每日 1 次	监测心率

知识点总结

1. 糖尿病用药相关知识点

（1）对于糖尿病患者，控制高血糖的策略应该是综合性的，包括生活方式管理、血糖监测、糖尿病教育和应用降糖药物等措施。

（2）低血糖的防治：患者在怀疑发生轻度低血糖，如有头昏、心慌、手抖、出冷汗、饥饿时应及时监测血糖，如血糖≤3.9mmol/L，则应进食含有 15g 碳水化合物的食物，如 1~2 勺蜂蜜、4~6 葡萄糖片、50% 葡萄糖溶液 30ml 等。服用含糖食物后 15~20 分钟，观察症状是否缓解，再次测血糖，如仍≤3.9mmol/L，则应再次服用含 15g 碳水化合物的食物，并每隔 15~20 分钟重复治疗和监测血糖，直至血糖 >3.9mmol/L。中重度请及时送医治疗，静脉给予葡萄糖。对于严重的低血糖可能导致意识丧失和 / 或惊厥以及暂时性或永久性脑损伤甚至死亡，请及时送医院治疗。

（3）HbA_{1c} 7.0%~8.0%、空腹血糖 <7.5mmol/L 和餐后 2 小时血糖 <11.1mmol/L 的控制目标，适用于自我管理能力欠佳、有低血糖风险的患者。该血糖控制目标为较宽松的控制目标，在患者血糖及依从性逐步达标后，可加强血糖控制情况。

2. 高血压用药相关知识点　老年人高血压特点与非老年人不同，如：收缩压增高；脉压增大；血压波动大；易发生体位性低血压；常见血压昼夜节律异常；常与多种疾病并存，如冠心病、心力衰竭、脑血管疾病（特别是脑卒中）、肾功能不全、外周血管病、血脂异常、糖尿病、老年痴呆等；难治性高血压的比率高；白大衣高血压增多；隐蔽性高血压增多；假性高血压增多等。其中根据夜间血压（22:00~8:00）较白天血压（8:00~22:00）的下降率，把血压的昼夜节律分为勺型（10%~20%）、非勺型（<10%）、超勺型（>20%）和反勺型（夜间血压 > 白天血压）。

（1）非勺型：降低夜间血压。首选 24 小时平稳降压的长效降压药物（如钙通道阻滞剂、血管紧张素转换酶抑制剂、血管紧张素Ⅱ受体拮抗剂或长效单片复方制剂），单药或联合用

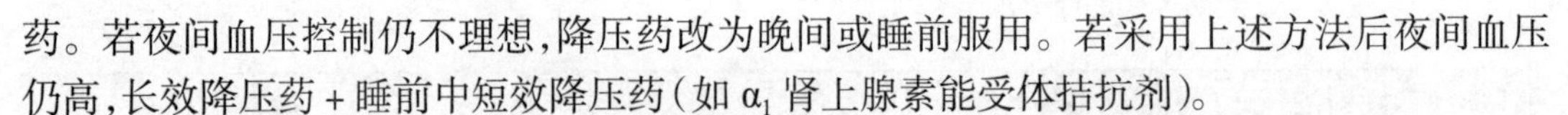

药。若夜间血压控制仍不理想，降压药改为晚间或睡前服用。若采用上述方法后夜间血压仍高，长效降压药 + 睡前中短效降压药（如 α_1 肾上腺素能受体拮抗剂）。

（2）超勺型：降低白天血压。清晨服用长效降压药（如氨氯地平、非洛地平缓释片、硝苯地平控释片等）。若白天血压控制仍不理想，可选长效 + 中短效降压药。避免夜间服用降压药。

（3）反勺型：大幅度降低夜间血压。下午、晚间或睡前服用长效降压药。若夜间血压控制仍不理想，可睡前加用中、短效降压药。

参考文献

[1]《中国老年2型糖尿病防治临床指南》编写组. 中国老年2型糖尿病防治临床指南（2022年版）[J]. 中国糖尿病杂志，2022，30(1)：2-51.

[2] 国家卫生计生委合理用药专家委员会，中国药师协会. 冠心病合理用药指南（第2版）[J]. 中国医学前沿杂志（电子版），2018，10(6)：1-130.

[3] 国家重点研发项目（2018YFC2002400）课题组，中国老年医学学会医养结合促进委员会. 高龄老年共病患者多重用药安全性管理专家共识[J]. 中华保健医学杂志，2021，23(5)：548-554.

[4] 中国老年医学学会高血压分会，国家老年疾病临床医学研究中心中国老年心血管病防治联盟. 中国老年高血压管理指南2019[J]. 中国心血管杂志，2019，24(1)：1-23.

[5] 中国高血压联盟《家庭血压监测指南》委员会. 2019中国家庭血压监测指南[J]. 中国循环杂志，2019，34(7)：635-639.

[6] 中华医学会糖尿病学分会. 中国血糖监测临床应用指南（2021年版）[J]. 中华糖尿病杂志，2021，13(10)：936-948.

（案例作者：许夏燕　深圳市罗湖医院集团罗湖区人民医院）

案例7　高龄患者经皮冠脉介入术后的医药联合门诊服务

学习目标

1. 掌握PCI术后血脂、血压、心率个体化目标值。
2. 掌握PCI术后血脂不达标最优治疗方案制定。
3. 掌握血脂个体化的治疗性生活方式改变。

案例简介

患者，男，76岁，身高173cm，体重87kg，BMI 29.1kg/m^2。4年前诊断“冠心病、高脂血症”，间断中药降脂治疗。2个月前，因为频发心绞痛发作，门诊开始处方：阿司匹林肠溶片，每次100mg，每日1次；阿托伐他汀钙片，每次20mg，每日1次；比索洛尔片，每次1.25mg，每日1次；单硝酸异山梨酯缓释片，每次60mg，每日1次。但症状仍存在。1个月前就诊我院心内科，冠脉造影显示：左主干LAD近段闭塞，植入药物涂层支架2枚，住院期间Cr 85μmol/L，

TC 3.21mmol/L，LDL-C 1.92mmol/L，HDL-C 1.03mmol/L，TG 1.41mmol/L，Hcy 15.5μmol/L，ALT 25IU/L，血糖等其他指标均无异常。住院期间因为血压 117/72mmHg、心率 65 次 /min，给予阿司匹林肠溶片，每次 100mg，每日 1 次；氢氯吡格雷片，每次 75mg，每日 1 次；阿托伐他汀钙片，每次 20mg，每日 1 次；单硝酸异山梨酯缓释片，每次 60mg，每日 1 次。出院后 2 周门诊“冠脉介入 + 药物治疗管理联合门诊”就诊。

工作流程

1. 明确就诊目的

（1）患者 PCI 术后首次就诊，希望药师协助评估目前药物治疗方案是否需要调整。

（2）服用药物较多，药物如何正确服用及注意事项。

2. 信息收集

（1）基本信息：患者，男，76 岁，身高 173cm，体重 87kg。医疗保险。

（2）既往病史：高脂血症，冠心病。无跌倒发生史。

（3）用药史

1）阿司匹林肠溶片：每次 100mg，每日 1 次，2018 年 4 月 12 日至今。

2）阿托伐他汀钙片：每次 20mg，每次 1 片，2018 年 4 月 12 日至今。

3）比索洛尔片：每次 1.25mg，每日 1 次，2018 年 4 月 12 日至今。

4）单硝酸异山梨酯缓释片：每次 60mg，每日 1 次，2018 年 4 月 12 日至今。

5）氢氯吡格雷片：每次 75mg，每日 1 次，2018 年 5 月 12 日至今。

（4）不良反应史：否认药品不良反应史。

（5）过敏史：否认药物、食物过敏史。

（6）相关检查和检验：住院期间血压 117/72mmHg，心率 65 次 /min；出院后血压 110/60mmHg，心率 60 次 /min；第 1 次门诊诊室血压 132/70mmHg，心率 84 次 /min。Cr 85μmol/L，TC 3.21mmol/L，LDL-C 1.92mmol/L，HDL-C 1.03mmol/L，TG 1.41mmol/L，Hcy 15.5μmol/L，ALT 25IU/L。颈部超声显示多发颈动脉内 - 中膜不均增厚伴斑块，双侧颈总动脉狭窄（远段：<50%）。

（7）服药依从性：按时服用。

（8）生活方式：散步 40min/d；不吃水果、蔬菜，爱吃肉；大便干燥、费力；睡眠可。

3. 药学门诊方案制定　见案例表 7-1。

案例表 7-1　药物治疗评估

DRPs 详述	问题状态	问题类型	问题原因	问题优先级
LDL-C 没达标	实际问题	有效性问题	饮食习惯，药物剂量不够	高
大便干燥、费力	实际问题	安全性问题	不吃水果、蔬菜，爱吃肉	高
冠心病患者，未使用 β 受体拮抗剂，心率没有达到目标值 55~60 次 /min	实际问题	有效性问题	没有加用 β 受体拮抗剂	中
Hcy>15μmol/L	实际问题	有效性问题	饮食习惯	低

4. 实施干预　见案例表 7-2。

案例表 7-2　实施干预

按用药问题优先级列举药物治疗问题	干预建议	干预结果
优先级：高		
LDL-C 没达标	增加蔬菜、水果摄入和饮水量，减少肉类摄入，并 4 周后复查血脂，尤其是 LDL-C	患者接受
大便干燥、费力	增加蔬菜、水果摄入和饮水量，减少肉类摄入	医生接受
优先级：中		
冠心病患者，未使用 β 受体拮抗剂，心率没有达到目标值 55~60 次 /min	由于患者家里监测血压、心率达标，指导患者正确监测血压、心率并建议患者监测家庭血压和心率	医生接受

5. 用药指导方案

（1）生活方式指导：建议患者增加新鲜蔬菜 400~500g/d，选择深绿叶菜、红黄色蔬菜；新鲜水果 50g；肉类限制为 75g/d，建议选择瘦肉、牛羊肉、去皮畜肉、鱼，且减少或避免肥肉、畜肉片、加工肉制品（肉肠类）、鱼子、鱿鱼、动物内脏（肝、脑、肾、肺、胃、肠）；增加饮水量，每日保证饮水量 1 500~1 700ml；继续保持当前运动时间。

（2）定期监测：血压和心率：每周至少监测 3 日并记录；血脂：生活方式调整后 4 周复查血脂。

6. 随访

（1）1 个月后患者随访结果：①血脂。LDL-C 1.72mmol/L（低于 1.8mmol/L），达标。②便秘改善，大便正常。③ Hcy。15μmol/L，达标。④血压、心率监测情况。诊室血压 117/65mmHg，心率 74 次 /min，家庭血压和心率与诊室血压结果吻合。⑤疾病监测。患者出院后未再出现心绞痛和心脏不适。⑥治疗方案调整。建议停单硝酸异山梨酯缓释片，加琥珀酸美托洛尔缓释片 23.75mg qd。

（2）2 个月后患者随访结果：血压 128/74mmHg，心率 60 次 /min，均达标，无其他不适。

（3）6 个月后患者随访结果：血压、心率达标，LDL-C 1.69mmol/L，无其他不适。

知识点总结

1. 老年患者 PCI 术后个体化血压、心率、血脂目标值相关知识点

（1）血压：65~79 岁的老年人，首先血压应 <150/90mmHg；如果耐受，可降至 <140/90mmHg（Ⅱa，B）。冠心病患者血压应 <140/90mmHg（Ⅰ，A），如能耐受可降至 <130/80mmHg（Ⅱa，B）。一侧颈动脉狭窄≥70%，收缩压（systolic blood pressure，SBP）目标值 130~150mmHg，双侧颈动脉狭窄≥70%，SBP 目标值 150~170mmHg，颈动脉狭窄 <70%，血压目标值同没有颈动脉狭窄的患者。该患者颈动脉狭窄 <70%，且目前血压 <130/80mmHg 能耐受，血压目标值可以 <130/80mmHg。

（2）心率：稳定型冠心病患者静息心率控制在 55~60 次 /min（诊室），有助于降低心肌氧

耗量，改善心肌缺血，稳定动脉粥样硬化斑块。

（3）血脂：患者明确诊断为冠心病，属于 ASCVD 极高危人群，LDL-C 目标值 <1.8mmol/L。

2. 血脂管理相关知识点　任何一种他汀类药物剂量倍增时，LDL-C 进一步降低幅度仅约 6%，即所谓“他汀疗效 6% 效应”。而他汀类大多数不良反应是剂量依赖性的，对于血脂不达标的患者，除了增加剂量外，可以考虑其他的调脂药，如依折麦布 10mg qd，LDL-C 下降幅度为 17%~23%，但是依折麦布目前的价格较高，且该品种的药品不良反应风险增加，尤其是老年人。该患者血脂不达标、且有不良的饮食习惯和容易诱发心血管不良事件发生的便秘合并症，所以可以考虑和患者商量进行治疗性生活方式调整。治疗性生活方式调整可降低 LDL-C 综合累积效果为 20%~30%，还可以纠正 Hcy 异常，这种调整应该贯穿慢病管理全过程，既可以减少药品使用的品种和剂量，同时能治疗其他合并症。

参考文献

[1] 中国胆固醇教育计划专家委员会，中国医师协会心血管内科医师分会，中国老年学学会心脑血管病专业委员会，等．选择性胆固醇吸收抑制剂临床应用中国专家共识（2015）[J]．中华心血管病杂志，2015，43（5）：394-398.

[2] 中国高血压防治指南修订委员会，高血压联盟（中国），中华医学会心血管病学分会，等．中国高血压防治指南（2018 年修订版）[J]．中国心血管杂志，2019，24（1）：1-46.

[3] 国家卫生计生委合理用药专家委员会，中国医师协会高血压专业委员会．高血压合理用药指南（第 2 版）[J]．中国医学前沿杂志（电子版），2017，9（7）：28-126.

[4] 中国成人血脂异常防治指南修订联合委员会．中国成人血脂异常防治指南（2016 年修订版）[J]．中华心血管病杂志，2016，44（10）：833-853.

[5] 中国成人血脂异常防治指南制订联合委员会．中国成人血脂异常防治指南[J]．中华心血管病杂志，2007，35（5）：390~419.

[6] 高血压心率管理多学科共识组．中国高血压患者心率管理多学科专家共识（2021 年版）[J]．中国全科医学，2021.24（20）：2501-2507.

[7] 2014 年中国胆固醇教育计划血脂异常防治建议专家组，中华心血管病杂志编辑委员会，血脂与动脉粥样硬化循证工作组，等 .2014 年中国胆固醇教育计划血脂异常防治专家建议[J]．中华心血管病杂志，2014.42（8）：633-636.

（案例作者：张青霞　首都医科大学宣武医院）

案例 8　华法林药物相互作用的药学门诊服务

学习目标

1. 掌握利福平等 CYP2C9 酶的强效诱导剂与华法林发生药物相互作用的处理方法。

2. 掌握人工瓣膜术后华法林抗凝治疗的药学监护和基因型指导华法林个体化给药剂量的方法。

3. 掌握家庭自我监测和自我管理华法林的注意事项。

案例简介

患者，男，22 岁，身高 192cm，体重 71kg，BMI 19.3kg/m^2。2019 年 3 月 19 日因马方综合征（二尖瓣中重度关闭不全、二尖瓣瓣叶脱垂）行二尖瓣机械瓣置换术联合三尖瓣成形术，术前合并腔隙性脑梗死病史和阵发性心房颤动（具体不详）。出院后长期服用华法林抗凝治疗，华法林稳定剂量为每次 6mg，每日 1 次，长期采用家庭自我监测 INR。2020 年 9 月 27 日因外院诊断为结核性胸膜炎，开始服用抗结核药物异烟肼、利福平、吡嗪酰胺和乙胺丁醇，INR 反复下降，为维持 INR 在 1.8~2.5 之间，多次就诊抗凝门诊调整华法林剂量，最终稳定剂量维持在 16.5mg qd。2022 年 2 月 16 日就诊抗凝门诊，因拟停用抗结核药物，咨询抗凝药物调整方案，检测华法林相关基因型为 *VKORC1-1639GA*、*CYP2C9*1*1*，药师与医生共同制订剂量调整方案，即根据患者的基因信息和 INR 逐渐降低华法林剂量，最终稳定剂量恢复至每次 6mg，每日 1 次。华法林随访监护表见案例表 8-1。

案例表 8-1　华法林随访监护表

日期	INR	华法林剂量	合并用药变化
既往		每次 6mg，每日 1 次	
2020 年 9 月 27 日			加用抗结核药物异烟肼、利福平、吡嗪酰胺、乙胺丁醇
2020 年 9 月 29 日	1.7	每次 7.5mg，每日 1 次（考虑到患者血栓栓塞风险高危、抗结核药物的相互作用等因素，基于临床经验为患者增大剂量调整幅度）	
2020 年 10 月 1 日	1.6	每次 9mg，每日 1 次	
2020 年 10 月 7 日	1.5	每次 12mg，每日 1 次	
2020 年 10 月 9 日	1.4	每次 15mg，每日 1 次	
2020 年 10 月 15 日	1.7	每次 16.5mg，每日 1 次	
2020 年 10 月 21 日	2.1	每次 16.5mg，每日 1 次	
之后进行家庭自我监测，INR 维持在 1.8~2.5 之间，华法林稳定剂量为每次 16.5mg，每日 1 次			
2022 年 2 月 16 日	2.3	减至每次 12mg，每日 1 次	停用利福平等抗结核药物
2022 年 2 月 23 日	2.8	每次 9mg，每日 1 次	
2022 年 3 月 1 日	2.1	每次 6mg，每日 1 次	
2022 年 3 月 15 日	2.2	每次 6mg，每日 1 次	

工作流程

1. 明确就诊目的

（1）患者担心停用抗结核药物后，华法林未再受到利福平等的药物相互作用影响，继而导致 INR 升高，希望得到药师的监护。

（2）患者咨询停药后是否可以从 3mg qd 的低剂量开始服药，以降低出血风险，希望得到药师的用药指导。

（3）患者担心使用便携式凝血检测仪影响抗凝治疗的有效性，咨询是否可坚持自我监测和自我管理的模式。

2. 信息收集

（1）基本信息：患者，男，22 岁，身高 192cm，体重 71kg，医疗保险。

（2）既往病史：二尖瓣机械瓣置换术联合三尖瓣成形术术后、腔隙性脑梗死、阵发性心房颤动。

（3）用药史

1）华法林钠片：每次 6mg，每日 1 次，2019 年 3 月 19 日—2020 年 9 月 27 日，2022 年 3 月 1 日至今，期间调整情况见案例表 8-1。

2）利福平片：每次 0.6g，每日 1 次，2020 年 9 月 27 日—2022 年 2 月 16 日。

3）异烟肼片：每次 350mg，每日 1 次，2020 年 9 月 27 日—2022 年 2 月 16 日。

4）乙胺丁醇：每次 0.75g，每日 1 次，2020 年 9 月 27 日—2022 年 2 月 16 日。

5）吡嗪酰胺片：每次 1.5g，每日 1 次，2020 年 9 月 27 日—2022 年 2 月 16 日。

（4）不良反应史：服用华法林期间未发生过出血不良反应。

（5）相关检查和检验：2022 年 2 月 16 日，INR 2.3，华法林相关基因型为 *VKORC1-1639GA*、*CYP2C9*1*1*。

（6）服药依从性：家庭自我监测 INR，依从性良好。

（7）生活方式：患者为在校大学生；日常规律进餐，进食量中等；无烟酒不良嗜好。

3. 药学门诊方案制定　见案例表 8-2。

案例表 8-2　药物治疗评估

DRPs 详述	问题状态	问题类型	问题原因	问题优先级
华法林药物相互作用监护	实际问题	安全性问题	患者停用抗结核药物导致药物相互作用发生变化	高
基于基因信息的华法林个体化剂量调整	实际问题	有效性问题和安全性问题	药物相互作用的变化导致需要重新制定华法林剂量方案	中
家庭自我监测对凝血指标的影响	潜在问题	有效性和安全性问题	采用家庭自我监测时，便携式凝血检测仪的准确性可能影响 INR 结果的准确性	低

4. 实施干预　见案例表 8-3。

案例表 8-3　实施干预

按用药问题优先级列举药物治疗问题	干预建议	干预结果
优先级:高		
华法林药物相互作用监护	考虑到利福平等 CYP2C9 强效诱导剂与华法林之间的相互作用。建议患者调整药物剂量后 5~7 日监测 1 次 INR，若 INR 异常，需就诊调药	患者接受
优先级:中		
华法林个体化剂量调整	采用 WarfarinDosing 网站计算出初始剂量应该为 9.5mg/d，长期维持剂量应该为 6.5mg/d。因此患者可采用基于 INR 检测结果，逐渐降低华法林剂量的方案，与医生进行沟通	医生接受
优先级:低		
家庭自我监测对凝血指标的影响	便携式检测仪检测的准确性在很大程度上取决于患者的操作和血样的质量，因此应熟练掌握操作。如果在家里使用便携式凝血检测仪，当 INR>4.5 时，结果可能会有一定误差，这时应到医院进行静脉血检测，并就诊调药；一些疾病状况可能会影响便携式凝血检测仪的结果，例如贫血、感染和癌症；一些药物可能会影响便携式凝血检测仪的结果，例如抗菌药物、温度、湿度和海拔也可能会影响便携式凝血检测仪的结果	患者接受

5. 用药指导方案

（1）华法林用药指导见案例表 8-4。

案例表 8-4　华法林用药指导

用药指导	1. 每日固定时间服药，按照医嘱准确服药，请勿自行随意调整剂量 2. 按照医生要求的频率定期查血，携带查血结果就诊抗凝门诊调药 3. 保持稳定的饮食习惯和运动规律 4. 在未告知的医生 / 药师前，请不要随便开始或停止服用西药、中药、营养补充剂
漏服的情况	1. 如果当日发现漏服，想起时应尽快补服 2. 如果第 2 日想起漏服，跳过漏服的剂量，当日仍服当日的药量 3. 如果连续漏服≥2 日，则告知的医生 / 药师
饮食指导	1. 每日摄入的富含维生素 K 食物应均衡，摄入量不要发生大的变动。例如，可以计划每日只食用 1/2 杯；如果喜欢且经常吃这些食物，可以吃得更多一些，但食用量保持衡定 2. 服用复合维生素时尽量选择不含维生素 K 的制剂 3. 限制饮酒。突然饮酒或改变日常的饮酒习惯会影响华法林的药效
合并用药指导	很多药物有可能与华法林发生相互作用，在服用新的药物或停止使用某种药物后 3~5 日需检测 PT-INR，以减少抗凝不足或抗凝过度的风险

续表

生活指导	1. 服用华法林可能有出血倾向，建议使用软毛牙刷、上蜡的牙线、电动剃须刀；尽量避免使用牙签、小心使用指甲刀；使用利器时应小心、减少跌倒风险 2. 尽量避免可能引起损伤的活动和运动；较安全的活动是游泳和散步
INR 异常和出血现象的处理	1. 如果 INR>3，停服华法林直到 INR 降至目标范围；如果 INR>4.5，建议急诊处理 2. 轻微出血可至医院检测 INR 是否过高；严重出血建议立即急诊处理 3. 跌倒可能引起皮下出血。如果跌倒严重或有头部外伤，即使未看到出血，也应立即到医院

（2）生活方式指导：保持均衡的饮食和规律的运动；了解富含维生素 K 的食物，保持维生素 K 的摄入恒定。

（3）定期监测：调整华法林剂量或合并用药发生变化后，应 5~7 日监测 1 次 INR，之后逐渐延长监测时间，并保证至少每月监测 1 次；若在长期稳定过程中有药物调整或生活方式的变化，需缩短监测时间。

6　随访

（1）1 周后患者随访结果：①监测 INR 为 2.8，继续降低华法林剂量为 9mg qd。②调整药物后，未发生出血或血栓栓塞等不良反应。

（2）1 个月后患者随访结果：已恢复至既往的稳定剂量 6mg qd。INR 目前维持在 1.8~2.5 之间，未发生出血或血栓栓塞等不良反应，建议患者至少每月复查 1 次 INR，保持饮食和生活方式稳定。

知识点总结

1. 人工瓣膜置换术后华法林抗凝治疗的药学监护相关知识点

（1）植入的人工金属瓣膜、生物瓣膜或成形环对人体来说属于异物，血液容易在其周围凝固而形成血栓，从而影响瓣叶的开放和关闭，使瓣膜功能发生障碍，若血栓脱落还可能造成血管栓塞（如脑卒中、下肢动脉栓塞等）而危及生命。华法林是目前唯一可以有效预防人工瓣膜置换术后血栓栓塞并发症的口服抗凝药物。《中国血栓性疾病防治指南》建议二尖瓣机械瓣置换患者的 INR 目标是 2.0，范围 1.5~2.5。

（2）细胞色素 P450 酶（CYP450）参与了华法林代谢，这些酶包括 CYP2C9、CYP2C19、CYP2C8、CYP2C18、CYP1A2 和 CYP3A4。利福平是 CYP450 酶的强效诱导剂，它们能够加速华法林的代谢，合并用药后导致所需的华法林剂量增加。当开始合并、停用或调整剂量时，应每 5~7 日监测 1 次 INR 并调整剂量，连续 2~3 次，并密切监测是否有出血或血栓栓塞事件。

（3）使用便携仪凝血检测仪能够使患者在家里或其他地方（例如工作单位）更便捷、更快速地检测 INR。对于那些接受了医生或药师华法林用药教育、掌握了华法林的服药注意事项，且能够恰当使用仪器的患者可以选择使用。

2. 基于基因型指导华法林个体化给药剂量的相关知识点　在 INR 目标范围相同的情况下，华法林的稳定剂量个体差异很大，不同患者间的剂量差异可达 5~20 倍，甚至更多。造成这种个体差异的因素很多，如年龄、种族、体重、性别、合并用药、并发症以及遗传变异等均可能影响华法林的剂量。就目前已有的研究结果认为，华法林的作用靶点和代谢酶的基因差异是造成华法林剂量个体差异的最主要的原因之一。一部分华法林作用靶点基因突变的患者，通常所需的华法林日剂量高于一般人群，初始服用华法林时INR升高很慢，少部分代谢酶基因突变的患者，通常所需的华法林日剂量低于一般人群，在刚开始服用华法林时，INR升高得很快。2010年，美国FDA更新了华法林说明书，给出了基于*CYP2C9*和*VKORC1*基因型预测的华法林维持日剂量范围，见案例表8-5。

案例表8-5 基于*CYP2C9*和*VKORC1*基因型预测的华法林维持日剂量范围

VKORC1	*CYP2C9*					
	*1/*1	*1/*2	*1/*3	*2/*2	*2/*3	*3/*3
GG	5~7mg	5~7mg	3~4mg	3~4mg	3~4mg	0.5~2mg
AG	5~7mg	3~4mg	3~4mg	3~4mg	0.5~2mg	0.5~2mg
AA	3~4mg	3~4mg	0.5~2mg	0.5~2mg	0.5~2mg	0.5~2mg

参考文献

[1] 中国老年2型糖尿病防治临床指南编写组，中国老年医学学会老年内分泌代谢分会，中国老年保健医学研究会老年内分泌与代谢分会，等.中国老年2型糖尿病防治临床指南(2022年版)[J].中华内科杂志，2022，61(1)：12-50.

[2]《中国血栓性疾病防治指南》专家委员会.中国血栓性疾病防治指南[J].中华医学杂志，2018，98(36)：2861-2888.

（案例作者：丁征 华潞 中国医学科学院阜外医院）

案例9 氯吡格雷治疗效果不佳的药学门诊服务

学习目标

1. 掌握氯吡格雷拮抗作用的影响因素。
2. 掌握急性冠脉综合征患者服用氯吡格雷抗血小板用药方案的调整方法。

案例简介

患者，女，59岁，身高160cm，体重53kg，BMI 20.7kg/m^2。因“反复发作性胸闷7日，加重3日”于我院门诊就诊。患者1个月前因“急性冠脉综合征(acute coronary syndrome，ACS)”于我院急诊就诊，查体：体温36.8℃，血压120/75mmHg，心率60次/min。检验和检查示：TNI 1.76ng/ml，CK 251U/L，CK-MB 21.5U/L；ECG示ST-T改变，行急诊PCI术。出院后规律服用阿司匹林肠溶片（每次100mg，每日1次）、硫酸氢氯吡格雷片（每次75mg，每日1次）以及瑞舒伐他汀钙片（每次10mg，每日1次）等药物治疗。7日前再发胸闷，加重3日，门诊完善血栓弹力图TEG检测，示氯吡格雷抑制率为22.6%(40%~90%)，阿司匹林抑制率为59.9%

(50%~90%)。

工作流程

1. 明确就诊目的

(1) 患者双联抗血小板治疗不能达到预期效果。

(2) 患者对于氯吡格雷抑制率偏低意义以及后续用药不清楚,希望得到药师的用药指导。

2. 信息收集

(1) 基本信息:患者,女,59 岁,身高 160cm,体重 53kg,医疗保险。

(2) 既往病史:急性冠脉综合征,胃大部切除术后。

(3) 用药史:近 1 个月规律服用以下药物。

1) 阿司匹林肠溶片:每次 100mg,每日 1 次。

2) 硫酸氢氯吡格雷片:每次 75mg,每日 1 次。

3) 瑞舒伐他汀钙片:每次 10mg,每日 1 次。

(4) 不良反应史:既往未发生过药品不良反应。

(5) 相关检查和检验:住院期间:体温 36.8℃,血压 120/75mmHg,心率 60 次 /min,TNI 1.76ng/ml,CK 251U/L,CK-MB 21.5U/L;ECG 示窦缓,ST-T 改变;门诊:体温 36.5℃,血压 125/80mmHg,心率 52 次 /min,血栓弹力图 TEG 检测:氯吡格雷抑制率为 22.6%(40%~90%),阿司匹林抑制率为 59.9%(50%~90%)。

(6) 服药依从性:按医嘱服药。

(7) 生活方式:活动量较小;睡眠尚可;规律进餐,进食量中等;无烟酒不良嗜好。

3. 药学门诊方案制定　见案例表 9-1。

案例表 9-1　药物治疗评估

DRPs 详述	问题状态	问题类型	问题原因	问题优先级
氯吡格雷抑制率低于正常范围	实际问题	有效性问题	存在氯吡格雷抵抗	高

4. 实施干预　见案例表 9-2。

案例表 9-2　实施干预

按用药问题优先级列举药物治疗问题	干预建议	干预结果
优先级:高		
氯吡格雷抑制率低于正常范围	药师建议进行 *CYP2C19* 基因型检测	患者接受

5. 用药指导方案

(1) 用药指导:为患者制作用药指导单,见案例表 9-3。

案例表 9-3 患者用药指导单

治疗疾病	药品名称	用药时间表										药品规格	注意事项
		早饭			午饭			晚饭			睡前		
		前	中	后	前	中	后	前	中	后			
急性冠脉综合征	阿司匹林肠溶片			1片								100mg	饭后温水服用，整片服用
	替格瑞洛片			1片						1片		90mg	每日2次
	瑞舒伐他汀钙片										1片	10mg	每日服用1次
胃切除术后	埃索美拉唑镁肠溶片	1片										20mg	整片吞服

（2）生活方式指导：以运动为主的心脏康复治疗，以改善患者的生活质量和远期预后：合理膳食，控制总热量和减少饱和脂肪酸、反式脂肪酸以及胆固醇摄入（<200mg/d），尽可能减少烹调用盐（每日盐含量限制在5g），减少味精、酱油等含钠盐的调味品用量，少食或不食含钠盐量较高的各类加工食品，如咸菜、火腿、香肠以及各类腌制、卤制、泡制的食品；提倡低脂饮食，每日膳食中尽量减少动物油、肥肉、动物内脏、蛋黄、鱼子等含胆固醇较高的，促进LDL-C达到治疗目标值<1.8mmol/L；合理运动，每日进行30~60分钟中等强度有氧运动（如快步行走等），每周至少5日，并逐渐增加抗阻训练，运动锻炼应循序渐进，避免诱发心绞痛和心力衰竭。

6. 随访

（1）患者*CYP2C19*基因型检测结果为*CYP2C19*2/*2*型，属于氯吡格雷慢代谢型。美国FDA氯吡格雷说明书黑框警告里明确规定对本药代谢较慢（*CYP2C19*活性低）的患者用药时效将减弱，可通过测定*CYP2C19*基因型以确定患者是否为*CYP2C19*慢代谢者，如确定，考虑使用另一种血小板P2Y12抑制药替代治疗。也有建议增加氯吡格雷剂量或三联抗血小板（阿司匹林＋氯吡格雷＋西洛他唑）治疗。

（2）用药建议：临床药师通过综合分析*TEG*和*CYP2C19*基因多态性检测结果，并结合患者自身情况，建议调整抗血小板治疗方案为阿司匹林和替格瑞洛抗血小板。用药指导单见案例表9-3。

（3）随访结局：调整方案后1个月，患者未出现缺血或出血性不良心血管事件。

知识点总结

1. 氯吡格雷相关知识点　氯吡格雷为P2Y12受体拮抗剂，为无活性前体药物，需经肝脏CYP2C19代谢活化后选择性不可逆地抑制血小板ADP受体而阻断P2Y12依赖激活的血小板膜糖蛋白（GP）Ⅱb/Ⅲa复合物，有效减少ADP介导的血小板激活和聚集。在首次或再次PCI之前或当时应尽快服用氯吡格雷初始负荷量300~600mg，PCI术后继续服用氯吡格雷75mg/d。出院后，未置入支架的患者，应使用氯吡格雷75mg/d至少28日，根据PRECISE-

DAPT 评分制定双联抗血小板联合疗程。氯吡格雷和阿司匹林双联抗血小板治疗已被证实能够显著降低 ACS，尤其是 PCI 术后患者的主要心血管不良事件。然而，即便规范接受双联抗血小板治疗，仍有部分患者不能达到预期效果。抗血小板药物低反应性通常是指由于不同患者对同一种抗血小板药物的抗血小板作用反应不同，某些患者在治疗后血小板反应性仍较高（血小板功能检测示血小板活性抑制不足）。有研究认为氯吡格雷低反应性受多种因素影响，包括服药的依从性、生物利用度、基因多态性、药物相互作用等，其中基因多态性导致的药物代谢酶 CYP2C19 失活是最重要的内部因素，根据基因型进一步将氯吡格雷代谢类型分为：超快代谢型（UM，*CYP2C19*17/*17*）、快代谢型（EM，*CYP2C19*1/*1*，*CYP2C19*1/*17*）、中间代谢型（IM，*CYP2C19*1/*2*，*CYP2C19*1/*3*，*CYP2C19*17/*2*，*CYP2C19*17/*3*）和慢代谢型（PM，*CYP2C9*2/*2*，*CYP2C19*3/*3*，*CYP2C19*2/*3*）。因此，*CYP2C19* 基因型检测对于指导抗血小板药物个体化治疗具有重要意义。

2. TEG 试验的监测、注意事项及解读　血栓弹力图能对血液凝固及纤溶过程进行动态监测，具有用血量少、检测方法简易、测验时间短等优势。AA 途径和 ADP 途径为临床抑制血小板聚集的主要途径，而血栓弹力图可检测导致血小板发生抑制的途径，在筛选敏感性高的抗血小板药物或监测血小板治疗效果中具有良好的价值。AA 抑制率可反映阿司匹林的药物反应性，AA 抑制率 >90% 为药物高反应性，AA 抑制率 50%~90% 说明药效较好，AA 抑制率 <50% 说明存在药物低反应性。ADP 抑制率可反映氯吡格雷的药物反应性，ADP 抑制率 >90% 为药物高反应性，ADP 抑制率 30%~90% 说明药效较好，ADP 抑制率 <30% 说明药物低反应性。

3. 氯吡格雷低反应性的 ACS 患者抗栓治疗方案调整　针对抗血小板药物低反应性，更换为替格瑞洛等其他 P_2Y_{12} 受体拮抗剂或增加氯吡格雷的治疗剂量或加用西洛他唑的三联抗血小板治疗可能是解决抗血小板药物抵抗的有效手段。

参考文献

[1] 国家卫生计生委合理用药专家委员会，中国药师协会 . 冠心病合理用药指南（第 2 版）[J]. 中国医学前沿杂志（电子版），2018，10（6）：1-130.

[2] 国家卫生计生委合理用药专家委员会，中国药师协会 . 急性 ST 段抬高型心肌梗死溶栓治疗的合理用药指南（第 2 版）[J]. 中国医学前沿杂志（电子版），2019，11（1）：40-65.

[3] 中华医学会，中华医学会临床药学分会，中华医学会杂志社 .ST 段抬高型心肌梗死基层合理用药指南[J]. 中华全科医师杂志，2021，20（4）：397-409.

[4] COTTON J M，WORRALL A M，HOBSON A R，et al.Individualised assessment of response to clopidogrel in patients presenting with acute coronary syndromes：a role for short thrombelastography? [J].Cardiovasc Ther，2010，28（3）：139-146.

[5] 霍勇，王拥军，谷涌泉，等 . 常用口服抗血小板药物不耐受及低反应性人群诊疗专家共识[J]. 中华心血管病杂志（网络版），2021，4（1）：1-13.

[6] SCOTT S A，SANGKUHL K，STEIN C M，et al.Clinical pharmacogenetics implementation consortium guidelines for CYP2C19 genotype and clopidogrel therapy：2013 update[J].Clin Pharmacol Ther.2013，94（3）：317-323.

[7] 许晶晶,姜琳,宋莹,等.以血栓弹力图定义的阿司匹林及氯吡格雷双药抵抗对经皮冠状动脉介入治疗远期预后的评估价值[J].中国循环杂志,2019,34(12):1164-1169.

(案例作者:周凌云　中南大学湘雅三医院)

第二节　内分泌系统

案例 10　老年糖尿病合并血脂异常的药学门诊服务

学习目标

1. 掌握糖尿病合并血脂异常药物选择及药物联合应用特点。

2. 掌握老年糖尿病患者药物治疗方案的综合评估方法,包括药物品种选择、用药剂量、重复用药、药品不良反应等。

3. 掌握 2 型糖尿病的心血管风险分层及血脂控制目标。

4. 掌握骨质疏松药物治疗选择。

5. 掌握药物治疗干预问题优先级别。

案例简介

患者,女,74 岁,身高 153cm,体重 58kg,BMI 24.8kg/m^2,腰围 90cm。既往 2 型糖尿病史 15 年,颈动脉狭窄 70%,曾口服消渴丸(每次 10 丸,每日 3 次)、津力达颗粒(每次 1 袋,每日 3 次)和保健品沙棘粉胶囊(每次 1 粒,每日 1 次)治疗,未定期进行血糖监测,血糖控制不详。2021 年 3 月 9 日,完善相关检查示:HbA$_{1c}$ 8.7%,空腹血糖 9.6mmol/L,TC 5.74mmol/L,TG 2.16mmol/L,LDL-C 3.46mmol/L。调整方案为:停用津力达颗粒、消渴丸;口服阿卡波糖片,每次 50mg,每日 3 次;格列美脲片,每次 2mg,每日 1 次;增加血滞通胶囊、红花清肝十三味丸治疗高脂血症。患者担心西药有副作用,自行减少服用西药剂量,并增加服用消渴丸(每次 10 丸,每日 3 次)和消糖灵胶囊(每次 3 粒,每日 2 次)。6 月 22 日,因头晕乏力 3 日来我中心中医科就诊,实验室检查:HbA$_{1c}$ 7.5%,空腹血糖 4.2mmol/L,LDL-C 4.05mmol/L,TG 4.19mmol/L,TC 7.05mmol/L,HDL-C 1.39mmol/L,UA 305.2μmol/L,Cr 38.2μmol/L,GFR 151.69ml/min,ALT 9U/L,AST 19U/L,T -3.5。重度骨质疏松 10 年,服用骨化三醇软胶囊(每次 0.25μg,每日 2 次)和碳酸钙 D$_3$ 片(每次 1 片,每日 1 次)。由于便秘,自行停用碳酸钙 D$_3$ 片。骨关节炎病史,服用氨基葡萄糖胶囊,每次 75μg,每日 2 次。

工作流程

1. 明确就诊目的

(1) 患者对于目前用药的出现头晕、乏力,认为是服用西药造成的,希望不吃西药靠中药治疗。

(2) 患者自述用药数目多,并从多个医疗机构开具药物,希望药师协助评估目前用药是否适宜。

2. 信息收集

（1）基本信息：患者，女，74 岁，身高 153cm，体重 58kg，医疗保险。

（2）既往病史：高脂血症，糖尿病，骨关节病，骨质疏松，有跌倒发生史、有骨折史。现有症状描述：眩晕、乏力、关节痛、牙龈出血。

（3）用药史

1）消渴丸：每次 10 丸，每日 3 次，15 年前至今。

2）津力达颗粒：每次 1 袋，每日 3 次，15 年前至 2021 年 3 月 9 日。

3）沙棘粉胶囊（保健品成分不详）：每次 1 粒，每日 1 次，15 年前至今。

4）阿卡波糖片：每次 50mg，每日 3 次，3 年前至今。

5）格列美脲片：每次 2mg，每日 1 次，3 年前至今。

6）血滞通胶囊：每次 2 粒，每日 2 次，3 年前至今。

7）红花清肝十三味丸：每次 15 粒，每日 2 次，3 年前至今。

8）消糖灵胶囊：每次 3 粒，每日 2 次，餐前，3 年前至今。

9）畅清肽颗粒（保健品成分不详）：每次 1 袋，每日 1 次，早晨服用，5 年前至今。

10）修夷唐康颗粒（保健品成分不详）：每次 1 袋，每晚 1 次，5 年前至今。

11）胸腺肽口服液（保健品成分不详）：每日 1 次，每次 1 支，3 年前至今。

12）骨化三醇软胶囊：每次 0.25μg，每日 2 次，10 年前至今。

13）氨基葡萄糖胶囊：每次 75μg，每日 2 次，10 年前至今。

（4）不良反应史：既往未发生过药品不良反应。

（5）相关检查和检验：血压 124/60mmHg，心率 66 次 /min；生化指标：Cr 38.2μmol/L，TC 7.05mmol/L，LDL-C 4.05mmol/L，HDL-C 1.39mmol/L，TG 4.19mmol/L，GLU 4.2mmol/L，HbA_{1c} 7.5%，ALT 9U/L，AST 19U/L，GGT 23U/L。

（6）服药依从性：当症状有所好转或疾病有所控制时，会漏服药物，每周忘记服药 1~2 次，坚持按时服药有困难，担心西药副作用，减量或不服用西药。每日坚持自行服用保健品。

（7）生活方式：患者与老伴居住在家，因膝关节疼痛，活动量较小（每周 3~4 次，每次 15 分钟）；睡眠尚可；规律进餐，进食量中等（以碳水化合物为主，肉极少量、蔬菜适量）；无烟酒不良嗜好。

3. 药学门诊方案制定　见案例表 10-1。

案例表 10-1　药物治疗评估

DRPs 详述	问题状态	问题类型	问题原因	问题优先级
联合使用消渴丸、消糖灵胶囊和格列美脲出现头晕、乏力	实际问题	安全性问题	消渴丸和消糖灵胶囊均含有格列本脲，与格列美脲联用，属于重复用药，低血糖风险较高，出现剂量相关的药品不良反应，自测空腹血糖 4.2mmol/L，考虑发生低血糖反应，不排除体位性低血压及心脑血管疾病的可能	高

续表

DRPs 详述	问题状态	问题类型	问题原因	问题优先级
老年糖尿病患者合并有血脂异常、颈动脉狭窄 70%，未使用抗血小板药物进行二级预防，以预防心血管事件及糖尿病微血管病变的发生	实际问题	适应证问题	有适应证，未使用药物进行预防	高
服药依从性评分（Morisky<6 分）	实际问题	依从性问题	担心药物副作用、忘记服药	高
高脂血症血脂未达标（患者处于高危）	实际问题	适应证问题	无正当理由，未使用他汀类药物	高
口服药降糖药治疗未达到每周 2~4 次监测（空腹或餐后 2 小时血糖）	实际问题	依从性问题	不了解监测重要而监测频率不足	中
2 型糖尿病无禁忌证未使用二甲双胍	实际问题	适应证问题	无正当理由，未选择指南推荐药物	中
畅清肽颗粒、修夷唐康颗粒和沙棘粉胶囊	实际问题	有效性问题	保健品的疗效得不到保证	中
骨质疏松	实际问题	适应证问题	需联合钙片和抗骨质疏松药物（有骨折史，有摔倒史）	中
氨基葡萄糖	实际问题	适应证问题	对重度骨关节炎无效或耐药	中
BMI 24.8kg/m^2，腰围 90cm	实际问题	依从性问题	体重、腰围超标	低
运动时间、强度不适宜	实际问题	依从性问题		低

4. 实施干预　见案例表 10-2。

案例表 10-2　实施干预

按用药问题优先级列举药物治疗问题	干预建议	干预结果
优先级：高		
联合使用消渴丸、消糖灵胶囊和格列美脲片	建议医生停消渴丸、消糖灵胶囊，两者均含有格列本脲，格列美脲同属磺脲类促泌剂，不建议联合使用，容易造成低血糖反应。建议临床考虑首选不易出现低血糖的口服降糖药物：二甲双胍	医生接受停用消渴丸、消糖灵胶囊。根据患者糖化血红蛋白指标反映出的情况，患者加用二甲双胍，联合继续使用格列美脲片起始剂量每早 2mg qd
糖尿病老年患者有血脂异常高危因素且无出血高风险，未使用抗血小板药物进行二级预防	患者高龄女性，15 年糖尿病史合并高脂血症病史，既往复查有颈动脉斑块，根据《中国 2 型糖尿病防治指南（2020 年版）》糖尿病患者合并 ASCVD 需应用阿司匹林（75~150mg/d）作为二级预防，建议医生使用阿司匹林	医生接受。使用阿司匹林肠溶片 100mg qd

续表

按用药问题优先级列举药物治疗问题	干预建议	干预结果
高脂血症血脂未达标，TC、TG、LDL-C 高	患者合并 2 型糖尿病，根据《中国成人血脂异常防治指南(2016 年修订版)》，LDL-C 目标值应 <1.8mmol/L，目前患者 LDL-C 4.05mmol/L，患者年龄较大，建议选用中等强度的他汀类药物匹伐他汀 2mg qd 起始治疗	医生考虑患者年龄、血糖的影响因素选择匹伐他汀钙片，每晚服用 4mg
依从性差，担心药物副作用、忘记服药	药师为患者详细讲解药品不良反应及注意事项和使用药物的必要性；并为患者制作用药指导单	患者接受
优先级：中		
口服药降糖药治疗未达到每周 2~4 次监测(空腹或餐后 2 小时血糖)	药师为患者提供疾病监测计划	患者接受
心理上过度依赖保健品，畅清肽颗粒、修夷唐康颗粒和沙棘粉胶囊	药师帮助梳理分析保健品成分，讲解保健品不可代替药治疗。建议患者暂停服用现有保健品	患者接受
骨质疏松，患者有骨折史	患者骨密度检查 T -3.5，属于严重骨质疏松，建议增加抗骨质疏松药物双磷酸盐类：阿仑膦酸钠片	家庭医生同意，由于患者便秘，建议把碳酸钙 D_3 片更换为醋酸钙胶囊
氨基葡萄糖	连续使用超过 1 年，患者关节痛未改善，建议医生评估使用	家庭医生停用氨基葡萄糖。建议减轻体重、减少关节过多耗损性活动，增加非负重肌肉抗阻力运动，必要时骨科专科就诊评估治疗
优先级：低		
BMI 24.8kg/m^2，腰围 90cm	药师为患者进行生活方式指导	患者接受

5. 用药指导方案

(1) 为患者制作用药指导单，见案例表 10-3。

案例表 10-3　患者用药指导单

<table>
<tr><th colspan="14">用药时间表</th></tr>
<tr><th rowspan="2">治疗疾病</th><th rowspan="2">药品名称</th><th colspan="3">早饭</th><th colspan="3">午饭</th><th colspan="3">晚饭</th><th rowspan="2">睡前</th><th rowspan="2">药品规格</th><th rowspan="2">注意事项</th></tr>
<tr><th>前</th><th>中</th><th>后</th><th>前</th><th>中</th><th>后</th><th>前</th><th>中</th><th>后</th></tr>
<tr><td rowspan="2">糖尿病</td><td>格列美脲片</td><td>1 片</td><td></td><td></td><td></td><td></td><td></td><td></td><td></td><td></td><td></td><td>2mg</td><td>每早餐服用</td></tr>
<tr><td>阿卡波糖片</td><td></td><td>1 片</td><td></td><td></td><td>1 片</td><td></td><td></td><td>1 片</td><td></td><td></td><td>50mg</td><td>随第一口餐同服，注意监测血糖</td></tr>
</table>

续表

用药时间表													
治疗疾病	药品名称	早饭			午饭			晚饭			睡前	药品规格	注意事项
		前	中	后	前	中	后	前	中	后			
高血脂	匹伐他汀钙片										1片	2mg	睡前服用
心脑血管	阿司匹林肠溶片	1片										0.1g	晨起空腹服用 注意查看粪便颜色
骨质疏松	碳酸钙 D_3 片			1片								每片含碳酸钙1.5g	餐后服用
	骨化三醇软胶囊			1粒							1粒	0.25μg	餐后服用

（2）生活方式指导：建议患者摄入碳水化合物（50%~55%）为主 200~250g/d（即每日 4~5 两），选择高能量密度且富含膳食纤维的食物（粗粮、燕麦等），增加蔬菜和水果。副食：新鲜蔬菜 500g（1 斤）以上、牛奶 250ml、鸡蛋 1 个、瘦肉 100g（2 两）、豆制品 50~100g（1~2 两）、烹调油 2~3 汤匙（1 汤匙≈10g）、低盐（约 6g）。建议运动时间为每日餐后不少于 30 分钟（包括快走、打太极拳、骑车、乒乓球、羽毛球等）。

（3）定期监测：①血糖。每周至少监测 1 次空腹血糖和 1 次餐后血糖。②血脂。在起始生活方式干预和药物治疗，以及药物调整期间每 1~3 个月监测 1 次血脂，此后每 3~12 个月监测 1 次血脂；每年进行 1 次骨密度检查。

6. 随访

（1）3 个月后患者随访结果：①血糖控制达标（空腹血糖 6.64mmol/L），HbA_{1c} 7.5%；血脂仍控制不佳（TC 6.23mmol/L，LDL-C 3.45mmol/L，HDL-C 1.33mmol/L，TG 3mmol/L），药师建议使用强效他汀瑞舒伐他汀片 20mg qd，医生同意上述方案（更新用药指导单见案例表 10-4）。②疾病监测情况：患者能规律监测血糖。③调整药物后，未发生不良反应。

案例表 10-4　随访后用药指导单

用药时间表													
治疗疾病	药品名称	早饭			午饭			晚饭			睡前	药品规格	注意事项
		前	中	后	前	中	后	前	中	后			
糖尿病	格列美脲片	2片										2mg	每早餐服用
	阿卡波糖片		1片			1片			1片			50mg	随第一口餐同服，注意监测血糖
高脂血症	瑞舒伐他汀钙片										1片	20mg	睡前服用 注意监测血脂

续表

用药时间表													
治疗疾病	药品名称	早饭			午饭			晚饭			睡前	药品规格	注意事项
		前	中	后	前	中	后	前	中	后			
心脑血管	阿司匹林肠溶片	1片										0.1g	晨起空腹服用 注意查看粪便颜色
骨质疏松	醋酸钙胶囊			1粒								0.6g	餐后服用
	骨化三醇软胶囊			1粒							1粒	0.25μg	餐后服用
	阿仑膦酸钠片	1片										70mg	每周服用1次,服药后30分钟之内和当日第1次进食前,应避免躺卧 餐后服用

(2) 6个月后患者随访结果:血糖控制达标(HbA_{1c} 7.1%),血脂水平控制不佳(血脂指标:TC 3.39mmol/L,LDL-C 1.52mmol/L,HDL-C 1.45mmol/L,TG 1.45mmol/L)。

知识点总结

1. 糖尿病用药相关知识点

(1) 老年糖尿病患者健康教育:糖尿病综合治疗包括糖尿病教育、患者自我管理、血糖监测、饮食治疗及运动治疗的基本措施,以及降糖药物治疗。重视老年患者糖尿病防治知识教育和具有老年人群特色的管理,详细介绍降糖药物使用方法及注意事项,预防低血糖相关知识,教日常生活(饮食量、运动量)变换,定期监测血糖及筛查相关并发症。

(2) 老年糖尿病患者的降糖治疗应该是在安全前提下的有效治疗。根据患者的降糖目标、现有血糖情况、重要脏器功能和经济承受能力等选择合理、便利、可行的降糖药物。考虑首选不易出现低血糖的口服降糖药物如二甲双胍、α- 糖苷酶抑制剂、DPP-4 抑制剂等。年龄不是使用二甲双胍的禁忌证。对使用上述药物血糖难以控制达标,且患者自我管理能力较强,低血糖风险可控的患者,可酌情选用胰岛素促泌剂包括磺脲类药物和格列奈类药物,但应尽量避免使用降糖效果很强、作用时间很长、低血糖纠正困难,可能给患者带来严重不良后果的药物如格列本脲。肾功能不全的患者要慎用主要从肾脏排泄的药物;骨质疏松的患者要慎用影响骨代谢的药物。

(3) 二甲双胍是目前最常用的降糖药,具有良好的降糖作用、多种降糖作用之外的潜在益处、优越的费效比、良好的药物可及性、临床用药经验丰富等优点,且不增加低血糖风险。多种研究显示二甲双胍具有心血管益处,推荐生活方式管理和二甲双胍作为 2 型糖尿病(type 2 diabetes mellitus,T2DM)患者高血糖的一线治疗。若无禁忌证,二甲双胍应一直保留在糖尿病的治疗方案中。

（4）HbA_{1c} 7.0%~8.0%、空腹血糖 <7.5mmol/L 和餐后 2 小时空腹血糖 <11.1mmol/L，适用于自我管理能力欠佳、有低血糖风险的患者。

2. 调血脂药物相关知识点

（1）糖尿病合并血脂异常主要表现为 TG 升高，HDL-C 降低，LDL-C 升高或正常。调脂治疗可以显著降低糖尿病患者发生心血管事件的危险。根据心血管疾病危险程度确定 LDL-C 目标水平。40 岁及以上糖尿病患者血清 LDL-C 水平应控制在 2.6mmol/L（100mg/dl）以下，保持 HDL-C 目标值在 1.0mmol/L（40mg/dl）以上。根据血脂异常特点，首选他汀类治疗，如合并高血脂伴或不伴低 HDL-C 者，可采用他汀与贝特类药物联合应用。

（2）血脂异常治疗后复查，药物治疗开始后 4~8 周复查血脂、肝功能、肌酸激酶，若无特殊情况且血脂达标可改为每 6~12 个月复查 1 次；长期达标者可每年复查 1 次。如血脂未达标则需调整降脂药剂量或种类，或联合应用不同作用机制的降脂药进行治疗。每当调整降脂药种类或剂量时，都应在治疗 6 周内复查。

2 型糖尿病患者的血脂谱常以混合性血脂紊乱多见，其特征性的血脂谱包括：①空腹和餐后 TG 水平升高，即使在空腹血糖和 TG 水平控制正常后往往还存在餐后高脂血症。② HDL-C 水平降低。③血清 TC 水平和 LDL-C 正常或轻度升高，且 LDL-C 发生质变，小而致密的 LDL-C 水平升高。④富含 TG 脂蛋白的载 ApoB-100 和 ApoB-48 水平升高，ApoCⅢ水平升高，ApoCⅡ/ApoCⅢ以及 ApoCⅢ/ApoE 的比值升高。该患者符合此类特点。调脂治疗能显著降低心血管事件风险，基于 ASCVD 危险程度分层和治疗目标（见案例表 10-5）的管理策略是当前血脂管理的总体趋势。T2DM 患者 ASCVD 高危人群调脂的主要目标为 LDL-C<2.6mmol/L，次要目标为非 -HDL-C<3.4mmol/L，其他目标 TG<1.7mmol/L；T2DM 患者 ASCVD 极高危人群调脂的主要目标为 LDL-C<1.8mmol/L，次要目标为非 -HDL-C<2.6mmol/L，其他目标 TG<1.7mmol/L。在治疗方面，对于我国绝大多数 T2DM 患者血脂异常推荐中等强度的他汀类药物治疗，包括辛伐他汀 40mg、阿托伐他汀 10mg、匹伐他汀 2mg 等。若合并高血脂，可适当选用贝特类药物调脂治疗。老年人应小剂量起始，>75 岁老人，不建议高强度他汀类治疗。并根据治疗效果调整调脂药的剂量和监测肝肾功能、肌酸激酶。

案例表 10-5　T2DM 患者的 ASCVD 危险程度的分层及血脂管理目标

心血管事件风险程度	临床疾病和 / 或危险因素	主要目标 / $mmol \cdot L^{-1}$	次要目标 / $mmol \cdot L^{-1}$	其他目标 / $mmol \cdot L^{-1}$
高危	T2DM 合并直脂异常	LDL-C<2.6	非 -HDL-C<3.4	TC<1.7
极高危	T2DUL 合并直脂异常，并具有以下一种情况： ≥1 项其他危险因素 * ASCVD	LDL-C<1.8	非 -HDL-C<2.6	

注：T2DM：2 型糖尿病。ASCVD：动脉粥样硬化性心血管疾病。非 -HDL-C：非高密度脂蛋白胆固醇。* 危险因素，是指年龄（男性≥40 岁或绝经期后女性）、吸烟、高血压、慢性肾脏病（chronic kidney disease，CKD）或微量白蛋白尿、HDL-C<1.04mmol/L、BMI≥28kg/m^2、早发缺血性心血管病家族史。

（3）T2DM 合并血脂异常应该定期监测，在起始生活方式干预和药物治疗，以及药物调整期间每 1~3 个月监测 1 次血脂，此后每 3~12 个月监测 1 次血脂。

3. 骨质疏松用药相关知识点　骨健康补充剂：补充钙剂和维生素 D 为骨质疏松症预防和治疗的基本需要，钙剂选择需考虑钙元素含量、安全性和有效性。其中碳酸钙含钙量高，吸收率高。充足的维生素 D 可增加肠钙吸收、促进骨骼矿化、保持肌力、改善平衡能力和降低跌倒风险。同时补充钙剂和维生素 D 可降低骨质疏松性骨折风险。严重骨质疏松患者可以适当补充抗骨质疏松药物，可以增加骨密度，改善骨质量，显著降低骨折的发生风险。

参考文献

[1]《中国老年 2 型糖尿病防治临床指南》编写组．中国老年 2 型糖尿病防治临床指南（2022 年版）[J]．中国糖尿病杂志，2022，30（1）：2-51.

[2] 中华医学会糖尿病学分会．中国 2 型糖尿病防治指南（2020 年版）[J]．中华糖尿病杂志，2021，13（4）：315-409.

[3] 国家卫生计生委合理用药专家委员会，中国药师协会．冠心病合理用药指南（第 2 版）[J]．中国医学前沿杂志（电子版），2018，10（6）：1-130.

[4] 国家重点研发项目（2018YFC2002400）课题组，中国老年医学学会医养结合促进委员会．高龄老年共病患者多重用药安全性管理专家共识[J]．中华保健医学杂志，2021，23（5）：548-554.

[5] 中国成人血脂异常防治指南修订联合委员会．中国成人血脂异常防治指南（2016 年修订版）[J]．中国循环杂志，2016，31（10）：937-950.

[6] 中华医学会内分泌学分会脂代谢学组．中国 2 型糖尿病合并血脂异常防治专家共识（2017 年修订版）[J]．中华内分泌代谢杂志，2017，33（11）：925-936.

[7] 中华医学会，中华医学会杂志社，中华医学会全科医学分会，等．原发性骨质疏松症基层诊疗指南（2019 年）[J]．中华全科医师杂志，2020，19（4）：304-315.

（案例作者：金祥龙　北京市西城区白纸坊社区卫生服务中心）

案例 11　老年糖尿病合并高血压的药学门诊服务

学习目标

1. 掌握糖尿病合并高血压药物选择及药物联合应用特点。

2. 掌握老年糖尿病患者药物治疗方案的综合评估方法，包括药物品种选择、用药剂量、重复用药、药品不良反应等。

3. 掌握药物治疗干预问题优先级别。

案例简介

患者，男，82 岁，身高 160cm，体重 72kg，BMI 28.1kg/m^2。既往高血压 25 年，口服氯沙坦钾氢氯噻嗪片（每次 50mg 或 12.5mg，每日 1 次）、比索洛尔片（每次 5mg，每日 1 次）、缬沙坦胶囊（每次 80mg，每日 1 次），血压控制在（130~140）/（60~70）mmHg，心率 70 次 /min。

高脂血症 20 年，口服阿托伐他汀钙片，每次 20mg，每晚 1 次。冠心病 13 年，口服单硝酸异山梨酯缓释片（每次 40mg，每日 1 次）、阿司匹林肠溶片（每次 100mg，每日 1 次。2021 年行脑 CT 检查示有出血点后停用）。2 型糖尿病 30 年，口服瑞格列奈片（每次 2mg，每日 3 次）；皮下注射精蛋白重组人胰岛素混合注射液（预混 30R），早餐前 28IU、晚餐前 24IU；在家自测血糖，空腹血糖 8~9mmol/L，餐后血糖 12~13mmol/L，未规律监测糖化血红蛋白。糖尿病周围神经病变，服用胰激肽原酶肠溶片（每次 240IU，每日 3 次）和甲钴胺片（每次 0.5mg，每日 3 次）。近期实验室检查：Cr 94μmol/L，LDL-C 1.5mmol/L，空腹血糖 8.79mmol/L，HbA_{1c} 7.1%。

工作流程

1. 明确就诊目的

（1）患者自述用药数量多，并从多个医疗机构开具药物，希望药师协助评估目前用药是否适宜。

（2）患者对于目前用药的用法用量不清楚，希望得到药师的用药指导。

2. 信息收集

（1）基本信息：患者，男，82 岁，身高 160cm，体重 72kg，本地医疗保险。

（2）既往病史：高血压，高脂血症，冠心病，糖尿病。无跌倒发生史。

（3）用药史

1）氯沙坦钾氢氯噻嗪片：每次 50mg 或 12.5mg，每日 1 次，1998 年至今。

2）比索洛尔片：每次 5mg，每日 1 次，1998 年至今。

3）缬沙坦胶囊：每次 80mg，每日 1 次，1998 年至今。

4）阿托伐他汀钙片：每次 20mg，每日 1 次，2003 年至今。

5）单硝酸异山梨酯缓释片：每次 40mg，每日 1 次，2003 年至今。

6）阿司匹林肠溶片：每次 100mg，每日 1 次。2003—2021 年。

7）瑞格列奈片：每次 1mg，每日 3 次，1993 年至今。

8）精蛋白重组人胰岛素混合注射液（预混 30R）：早餐前 28IU，晚餐前 24IU，每日 2 次，1993 年至今。

9）胰激肽原酶肠溶片：每次 240IU，每日 3 次，2010 年至今。

10）甲钴胺片：每次 0.5mg，每日 3 次，2010 年至今。

（4）不良反应史：既往未发生过药品不良反应。

（5）相关检查和检验：血压 136/55mmHg，心率 72 次 /min，Cr 94μmol/L，TC 2.87mmol/L，LDL-C 1.50mmol/L，HDL-C 0.91mmol/L，TG 1.01mmol/L，GLU 8.79mmol/L，HbA_{1c} 7.1%。

（6）服药依从性：每周忘记服药 1~2 次，自认为坚持按时服药有困难。

（7）生活方式：患者居住养老院，活动量较小（每周 2~3 次，每次 20 分钟）；睡眠尚可；规律进餐，进食量中等（以碳水化合物为主，肉适量、蔬菜较少）；无烟酒不良嗜好。

3. 药学门诊方案制定　见案例表 11-1。

4. 实施干预　见案例表 11-2。

案例表 11-1　药物治疗评估

DRPs 详述	问题状态	问题类型	问题原因	问题优先级
服药依从性差	实际问题	依从性问题	患者忘记服药	高
联合使用氯沙坦氢氯噻嗪与缬沙坦	实际问题	安全性问题	重复使用同一药理作用的药物	高
精蛋白重组人胰岛素混合注射液(预混 30R)2 次 /d 与瑞格列奈合用	实际问题	安全性问题	与胰岛素促泌剂(格列奈类):低血糖和体重增加的发生风险较高	高
高血压合并冠心病,使用 β 受体拮抗剂心率未降到 60 次 /min 以下	实际问题	有效性问题	比索洛尔的剂量过低	中
糖尿病无禁忌证未使用二甲双胍	实际问题	适应证问题	未选择同类药物中更适宜的品种	中
餐后血糖 >10mmol/L	实际问题	有效性问题	需联合其他药物治疗,而未联合	中
糖尿病未能规律监测糖化血红蛋白	实际问题	依从性问题	医生未开具监测项目而监测频率不足	低

案例表 11-2　实施干预

按用药问题优先级列举药物治疗问题	干预建议	干预结果
优先级:高		
服药依从性差	药师为患者提供药盒,制定用药指导单	患者接受
联合使用氯沙坦钾氢氯噻嗪与缬沙坦胶囊	建议医生停缬沙坦胶囊	医生接受停用缬沙坦,更换为贝尼地平
餐后血糖 >10mmol/L	患者高龄且不愿意接受咀嚼药物,建议加用伏格列波糖分散片	医生接受
优先级:中		
精蛋白重组人胰岛素混合注射液(预混 30R)与瑞格列奈合用	考虑患者联用后低血糖发生风险高,建议单用精蛋白重组人胰岛素混合注射液(预混 30R)	医生将精蛋白重组人胰岛素混合注射液(预混 30R)胰岛素调整为门冬胰岛素 30 注射液,同时停用瑞格列奈
患者高血压合并冠心病使用 β 受体拮抗剂,心率未控制在 60 次 /min 以下	建议医生增加比索洛尔用药剂量	医生考虑患者目前病情稳定,心率 70 次 /min 左右尚可,暂不增加剂量
患者糖尿病无使用二甲双胍的禁忌证	建议医生加用	医生考虑患者高龄不启用
优先级:低		
糖尿病未能规律监测糖化血红蛋白	药师为患者提供疾病监测计划	患者接受

5. 用药指导方案

（1）为患者制作用药指导单，见案例表 11-3。

案例表 11-3　患者用药指导单

用药时间表													
治疗疾病	药品名称	早饭			午饭			晚饭			睡前	药品规格	注意事项
		前	中	后	前	中	后	前	中	后			
	盐酸贝尼地平片	1 片										8mg	
高血压	氯沙坦钾氢氯噻嗪片	1 片										50mg 或 12.5mg	晨起空腹服用，注意监测血压
	比索洛尔片	1 片										5mg	
糖尿病	门冬胰岛素 30 注射液	28IU						24IU				300IU	餐前即刻注射
	伏格列波糖分散片		1 片			1 片			1 片			0.2mg	随第一口餐同服，注意监测血糖
冠心病	单硝酸异山梨酯片	1 片										40mg	每日服用 1 次，不能掰开或嚼碎
	阿托伐他汀钙片										1 片	20mg	睡前服用
糖尿病周围神经病变	甲钴胺片			1 片			1 片			1 片		0.5mg	每日 3 次
	胰激肽原酶肠溶片	2 片			2 片			2 片				120IU	三餐前服用

（2）生活方式指导：建议患者摄入碳水化合物（50%~55%）为主，选择高能量密度且富含膳食纤维的食物（粗粮、麸子、豆类等），增加蔬菜和水果，其中水果类约占 5%~10%，并调整进餐模式（少吃多餐、慢吃、先汤菜后主食）。运动时间为每日餐后 30~45 分钟。

（3）定期监测：①血压。每周至少监测 1 次并记录。②血糖。每周至少监测 1 次空腹血糖和 1 次餐后血糖。③血脂。血脂达标的情况下可每 6 个月或 1 年监测 1 次。

6. 随访　1 个月后患者随访结果：

（1）血糖控制有效（空腹血糖 7~8mmol/L，餐后血糖 9~10mmol/L）。

（2）疾病监测情况：患者能规律监测血压及血糖。

（3）调整药物后，未发生不良反应。

知识点总结

1. 糖尿病用药相关知识点

(1)对于糖尿病患者，控制高血糖的策略应该是综合性的，包括生活方式管理、血糖监测、糖尿病教育和应用降糖药物等措施。

(2)《预混胰岛素临床应用专家共识(2016 年版)》建议对于采用预混胰岛素每日 2 次治疗方案时，同时使用胰岛素促泌剂后出现低血糖和体重增加的风险增加。

(3)《中国老年 2 型糖尿病防治临床指南(2022 年版)》对于老年患者血糖控制目标：HbA_{1c} 7.0%~8.0%、空腹血糖 <7.5mmol/L 和餐后 2 小时血糖 <11.1mmol/L，适用于自我管理能力欠佳、有低血糖风险的患者。

2. β 受体拮抗剂相关知识点　使用 β 受体拮抗剂控制心率有利于冠心病患者减轻症状、改善缺血，使用 β 受体拮抗剂并逐步增加至最大耐受剂量，选择的剂型及给药次数应能 24 小时抗心肌缺血，用药后建议将心率控制在 55~60 次 /min 之间。此外，使用 β 受体拮抗剂控制心率也有利于预防心肌梗死、改善预后。

参考文献

[1]《中国老年 2 型糖尿病防治临床指南》编写组 . 中国老年 2 型糖尿病防治临床指南(2022 年版)[J]. 中国糖尿病杂志，2022，30(1)：2-51.

[2] 国家卫生计生委合理用药专家委员会，中国药师协会 . 冠心病合理用药指南(第 2 版)[J]. 中国医学前沿杂志(电子版)，2018，10(6)：1-130.

[3] 国家重点研发项目(2018YFC2002400)课题组，中国老年医学学会医养结合促进委员会 . 高龄老年共病患者多重用药安全性管理专家共识[J]. 中华保健医学杂志，2021，23(5)：548-554.

[4] 中华医学会内分泌学分会 . 预混胰岛素临床应用专家共识(2016 年版)[J]. 药品评价，2016，13(9)：5-11.

(案例作者：白向荣　首都医科大学宣武医院)

案例 12　糖尿病合并冠心病的药学门诊服务

学习目标

1. 掌握老年多重慢病患者药物治疗管理的综合目标。

2. 掌握老年糖尿病合并冠心病、心房颤动患者药物治疗方案的综合评估方法，包括药物品种选择、用药剂量、重复用药、药品不良反应等。

3. 掌握冠心病合并心房颤动的药物治疗选择及药物联合应用特点。

案例简介

患者，女，66 岁，身高 162cm，体重 56kg，BMI 21.3kg/m^2。既往高血压 26 年，口服氨氯地

平片（每次5mg，每日1次）和比索洛尔片（每次1.25mg，每日1次），血压控制在（102~123）/（51~72）mmHg左右，心率75次/min左右。高脂血症8年，口服阿托伐他汀钙片，每次10mg，每晚1次。冠心病5年，口服单硝酸异山梨酯分散片（每次20mg，每日2次）、阿司匹林肠溶片（每次100mg，每日1次）、麝香保心丸（每次2丸，每日3次）、黄杨宁片（每次2mg，每日3次）和银杏蜜环口服液（每次10ml，每日2次）。2型糖尿病12年，口服阿卡波糖片（每次75mg，每日3次）和达格列净片（每次5mg，每日1次）；在家自测血糖：空腹血糖8~9mmol/L，餐后血糖10~12mmol/L。糖尿病周围神经病变服用依帕司他片，每次50mg，每日3次。失眠服用谷维素片，每次20mg，每晚1次。2012年心脏射频消融手术。近期实验室检查：Cr 40.8μmol/L（Ccr：86.06ml/min），TC 2.77mmol/L，TG 0.48mmol/L，LDL-C 1.35mmol/L，HDL-C 1.17mmol/L；空腹血糖7.03mmol/L，餐后2小时血糖11.8mmol/L，HbA_{1c} 7.5%；尿常规：BLD ±，尿GLU +++，尿WBC +；心电图显示心房颤动，ST段压低。

工作流程

1. 明确就诊目的

（1）餐后2小时血糖11.8mmol/L，目前服用药物不能有效控制血糖，希望药师协助评估目前用药是否适宜。

（2）出现气短、心慌、呼吸急促时候是否可以服用速效救心丸、复方丹参滴丸等药物，希望得到药师的用药指导。

（3）现在体重偏低，服用降糖药物达格列净片会不会继续减轻体重。希望药师协助评估目前用药问题。

2. 信息收集

（1）基本信息：患者，女，66岁，身高162cm，体重56kg，医疗保险。

（2）既往病史：高血压，高脂血症，冠心病，糖尿病，心房颤动。2012年心脏射频消融手术。

（3）用药史

1）氨氯地平片：每次5mg，每日1次，26年前至今。

2）比索洛尔片：每次1.25mg，每日1次，26年前至今。

3）阿托伐他汀钙片：每次10mg，每日1次，8年前至今。

4）单硝酸异山梨酯分散片：每次20mg，每日2次，5年前至今。

5）阿司匹林肠溶片：每次100mg，每日1次，5年前至今。

6）麝香保心丸：每次2丸，每日3次，5年前至今。

7）黄杨宁片：每次2mg，每日3次，5年前至今。

8）银杏蜜环口服液：每次10ml，每日2次，5年前至今。

9）阿卡波糖片：每次75mg，每日3次，12年前至今。

10）达格列净片：每次5mg，每日1次，12年前至今。

11）依帕司他片：每次50mg，每日3次，12年前至今。

12）谷维素片：每次20mg，每日1次，12年前至今。

（4）不良反应史：服用盐酸二甲双胍片体重减轻20kg左右、达格列净片出现泌尿系感染症状。

（5）相关检查和检验：血压 122/70mmHg，心率 76 次 /min，Cr 40.8μmol/L，TC 2.77mmol/L，LDL-C 1.35mmol/L，HDL-C 1.17mmol/L，TG 0.48mmol/L，GLU 7.03mmol/L，HbA_{1c} 7.5%；尿常规显示 BLD ±，尿 GLU +++，尿 WBC +；心电图显示心房颤动，ST 段压低。

（6）服药依从性：血糖控制不佳，自行增加阿卡波糖，剂量由每次 75mg、每日 3 次变为每次 100mg、每日 3 次，服药 2 日后出现头晕、心慌等反应。

（7）生活方式：和老伴居住，近几个月运动量很少（浑身无力，气短、心慌）（每周 1 次，每次 20 分钟）；睡眠不佳，爱醒，做梦；饮水量少，每日 700ml；饮食偏咸，进食量偏少（以蔬菜为主，肉适量，碳水化合物较少，喜欢糊状饮食，爱吃坚果）；无烟酒不良嗜好。

3. 药学门诊方案制定　见案例表 12-1。

案例表 12-1　药物治疗评估

DRPs 详述	问题状态	问题类型	问题原因	问题优先级
近 3 个月血糖控制不佳，餐后 2 小时血糖达到 11.8mmol/L	实际问题	有效性问题	增加降糖药物达格列净 5mg qd，1 周获得协同治疗效果，患者血糖控制仍不佳，剂量太低、难以获得预期的治疗效果	高
服药依从性差	实际问题	依从性问题	患者因血糖控制不佳，未告知医生自行增加阿卡波糖片，剂量由 75mg tid 变为 100mg tid，出现头晕、心慌等反应	高
心房颤动容易出现气短、心慌、接不上气	实际问题	有效性问题	心房颤动没有对应的治疗	高
服用达格列净出现泌尿系感染，排尿不适症状	实际问题	安全性问题	饮水量少，每日 700ml	中
高血压合并冠心病、糖尿病未使用 ACEI 或 ARB 类药物	实际问题	适应证问题	未选择同类药物中更适宜的品种	中

4. 实施干预　见案例表 12-2。

案例表 12-2　实施干预

按用药问题优先级列举药物治疗问题	干预建议	干预结果
优先级：高		
餐后血糖 >10mmol/L	药师建议增加达格列净剂量到 10mg qd，增加剂量之后多饮水达到每日 7~8 杯（1 500~1 700ml）	医生接受
服药后心房颤动容易出现气短、心慌、接不上气	转诊心内科，确定心房颤动有效治疗方案	患者接受
服药依从性差	药师为患者进行用药教育，告知随意增加药物剂量对病情的危害	患者接受

续表

按用药问题优先级列举药物治疗问题	干预建议	干预结果
优先级:中		
患者不爱饮水,服用达格列净出现泌尿系感染,排尿不适症状	建议患者服用达格列净后多饮水,出现排尿不适症状,给予磷霉素氨丁三醇散缓解症状	患者接受,医生接受
高血压合并冠心病、糖尿病未使用 ACEI 或 ARB	患者冠心病、心房颤动,服用中成药后没有改善,根据《高血压基层诊疗指南(2019 年)》糖尿病合并高血压患者的药物治疗选择首选 ACEI 或 ARB,ACEI 或 ARB 除了降压作用外,还具有保护心血管和肾脏及改善糖代谢的作用。建议加用 ACEI 或 ARB 类药物	医生同意,调整降压药物为沙库巴曲缬沙坦片

5. 用药指导方案

(1)为患者制作用药指导单,见案例表 12-3。

案例表 12-3　患者用药指导单

用药时间表													
治疗疾病	药品名称	早饭			午饭			晚饭			睡前	药品规格	注意事项
		前	中	后	前	中	后	前	中	后			
高血压	氨氯地平片	1 片										5mg	晨起空腹服用,注意监测血压、心率
	比索洛尔片	1/4 片										5mg	
糖尿病	阿卡波糖片		1.5 片			1.5 片			1.5 片			50mg	随第一口餐同服,注意监测血糖
	达格列净片	1 片										10mg	晨起空腹服用,注意监测血糖
冠心病	单硝酸异山梨酯分散片			1 片						1 片		20mg	体位坐躺后请缓慢起身
	阿司匹林肠溶片	1 片										0.1g	餐前半小时服用
	曲美他嗪片		1 片			1 片			1 片			20mg	每日 3 次,与餐同服
	芪苈强心胶囊									4 粒		0.3g	每日 1 次,餐后半小时服用
	银杏蜜环口服液			1 支						1 支		10ml	每日 2 次,餐后半小时服用

续表

用药时间表													
治疗疾病	药品名称	早饭			午饭			晚饭			睡前	药品规格	注意事项
		前	中	后	前	中	后	前	中	后			
糖尿病周围神经病变	依帕司他片	1片			1片			1片				50mg	每日3次，餐前口服
高脂血症	阿托伐他汀钙片										1片	10mg	睡前服用
失眠	谷维素片										2片	10mg	睡前服用

（2）生活方式指导：饮食方面，建议不要摄入糊状食物，升糖快；瓜子等坚果属于不饱和脂肪酸，建议适量食用；建议控制每日食盐量<5g，减少食用油的用量（<25g/d）；饮食摄入少怕影响血糖，在血糖控制平稳下，每日摄入300~500g蔬菜，选择深色蔬菜；保证每日摄入200~350g新鲜水果；鱼、禽、蛋和瘦肉摄入适量；主食控制在250g（5两）；增加饮水量，保证每日饮水7~8杯（1 500~1 700ml）。适量运动，每周进行3~5次有氧运动，每次30分钟，如散步、打太极拳、游泳等。

（3）定期监测：每周至少监测1日血压和心率，并记录。每周监测2~4次空腹或餐后2小时血糖；糖化血红蛋白至少每6个月监测1次，未达标者至少每3个月监测1次。目前血脂达标，可每6个月或1年监测1次。

6. 随访

（1）1个月后患者随访结果

1）餐后血糖仍控制不佳（空腹6~7mmol/L，餐后9~11mmol/L）。患者饮食量主要以蔬菜、肉类为主，主食摄入较少。药师建议阿卡波糖片（75mg tid）更换为磷酸西格列汀片（100mg qd）。血压100/60mmHg，心律68次/min，血压偏低，药师建议减少沙库巴曲缬沙坦钠的剂量，即1片至1/2片。患者心房颤动，服用中成药后没有改善，根据患者CHA2DS2-VASc评分4分和HAS-BLED评分3分结果，建议停用阿司匹林肠溶片，加用抗凝药物艾多沙班片（30mg qd）。医生同意上述方案（更新用药指导单见案例表12-4）。

案例表12-4　随访后用药指导单

用药时间表													
治疗疾病	药品名称	早饭			午饭			晚饭			睡前	药品规格	注意事项
		前	中	后	前	中	后	前	中	后			
高血压	沙库巴曲缬沙坦钠片	1/2片										49mg或51mg	晨起空腹服用，注意监测血压
	比索洛尔片	1/4片										5mg	

续表

用药时间表													
治疗疾病	药品名称	早饭			午饭			晚饭			睡前	药品规格	注意事项
		前	中	后	前	中	后	前	中	后			
糖尿病	达格列净片	1片										10mg	晨起空腹服用，注意监测血糖
	西格列汀片				1片							100mg	餐前服用，注意检测血糖
冠心病	艾多沙班片					1片						30mg	随餐服用
	曲美他嗪片		1片			1片			1片			20mg	每日3次，随餐服用
糖尿病周围神经病变	依帕司他片	1片			1片			1片				50mg	每日3次，餐前口服
高脂血症	阿托伐他汀钙片										1片	10mg	睡前服用
失眠	谷维素片										2片	10mg	睡前服用

2）疾病监测情况：患者能规律监测血压及血糖。

3）调整药物后，未发生不良反应。

（2）2个月后患者随访结果：血糖控制有效（空腹血糖5.5~7mmol/L，餐后血糖7.5~10mmol/L）；血压（100~125）/（65~79）mmHg；心率70~80次/min。

知识点总结

1. 老年多重慢病患者药物治疗管理的综合目标　在学习美国MTM核心要素的基础上，结合中国药学服务工作模式，提出中国药物治疗管理模式，药师根据CMTM服务流程，即通过对患者进行信息的收集、分析评估、与家庭医生合作制定计划、计划执行、跟踪随访5个流程对患者进行闭环管理。药物治疗管理可以解决老年多重慢病患者药物治疗相关问题，减少患者用药种类，降低费用，生活质量得以提高，减少用药错误，改善服药依从性，促进合理用药。

2. 糖尿病用药相关知识点

（1）对于糖尿病患者，控制血糖在正常范围之内应该是综合性管理：不仅包括应用降糖药物治疗，包括生活方式管理（饮食+运动）、血糖监测、糖尿病教育等措施。

（2）糖尿病合并高血压患者的药物治疗选择首选ACEI或ARB类药物；如需联合用药，以ACEI或ARB类药物为基础。ACEI或ARB类药物除了降压作用外，还具有保护心血管和肾脏及改善糖代谢的作用。

(3) 二甲双胍是目前最常用的降糖药，推荐生活方式管理和二甲双胍作为T2DM患者高血糖的一线治疗。若无禁忌证，二甲双胍应一直保留在糖尿病的治疗方案中。本例患者多年前服用二甲双胍体重减轻20kg，比较抗拒。老年患者合并多重慢病，推荐使用SGLT2i，可抑制肾脏对葡萄糖的重吸收，降低肾糖阈，从而促进尿糖的排出。SGLT2i单药治疗能降低HbA_{1c} 0.5%~1.2%，SGLT2i在一系列大型心血管结局及肾脏结局的研究中显示了心血管及肾脏获益。患者餐后血糖偏高，推荐使用DPP-4i。DPP-4i通过抑制二肽基肽酶Ⅳ(DPP-4)而减少GLP-1在体内的失活情况，使内源性GLP-1水平升高，以葡萄糖浓度依赖的方式增加胰岛素分泌，抑制胰高糖素分泌。单独使用DPP-4i不增加发生低血糖的风险，对体重的作用为中性。

3. 心率个体化目标值制定相关知识点　高血压合并心房颤动建议心率控制在<110次/min，症状明显者可控制在80~100次/min。心率控制在此范围，有助于降低心肌耗氧量，改善心肌缺血，稳定动脉粥样硬化斑块。使用β受体拮抗剂控制心率有利于冠心病患者减轻症状、改善缺血。使用β受体拮抗剂并逐步增加至最大耐受剂量，选择的剂型及给药次数应能24小时抗心肌缺血。此外，β受体拮抗剂控制心率也有利于预防心肌梗死、改善预后。

4. 冠心病合并心房颤动的抗栓方案制定　心房颤动显著增加患者死亡、缺血性脑卒中、颅内出血等不良事件的发生风险，且80%的心房颤动患者需要抗凝治疗。根据对本例患者进行CHA2DS2-VASc评分4分和HAS-BLED评分3分的结果，推荐启动使用口服抗凝药物治疗。

参考文献

[1] 李达，闫素英. 药物治疗管理教学与实践手册[M]. 北京：人民卫生出版社，2018.

[2] 中华医学会，中华医学杂志社，中华医学会全科医学分会，等. 高血压基层诊疗指南(2019年)[J]. 中华全科医师杂志，2019，18(4)：301-313.

[3] 国家卫生计生委合理用药专家委员会，中国医师协会高血压专业委员会. 高血压合理用药指南(第2版)[J]. 中国医学前沿杂志(电子版)，2017，9(7)：28-126.

[4]《中国老年2型糖尿病防治临床指南》编写组. 中国老年2型糖尿病防治临床指南(2022年版)[J]. 中国糖尿病杂志，2022，30(1)：2-51.

[5] 中华医学会糖尿病学分会. 中国2型糖尿病防治指南(2020年版)[J]. 中华糖尿病杂志，2021，13(4)：315-409.

[6] 高血压心率管理多学科共识组. 中国高血压患者心率管理多学科专家共识(2021年版)[J]. 中国全科医学，2021，24(20)：2501-2507.

[7] 国家卫生计生委合理用药专家委员会，中国药师协会. 冠心病合理用药指南(第2版)[J]. 中国医学前沿杂志(电子版)，2018，10(6)：1-130.

（案例作者：李谷雨　北京市西城区白纸坊社区卫生服务中心）

案例 13 糖尿病合并肥胖的医药联合门诊服务

学习目标

1. 掌握 2 型糖尿病合并代谢综合征的综合控制目标及药物联合应用特点。
2. 掌握超重或肥胖 2 型糖尿病患者高血糖治疗的药物选择。
3. 掌握药物治疗干预问题优先级别。

案例简介

患者，男，25 岁，身高 182cm，体重 122kg，BMI 36.8kg/m²。既往高血压 2 年，口服氯沙坦钾片（每次 100mg，每日 1 次），血压控制在（130~140）/（80~90）mmHg，最高血压 180/110mmHg。高脂血症 1 年，口服阿托伐他汀钙片，每次 20mg，每日 1 次。3 个月前确诊 2 型糖尿病，当时查空腹血糖 12.0mmol/L，HbA_{1c} 14.1%。予口服二甲双胍片（每次 1.0g，每日 2 次）、阿卡波糖片（每次 100mg，每日 3 次）、达格列净片（每次 5mg，每日 1 次）、皮下注射门冬胰岛素注射液（早餐前 8IU，中餐前 4IU，晚餐前 6IU）和地特胰岛素注射液（每次 10IU，每晚 1 次）。在家自测血糖：空腹血糖 6~7mmol/L，餐后血糖 10~12mmol/L，后未规律监测糖化血红蛋白。近期腹部 B 超示中度脂肪肝。近期实验室检查：TC 5.8mmol/L，TG 6.2mmol/L，LDL-C 3.7mmol/L，TSH 5.0μIU/ml，ALT 113.0U/L，AST 79.9U/L。2020 年 8 月 20 日，患者来我院药学门诊就诊。考虑患者存在亚临床甲状腺功能减退及肝功能异常，予口服左甲状腺素钠片（每次 25μg，每日 1 次）补充甲状腺激素，口服多烯磷脂酰胆碱胶囊（每次 456mg，每日 3 次）和双环醇片（每次 50mg，每日 3 次），保肝治疗。

工作流程

1. 明确就诊目的

（1）患者 2 型糖尿病合并多种代谢疾病，目前使用的药物品种较多，希望药师协助评估目前用药是否适宜。

（2）患者工作较繁忙、经常出差，希望药师指导外出时胰岛素的储存方法。

（3）患者体型肥胖，希望通过科学指导减轻体重。

2. 信息收集

（1）基本信息：患者，男，25 岁，身高 182cm，体重 122kg，医疗保险。

（2）既往病史：高血压，高脂血症，糖尿病，亚临床甲状腺功能减退，肝功能不全。

（3）用药史

1）氯沙坦钾片：每次 100mg，每日 1 次，2018 年 5 月 22 日—2020 年 8 月 20 日。

2）阿托伐他汀钙片：每次 20mg，每日 1 次，2019 年 6 月 12 日—2020 年 8 月 20 日。

3）二甲双胍片：每次 1.0g，每日 2 次，2020 年 4 月 12 日—2020 年 8 月 20 日。

4）阿卡波糖片：每次 100mg，每日 3 次，2020 年 4 月 12 日—2020 年 8 月 20 日。

5）达格列净片：每次 5mg，每日 1 次，2020 年 4 月 12 日—2020 年 8 月 20 日。

6）门冬胰岛素注射液：早餐前 8IU，中餐前 4IU，晚餐前 6IU，每日 3 次，2020 年 4 月 12 日—2020 年 8 月 20 日。

7）地特胰岛素注射液：每次 10IU，睡前 1 次，2020 年 4 月 12 日—2020 年 8 月 20 日。

8）左甲状腺素钠片：每次 25μg，每日 1 次，2020 年 7 月 5 日—2020 年 8 月 20 日。

9）多烯磷脂酰胆碱胶囊：每次 456mg，每日 3 次，2020 年 7 月 5 日—2020 年 8 月 20 日。

10）双环醇片：每次 50mg，每日 3 次，2020 年 7 月 5 日—2020 年 8 月 20 日。

（4）不良反应史：既往未发生过药品不良反应。

（5）相关检查和检验：血压 138/82mmHg，心率 82 次 /min；TC 5.8mmol/L，TG 6.2mmol/L，LDL-C 3.7mmol/L，TSH 5.0μIU/ml，ALT 113.0U/L，AST 79.9U/L，空腹血糖 12.0mmol/L，HbA_{1c} 14.1%。

（6）服药依从性：依从性一般。患者出差频繁，外出时常忘记随身携带药物，存在胰岛素漏注射和口服药物漏服的情况。

（7）生活方式：患者从事轻体力劳动，上班时坐着的时间有 5~6 小时，休息时间运动量较小（每周 1~2 次，每次约 15 分钟）；睡眠尚可；规律进餐，进食量较多（以碳酸饮料、肉类为主，蔬菜较少）；无烟酒不良嗜好。

3. 药学门诊方案制定　见案例表 13-1。

案例表 13-1　药物治疗评估

DRPs 详述	问题状态	问题类型	问题原因	问题优先级
患者服用他汀类调脂药后 TG 仍较高	实际问题	有效性问题	TG 过高，他汀类药物主要降低血中胆固醇水平。他汀类药物控制血脂效果不理想	高
患者体型肥胖，长期使用四针胰岛素强化治疗方案不适宜	实际问题	有效性问题	患者初始血糖水平较高，予四针胰岛素强化治疗方案控制血糖。目前血糖控制平稳，无自发酮症，且体型肥胖，存在明显胰岛素抵抗，长期使用胰岛素强化治疗方案不适宜	高
服药依从性一般	实际问题	依从性问题	患者出差频繁，外出时常忘记随身携带药物	高
患者体重控制不理想	实际问题	有效性问题	患者应酬较多，进食不规律，饮食结构不合理，营养过剩而运动偏少，导致体型肥胖	中
糖尿病未能规律监测糖化血红蛋白	实际问题	依从性问题	患者平时工作较忙，对自己疾病重视程度不够	低

4. 实施干预　见案例表 13-2。

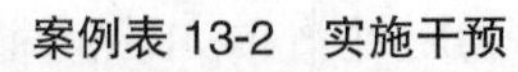
案例表 13-2　实施干预

按用药问题优先级列举药物治疗问题	干预建议	干预结果
优先级:高		
患者服用他汀类调脂药后 TG 仍较高	建议医生停用阿托伐他汀钙片,改用贝特类调脂药	医生接受
患者体型肥胖,长期使用四针胰岛素强化治疗方案不适宜	建议医生将四针胰岛素治疗方案改为一针基础胰岛素治疗	医生接受
服药依从性一般	药师制定用药指导单,告知按时服药的重要性及外出时胰岛素的储存方法	患者接受
优先级:中		
患者体重控制不理想	建议患者 1 周后复查 TG,若降至 4.5mmol/L 以下加用利拉鲁肽注射液,同时给予患者饮食运动方面指导	患者接受
优先级:低		
糖尿病未能规律监测糖化血红蛋白	药师为患者提供疾病监测计划	患者接受

5. 用药指导方案

(1)为患者制作用药指导单,见案例表 13-3。告知患者胰岛素储存方法。

案例表 13-3　患者用药指导单

用药时间表													
治疗疾病	药品名称	早饭			午饭			晚饭			睡前	药品规格	注意事项
		前	中	后	前	中	后	前	中	后			
高血压	氯沙坦钾片	1 片										100mg	晨起空腹服用,注意监测血压
糖尿病	二甲双胍片	2 片						2 片				500mg	餐前口服
	阿卡波糖片		1 片			1 片			1 片			100mg	随第一口餐同服,注意监测血糖
	达格列净片	1/2 片										10mg	适量增加饮水
	地特胰岛素注射液										10IU	300IU	睡前固定时间注射
	利拉鲁肽注射液	1.2mg										18mg	晨起注射,注意胃肠道反应
高脂血症	非诺贝特片								1 片			160mg	在进餐期间整片吞服
肝功能不全	双环醇片			1 片			1 片			1 片		50mg	每日 3 次
	多烯磷脂酰胆碱胶囊			2 粒			2 粒			2 粒		228mg	每日 3 次
亚临床甲状腺功能减退	左甲状腺素钠片	1/2 片										50μg	早餐前半小时口服

（2）生活方式指导：患者从事轻体力劳动，体型肥胖，应严格控制饮食，建议每日能量摄入在 1 500~2 000kcal。其中碳水化合物占总能量的 50%~65%，即每日摄入的主食控制在 250~300g。可在煮饭时加入小米、红米、黑米、紫米、高粱、大麦、燕麦、荞麦等谷物粗粮。稀饭、粥类对血糖波动影响较大，应减少摄入。除主食还应食用一定量的蔬菜和水果。糖尿病患者应尽量挑选含糖量 <3% 的蔬菜水果食用，如红苋菜、菠菜、大叶芥菜、生菜、青菜、冬瓜、黄瓜、番茄等。在严格管理饮食的同时，加强运动。以每周 150 分钟中等至较大强度有氧运动为宜，如骑自行车、跳绳、步行、慢跑、游泳、划船、爬楼梯等。运动以周身发热、微微出汗为宜。可测算运动时的脉率，当达到 170 减去年龄的结果数值时，即已起到运动效果。

（3）定期监测：每周至少监测 1 次并记录血压。每周至少监测 1 次空腹血糖和 1 次餐后血糖。每月复查 1 血脂次，在达标的情况下可每 2~3 个月监测 1 次。每月复查 1 次肝功能，在达标的情况下可每 2~3 个月监测 1 次。每月复查 1 次甲状腺功能，在达标的情况下可每 2~3 个月监测 1 次。每月至少监测 1 次体重，减重目标为 3~6 个月减轻体重的 5%~10%，实现短期目标后指导长期体重控制计划。

6. 随访

（1）1 周后患者随访结果：患者复查 TG 2.9mmol/L，TC 5.1mmol/L。建议患者加用利拉鲁肽注射液，起始剂量为 0.6mg，每日 1 次，皮下注射。注意用药后可能产生恶心、呕吐等胃肠道反应。若无明显胃肠道不适可在用药 1 周后加量至 1.2mg，每日 1 次。

（2）1 个月后患者随访结果：①患者目前血糖控制较理想（空腹血糖 6~7mmol/L，餐后血糖 8~10mmol/L），体重较前减轻了 10kg，建议患者停用地特胰岛素，利拉鲁肽注射液加量至 1.8mg qd。血脂较前明显下降（TG 1.4mmol/L，TC 5.1mmol/L），建议患者停用非诺贝特片。肝功能指标较前明显好转（ALT 34.0U/L，AST 35.0U/L），建议患者停用多烯磷脂酰胆碱胶囊及双环醇片，医生同意上述方案。（更新用药指导单见案例表 13-4）。②疾病监测情况显示患者能规律监测血压及血糖。③调整药物后，未发生不良反应。

案例表 13-4　随访后用药指导单

用药时间表													
治疗疾病	药品名称	早饭			午饭			晚饭			睡前	药品规格	注意事项
		前	中	后	前	中	后	前	中	后			
高血压	氯沙坦钾片	1 片										100mg	晨起空腹服用，注意监测血压
糖尿病	二甲双胍片	2 片						2 片				500mg	餐前口服
	阿卡波糖片		1 片			1 片			1 片			100mg	随第一口餐同服，注意监测血糖
	达格列净片	1/2 片										10mg	适量增加饮水
	利拉鲁肽注射液	1.8mg										18mg	晨起注射，注意胃肠道反应
亚临床甲状腺功能减退	左甲状腺素钠片	1/2 片										50μg	早餐前半小时口服

（3）3个月后患者随访结果：患者血糖控制理想，目前 HbA_{1c} 5.5%，体重 99kg。血压、血脂、肝功能指标均在正常范围。

知识点总结

1. 糖尿病用药相关知识点

（1）糖尿病综合管理需要同时兼顾饮食、运动、药物、教育和血糖监测五驾马车。只有同时做好这5点才能使糖尿病患者的各项指标控制在理想范围内，延缓糖尿病及相关并发症的进展。

（2）2型糖尿病患者的治疗策略应该是综合性的，包括血糖、血压、血脂、体重的控制、抗血小板治疗和改善生活方式等措施。2型糖尿病综合控制目标见案例表13-5。

案例表13-5　中国2型糖尿病综合控制目标

指标	控制目标
血糖 /$mmol \cdot L^{-1}$	
空腹	4.4~7.0
非空腹	<10.0
HbA_{1c}/%	<7.0
血压 /mmHg	<130/80
TC/$mmol \cdot L^{-1}$	<4.5
HDL–C/$mmol \cdot L^{-1}$	
男性	>1.0
女性	>1.3
TG/$mmol \cdot L^{-1}$	<1.7
LDL–C/$mmol \cdot L^{-1}$	
未合并动脉粥样硬化性心血管疾病	<2.6
合并动脉粥样硬化性心血管疾病	<1.8
BMI	<24.0

（3）对于超重或肥胖的初发2型糖尿病患者，若 HbA_{1c}>9% 或空腹血糖 >11.1mmol/L 同时伴明显高血糖，可短期使用（2周至3个月）胰岛素强化治疗。血糖控制稳定后，应尽快调整治疗方案。推荐使用具有减重作用的药物，包括二甲双胍、α-糖苷酶抑制剂、胰高糖素样肽1（GLP-1）受体激动剂、钠-葡萄糖协同转运蛋白2（SGLT-2）抑制剂等。

（4）利拉鲁肽是胰高糖素样肽1受体激动剂，这类药物在降糖的同时还能抑制胃排空，抑制食欲，是目前2型糖尿病患者减重管理的重要治疗药物。多种研究显示胰高糖素样肽-1受体激动剂具有心血管益处，多个指南推荐合并 ASCVD 或心血管风险高危的2型糖尿病患者，不论糖化血红蛋白是否达标，只要没有禁忌证都可在二甲双胍的基础上加用胰高糖素样肽-1受体激动剂。该类药物的主要不良反应为轻中度胃肠道反应，主要在治疗初期。如患者能耐受，建议继续使用，后胃肠道反应会逐渐减轻。

（5）未开封的胰岛素放在冰箱冷藏室（2~8℃），不能放在冷冻室。无冰箱可放在阴凉处（短期）。已启用的胰岛素尽可能放在2~8℃储存，也可放置在室温下，25℃以内室温可保持活性1个月。旅行、出差乘飞机或火车时，应随身携带，不要放在行李袋中，更不要放在托运行李中。如果不超过1个月，可不放冰箱，但避免暴晒或高温或过低温。

2. 调脂药相关知识点　糖尿病患者进行调脂治疗时，起始宜应用中等强度的他汀类药物治疗，如阿托伐他汀钙片20mg qd。但如果患者空腹TG>5.7mmol/L，为预防急性胰腺炎，建议首选贝特类药物治疗。

参考文献

[1] 中华医学会糖尿病学分会．中国2型糖尿病防治指南（2020年版）[J]．中华内分泌代谢杂志，2021，37（4）：311-398.

[2] 葛均波，徐永健，王辰．内科学[M]．9版．北京：人民卫生出版社，2018.

[3] 母义明，郭代红，彭永德，等．临床药物治疗学内分泌代谢疾病[M]．北京：人民卫生出版社，2017.

（案例作者：谈仪炯　上海市第一人民医院）

案例14　糖尿病合并药物性肝损伤的药学门诊服务

学习目标

1. 掌握糖尿病、药物性肝损伤的药物选择、甲状腺功能亢进药物调整及药物联合应用特点。

2. 掌握糖尿病合并甲状腺功能亢进患者药物治疗方案的综合评估方法，包括药物品种选择、用药剂量、用法、重复用药、药品不良反应等。

3. 掌握药物治疗干预问题优先级别。

案例简介

患者，女，52岁，身高158cm，体重65kg，BMI 26.0kg/m^2。既往2型糖尿病5年余，二甲双胍片（每次0.5g，每日3次）和阿卡波糖片（每次50mg，每日3次），未规律用药，未控制饮食；在家偶尔测空腹血糖8~10mmol/L，餐后2小时血糖9~14mmol/L。半年前听亲戚诉扶胰化糖王胶囊降糖效果好，加用扶胰化糖王胶囊，每次2粒，每日3次，偶有心慌、出汗、饥饿，进食后缓解，血糖波动大，测空腹血糖4~8mmol/L，餐后2小时血糖8~12mmol/L，未规律监测糖化血红蛋白。患者2个月前因“心悸、怕热2个月”，到社区门诊查血常规和肝功能正常，甲状腺功能异常：TRAb 17.6IU/L↑，TSH<0.01μIU/ml，FT$_3$>30.72pmol/L，FT$_4$ 40.23pmol/L，诊断为“Graves病甲状腺功能亢进”，给予“甲巯咪唑30mg qd，普萘洛尔10mg tid”口服治疗。患者半月前到社区门诊实验室检查，Cr 70μmol/L（Ccr：84.98ml/min）；TC 5.49mmol/L，LDL-C

3.32mmol/L，HDL-C 0.99mmol/L，TG 2.32mmol/L，空腹血糖 7.8mmol/L，HbA_{1c} 7.2%。肝功能：TBil 27μmol/L，DBil 9.8μmol/L，ALT 153U/L，AST 81U/L，GGT 61U/L。根据 RUCAM 量表，甲巯咪唑可致肝损害，因此减量至 10mg bid，并给予复方甘草酸苷片治疗。

工作流程

1. 明确就诊目的

（1）患者自述近日血压波动在（150~168）/（80~90）mmHg，往日血压是正常的，希望药师协助评估目前用药有没有导致血压高的药物。

（2）患者对于目前用药的治疗方案是否需要调整，希望得到药师的用药指导。

2. 信息收集

（1）基本信息：患者，女，52 岁，身高 158cm，体重 65kg，医疗保险。

（2）既往病史：糖尿病、甲状腺功能亢进、药物性肝损伤（drug-induced liver injury，DILI）。无跌倒发生史。

（3）用药史

1）二甲双胍片：每次 0.5g，每日 3 次，2019 年 3 月至今。

2）阿卡波糖片：每次 50mg，每日 3 次，2019 年 3 月至今。

3）扶胰化糖王胶囊：每次 2 粒，每日 3 次，半年前。

4）甲巯咪唑片：每次 10mg，每日 2 次，2 个月前。

5）普萘洛尔片：每次 10mg，每日 3 次，2 个月前。

6）复方甘草酸苷片：每次 3 片，每日 3 次，2 个月前。

（4）不良反应史：既往甲巯咪唑片引起 DILI，甲巯咪唑从每日 3 片减到每日 2 片，同时给予复方甘草酸苷片护肝治疗。自述从用了保健品偶有心慌、手抖、饥饿等低血糖症状。

（5）相关检查和检验：血压 158/86mmHg，心率 83 次 /min，Cr 70μmol/L，TC 5.49mmol/L，LDL-C 3.32mmol/L，HDL-C 0.99mmol/L，TG 2.32mmol/L，空腹血糖 7.8mmol/L，HbA_{1c} 7.2%，药师门诊随机指尖血糖 4.6mmol/L。

（6）服药依从性：自行更改处方用量二甲双胍片（每次 0.5g，每日 2 次）和阿卡波糖片（每次 50mg，每日 2 次），同时每周还漏服 3~4 次，自认为坚持按时服药有困难。

（7）生活方式：患者居住商品房，活动量较小（除了每日上下班步行 10 分钟外，极少运动）；目前睡眠尚可；规律进餐，进食量大（喜碳水化合物，肉适量、蔬菜较少）；无烟酒不良嗜好。

3. 药学门诊方案制定　见案例表 14-1。

案例表 14-1　药物治疗评估

DRPs 详述	问题状态	问题类型	问题原因	问题优先级
血压高的原因	实际问题	安全性问题	复方甘草酸苷含有甘草酸，可能出现假性醛固酮症会引起血压高	高
二甲双胍用量	实际问题	有效性问题	医院医生开具是二甲双胍片（原研药）0.5g tid；社区医生开具是二甲双胍片（仿制药）0.25g tid	高

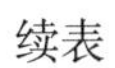

续表

DRPs 详述	问题状态	问题类型	问题原因	问题优先级
阿卡波糖用法用量	实际问题	有效性问题	阿卡波糖应随餐第一口饭嚼服，而患者多餐后服用	中
低血糖症状	实际问题	安全性问题	扶胰化糖王胶囊保健品，易引起低血糖	高
服药依从性差	实际问题	依从性问题	自行增加减少用药剂量；患者常忘记服药	高
高胆固醇未使用降血脂药物	实际问题	有效性问题	糖尿病患者血脂控制为目标：TC<4.5mmol/L，TG<1.7mmol/L，LDL-C<2.6mmol/L，患者高胆固醇未选择降血脂药物	中
糖尿病未能规律监测糖化血红蛋白	实际问题	依从性问题	医生未开具监测项目而监测频率不足	低
未检测甲状腺功能亢进相关检查	实际问题	有效性问题	未复查甲状腺功能、血常规	高
饮食习惯不佳	实际问题	有效性问题	喜碳水化合物	低
运动量少	实际问题	有效性问题	极少运动	低

4. 实施干预　见案例表 14-2。

案例表 14-2　实施干预

按用药问题优先级列举药物治疗问题	干预建议	干预结果
优先级：高		
血压高	考虑复方甘草酸苷引起血压高，建议停用，选用肝细胞膜修复保护剂或抗氧化类药物	医生接受，选用多烯磷脂酰胆碱胶囊
低血糖症状	建议停用保健品扶胰化糖王胶囊	患者接受
服药依从性差	给予糖尿病教育，药师为患者提供药盒，制定用药指导单	患者接受
二甲双胍用量	患者的二甲双胍用量不足，建议更改为 0.5g tid	医生接受
甲状腺功能亢进未检测相关检查	建议监测甲状腺功能、血常规、肝功能	医生接受
优先级：中		
高胆固醇未使用降血脂药物	建议医生加用降血脂药物	医生接受，选用阿托伐他汀钙胶囊
阿卡波糖用法用量	患者阿卡波糖片餐后吞服，建议阿卡波糖片应第一口嚼服	患者接受

续表

按用药问题优先级列举药物治疗问题	干预建议	干预结果
优先级：低		
糖尿病未能规律监测糖化血红蛋白	药师为患者提供疾病监测计划，并给予《我的血糖监测日记》进行自我监测血糖	患者接受
饮食习惯不佳	建议控制饮食，改变用餐顺序	患者接受
运动量少	建议增加合理运动	患者接受

5. 用药指导方案

（1）为患者制作用药指导单，见案例表 14-3。

案例表 14-3　患者用药指导单

用药时间表													
治疗疾病	药品名称	早饭			午饭			晚饭			睡前	药品规格	注意事项
		前	中	后	前	中	后	前	中	后			
糖尿病	二甲双胍片		2片			2片			2片			0.25g	餐中或餐后服用
	阿卡波糖片		1片			1片			1片			50mg	随第一口餐嚼服，注意监测血糖
甲状腺功能亢进	甲巯咪唑片			1片						1片		10mg	餐后用半杯水整片送服
护肝药	多烯磷脂酰胆碱片		2片			2片			2片			228mg	随餐服用，用足够量的液体整粒吞服
高血脂	阿托伐他汀钙片										1片	20mg	睡前服用

（2）生活方式指导

1）饮食建议：①主食定量，量相当于自己拳头大小，粗细搭配，提倡血糖生成指数低主食，如全谷物、杂豆类宜占主食摄入量的 1/3。②多吃蔬菜，水果适量，种类、颜色要多样餐餐有新鲜蔬菜，烹调方法要得当。每日蔬菜摄入量 500g 左右，深色蔬菜占 1/2 以上。③两餐之间适量选择水果，应选低血糖生成指数低水果，如番茄、青瓜、李子、柚子。④常吃鱼、禽，蛋类和畜肉类适量，限制加工肉类摄入，少吃烟熏、烘烤、腌制等加工肉类制品，减少肥肉摄入，每日不超过 1 个鸡蛋。⑤奶类豆类天天有，零食加餐合理选择。⑥定时定量，控制进餐速度，细嚼慢咽。⑦注意进餐顺序：定时定量进餐，进餐顺序，如喝汤可以按汤→青菜→肉→米饭。

2）运动建议：①有氧运动推荐的有散步、慢跑、体操、广场舞、太极拳等，可根据自身的喜好选择 1~2 种即可。②抗阻力训练：各种运动器材（比如橡皮筋、弹力带）。③每周应该至少进行中等强度的有氧运动时间不少于 150 分钟，每次 30~60 分钟；合理的运动频率应该是每周 3~7 次。如果运动量比较小且身体允许，可以每日运动 1 次。④运动时间为每日餐后 30~45 分钟。⑤运动时建议患者调整饮食或者药物，身上常备些快速补糖食品（如糖块、巧克力等），避免低血糖的发生。

（3）定期监测：每周至少监测 1 次血压并记录。使用口服降糖药的患者可每周监测 2~4 次空腹或餐后 2 小时血糖，就诊前 1 日，监测三餐前后和睡前血糖。HbA_{1c} 目前每 3 个月监测 1 次，HbA_{1c}<6.5% 时每半年监测 1 次。血脂达标的情况下可每 6 个月监测 1 次。抗甲状腺药物（antithyroid drug，ATD）治疗初期的前 3 个月，每半个月监测血常规，每月监测 1 次肝功能，若出现厌食、上腹部疼痛、黄疸等症状时，应立即就诊。为患者提供《我的血糖监测日记》，见案例表 14-4。

案例表 14-4　我的血糖监测日记

日期	监测时点：血糖值 /$mmol \cdot L^{-1}$								更改的降糖药物及剂量	当日饮食、运动或其他特殊情况
	空腹	早餐后	午餐前	午餐后	晚餐前	晚餐后	睡前	夜间 / 其他		
口服降糖药示例：2022-01-04	5.9	7.0							二甲双胍片 0.5g，每日 3 次；阿卡波糖片 50mg，每日 3 次	早上 10 点加餐半个苹果，运动 1 小时
口服降糖药示例：2022-01-07			5.6	6.9						16 点加餐半个苹果，运动半小时
口服降糖药示例：2022-01-10					6.1	7.4				20 点加餐 1 个香蕉，运动 1 小时
示例：就诊前 1 日，2022-01-12	5.8	6.8	5.7	7.2	6.0	7.6	6.2			早上 10 点加餐半个苹果，运动 1 小时

注：早餐前监测空腹血糖，空腹指至少禁食过夜 8 小时；餐后 2 小时血糖指从吃第一口饭开始计时，达到 2 小时所测的血糖水平；当怀疑夜间低血糖或清晨空腹高血糖时，需监测凌晨 2~3 点血糖。

6. 随访

（1）1 个月后患者随访结果

1）血糖未达标（空腹血糖 7~8mmol/L，餐后血糖 8~11mmol/L），药师建议二甲双胍由 0.5g tid 增加至 1g bid，社区医生同意上述方案（更新用药指导单见案例表 14-5）。

案例表 14-5　随访后用药指导单

用药时间表													
治疗疾病	药品名称	早饭			午饭			晚饭			睡前	药品规格	注意事项
		前	中	后	前	中	后	前	中	后			
糖尿病	二甲双胍片		4 片						4 片			0.25g	餐中或餐后服用
	阿卡波糖片		1 片			1 片			1 片			50mg	随第一口餐嚼服，注意监测血糖
甲状腺功能亢进	甲巯咪唑片			1 片								10mg	餐后用半杯水整片送服
高血脂	阿托伐他汀钙片										1 片	20mg	睡前服用

2）同时再次嘱患者阿卡波糖第一口饭嚼服，控制饮食，加强运动，患者自述执行良好。

3）疾病监测情况：①甲状腺功能检测结果是 TSH 6.5μIU/ml，FT_3 2.5pmol/L，FT_4 12pmol/L；复查肝功能检测结果是 ALT 35U/L，AST 28U/L，ALP 35U/L，GGT 50U/L；血常规正常。由于 TSH 升高，甲巯咪唑片由 10mg bid 更改为 10mg qd，停用护肝药物，社区医生同意上述方案。②患者能规律监测血压及血糖。

4）调整药物后，血压正常，没有发生心慌、手抖、饥饿低血糖等不良反应。

5）服药依从性，患者反馈近 1 个月按医嘱服药，没有发生漏服情况。

6）饮食：患者反馈减少之前一半的饭量，增加的蔬菜的摄入，同时改变了进餐顺序。

7）运动：患者反馈 1 周有 3 日晚餐后半小时慢跑 30~45 分钟。

（2）2 个月后患者随访结果：血糖控制有效（空腹血糖 5~7mmol/L，餐后 2 小时血糖 7~9mmol/L）。甲状腺功能亢进控制有效（TSH 2.21μIU/ml，FT_3 4.07pmol/L，FT_4 11.9pmol/L）。血脂控制有效（TC 4.23mmol/L，LDL-C 2.34mmol/L，HDL-C 1.41mmol/L，TG 1.42mmol/L）。

知识点总结

1. 糖尿病用药相关知识点

（1）对于糖尿病患者，控制高血糖的策略应该是综合性的，包括生活方式管理、血糖监测、糖尿病教育和应用降糖药物等措施。

（2）阿卡波糖是临床常用的 α- 葡萄糖苷酶抑制剂，属于 2 型糖尿病的常用药物之一，它是一种生物合成的假性四糖，能抑制小肠壁细胞的 α- 糖苷酶活性，从而延缓肠道内寡糖、双糖或多糖的降解，延缓碳水化合物的吸收，以达到降低餐后血糖的效果，随餐第一口饭嚼服能发挥最大效能。

（3）HbA_{1c} 6.5%~7%、空腹血糖 <7mmol/L 和餐后 2 小时空腹血糖 <10mmol/L，适用于中年、病程短、无并发症、自我管理能力欠佳的患者。

（4）低血糖防治：患者怀疑发生轻度低血糖，如有心慌、手抖、出冷汗、饥饿时应及时监测血糖。如血糖≤3.9mmol/L，则应进食含有 15g 碳水化合物的食物，如网球大小的苹果或梨、1 杯牛奶、1~2 勺蜂蜜、2 片夹心饼干、3 片华夫饼、3 颗奶糖、4 片雪饼、4~6 片葡萄糖片、50% 葡萄糖溶液 30ml 及 138ml（1/3 瓶）鲜橙饮料等。服用含糖食物后 15~20min，观察症状是否缓解，再次测血糖，如仍≤3.9mmol/L，则应再次服用含 15g 碳水化合物的食物，并每隔 15~20 分钟重复治疗和监测血糖，直至血糖 >3.9mmol/L。若中重度低血糖，需及时送医治疗，静脉给予葡萄糖。对于严重的低血糖可能导致意识丧失和 / 或惊厥以及暂时性或永久性脑损伤甚至死亡，家属需及时送患者到医院治疗。

2. 甲状腺功能亢进相关知识点

（1）甲状腺功能亢进疗程分为 3 个阶段，即初次阶段、减量阶段、维持阶段，需要定期随访。

（2）减量阶段：当症状好转、甲状腺功能接近正常时可逐步减少药物用量。在减量过程中，每 2~4 周随访 1 次，每次减少甲巯咪唑 5mg，不宜减量过快，此阶段需 2~3 个月。在减量过程中，每 2~4 周随访 1 次，要检测患者的代谢状况以及检测甲状腺功能，治疗初期应每 1~2 周检测 1 次血常规，每 2~4 周检测肝功能，ATD 总疗程一般为 1~2 年。停药后建议随访，初期每个月复查甲状腺功能，每 3 个月复查 TRAb；如病情稳定，则可将随访间隔逐步延长至 3~12 个月。

3. 甲巯咪唑引起药物性肝损伤的知识点

（1）甲巯咪唑引起 DILI 的相关性，根据 RUCAM 量表评分结果将药物与肝损伤的因果关系分为 5 级，即极可能（>8 分）、很可能（6~8 分）、可能（3~5 分）、不太可能（1~2 分）和可排除（≤0 分）。该患者用甲巯咪唑前肝功能正常，使用甲巯咪唑 1 个半月后转氨酶升高为 +2 分；使用护肝药后复查肝功能正常为 +2 分；甲巯咪唑说明书示肝损害，ALP、AST 实验室指标升高为 +2 分；根据 RUCAM 量表评分为 6 分，即很可能。

（2）甲巯咪唑致药物性肝损伤可能的机制：①甲巯咪唑的代谢产物损伤肝细胞，中间代谢产物 *N*- 甲基硫脲和乙二醛能引起肝细胞损伤。②体内谷胱甘肽的减少。谷胱甘肽具备抗氧化和减轻外源性物质对机体的损害作用，因此若在服用药物期间机体细胞内谷胱甘肽低下，将很容易导致药物性肝损害的发生。③免疫介导的药物反应以及个体服用甲巯咪唑的代谢异质性。④葡萄糖醛酸转移酶（glucuronosyltransferase，UGT）活性降低。UGT 是机体肝脏中重要的解毒酶，甲巯咪唑在 UGT 的作用下分解产生对机体影响较小的物质，若其活性降低将导致甲巯咪唑在肝脏中的解毒过程受损，导致肝损害。

（3）当出现甲巯咪唑致药物性肝损伤护肝药物的选择：①异甘草酸镁可用于治疗 ALT 明显升高的急性肝细胞型或混合型 DILI。②轻中度肝细胞损伤型和混合型 DILI，炎症较重者可试用双环醇和甘草酸制剂（甘草酸二铵肠溶胶囊或复方甘草酸苷等）；炎症较轻者，可试用水飞蓟素；胆汁淤积型 DILI 可选用熊脱氧胆酸（ursodeoxycholic acid，UDCA）或腺苷蛋氨酸（S-Adenosyl-L-methionine，SAMe）。③不推荐 2 种以上保肝抗炎药物联合应用，也不推荐预防性用药来减少 DILI 的发生。

4. 护肝药物的选择　复方甘草酸苷片为抗炎保肝药，复方甘草酸苷含有甘草酸，具有较强的促肾上腺皮质激素样活性，其水解产物甘草次酸有醛固酮样作用，可以出现钠及体液潴留、浮肿、尿量减少、体重增加，升高血压等假性醛固酮症，甘草酸制剂假性醛固酮症发生率为 3.46%。甘草酸制剂应用过程中应定期监测电解质、血糖和血压等不良反应。如果出现水钠潴留导致的水肿、高血压，可根据病情停药或改用其他护肝药。社区医生选用多烯磷脂酰胆碱胶囊，多烯磷脂酰胆碱是保护肝细胞膜及抗炎保肝的药物，其作用机制为修复受损的肝细胞膜、细胞器膜及恢复膜功能的物质，可提供人体的内源性磷脂，补充人体所需的营养，结合并进入生物膜，增加膜的流动性和稳定性，改善和恢复线粒体、内质网和高尔基体等细胞器功能，维持或促进肝脏等器官及组织的膜功能。多烯磷脂酰胆碱胶囊能有效降低患者肝脏生物化学指标（ALT、AST、GGT）。多烯磷脂酰胆碱不仅可改善肝脏生化指标，还可改善肝组织病理改变（纤维化进展更慢，脂肪变减轻），同时还可改善患者血糖、血脂水平和胰岛素抵抗。

参考文献

[1] 中华医学会糖尿病学分会．中国2型糖尿病防治指南（2020年版）[J]．国际内分泌代谢杂志，2021，41(5)：482-548.

[2] 二甲双胍临床应用专家共识（2018年版）[J]．中国糖尿病杂志，2019，27(3)：161-173.

[3] 中华医学会，中华医学会杂志社，中华医学会全科医学分会，等．甲状腺功能亢进症基层诊疗指南（2019年）[J]．中华全科医师杂志，2019，18(12)：1118-1128.

[4] 中华医学会糖尿病学分会．中国糖尿病运动治疗指南[M]．北京：中华医学电子音像出版社，2012.

[5] 中华医学会内分泌学分会，中国医师协会内分泌代谢科医师分会，中华医学会核医学分会，等．中国甲状腺功能亢进症和其他原因所致甲状腺毒症诊治指南[J]．中华内分泌代谢杂志，2022，38(8)：700-748.

[6] 中华医学会，中华医学会临床药学分会，中华医学会杂志社，等．甲状腺功能亢进症基层合理用药指南[J]．中华全科医师杂志，2021，20(5)：515-519.

[7] 中华医学会肝病学分会药物性肝病学组．药物性肝损伤诊治指南[J]．实用肝脏病杂志，2017，20(2)：257-274.

[8] 王玉霞，都健．抗甲状腺药物肝损伤临床诊治进展[J]．实用肝脏病杂志，2017，20(2)：135-138.

[9] 甘草酸制剂肝病临床应用专家委员会．甘草酸制剂肝病临床应用专家共识[J]．临床肝胆病杂志，2016，32(5)：844-852.

[10] 多烯磷脂酰胆碱肝病临床应用专家委员会．多烯磷脂酰胆碱在肝病临床应用的专家共识[J]．临床消化病杂志，2017，29(6)：331-338.

（案例作者：郑桂梅　深圳市罗湖医院集团罗湖区人民医院）

案例15　血脂异常的药学门诊服务

学习目标

1. 掌握高脂血症的血脂控制目标及药物选择。
2. 掌握药学门诊工作流程。
3. 熟悉高脂血症患者药物治疗方案的综合评估方法。

4. 熟悉高脂血症患者的综合管理。

5. 熟悉高脂血症患者的教育要点。

案例简介

患者，男，48 岁，身高 172cm，体重 83kg，BMI 28.1kg/m^2。既往体健。2021 年 9 月 29 日体检腹部 B 超示胆囊单发结石，大小 1.5cm × 1.1cm，胆囊大小正常，胆囊壁无增厚，患者平时无症状，医嘱予熊脱氧胆酸胶囊（每次 750mg，每日 1 次），保守治疗，1 个月后自行停药。体检同时发现 TG 升高：TG 6.68mmol/L（<2.25mmol/L），TC 5.27mmol/L（<5.72mmol/L），LDL-C 1.89mmol/L（<3.33mmol/L），HDL-C 1.59mmol/L（>0.90mmol/L），遵医嘱开始服用非诺贝特，每次 200mg，每日 1 次。2021 年 10 月 24 日，用药约 1 个月后复查血脂，发现 TG 较前下降，而胆固醇较前升高：TG 2.71mmol/L，TC 5.77mmol/L，LDL-C 4.04mmol/L，HDL-C 1.0mmol/L，未对用药做出调整。继续服用非诺贝特 200mg qd。2021 年 12 月 16 日，再次复查血脂，示 TG 进行性下降，而胆固醇进一步升高：TG 2.11mmol/L，TC 6.75mmol/L，LDL-C 5.79mmol/L，HDL-C 1.23mmol/L。

工作流程

1. 明确就诊目的

（1）患者希望了解胆固醇升高是否与使用非诺贝特有关。

（2）患者希望得到药师关于下一步药物治疗的建议。

2. 信息收集

（1）基本信息：患者，男，48 岁，身高 172cm，体重 83kg，医疗保险。

（2）既往病史：否认高血压，糖尿病，冠心病等相关病史。

（3）用药史

1）熊脱氧胆酸胶囊：每次 750mg，每日 1 次，晚饭后服用，2021 年 9 月 29 日—2021 年 10 月 24 日。

2）非诺贝特胶囊：每次 200mg，每日 1 次，2021 年 10 月至今。

（4）不良反应史：用药期间未发生药品不良反应。

（5）相关检查和检验：血压 110/75mmHg，心率 76 次 /min；2021 年 9 月 29 日，TG 6.68mmol/L，TC 5.27mmol/L，LDL-C 1.89mmol/L；2021 年 10 月 24 日，TG 2.71mmol/L，TC 5.77mmol/L，LDL-C 4.04mmol/L；2021-12-16 TG 2.11mmol/L，TC 6.75mmol/L，LDL-C 5.79mmol/L。2021 年 9 月 29 日，腹部 B 超检查：胆囊单发结石，大小 1.5cm × 1.1cm，胆囊大小正常，胆囊壁无增厚，胆汁透声可，胆囊内探及单个团状强回声。

（6）服药依从性：服药依从性良好，每日定时定量服药。

（7）生活方式：患者工作活动量较小，无规律运动；饮食不规律，工作时多在外就餐，进食量中等（以碳水化合物为主，肉类摄入较多、蔬菜摄入较少）；吸烟史 20 年，10 支 / 日；饮酒史 20 年，50~100g/ 周。

3. 药学门诊方案制定　见案例表 15-1。

4. 实施干预　见案例表 15-2。

案例表 15-1　药物治疗评估

DRPs 详述	问题状态	问题类型	问题原因	问题优先级
继发于使用非诺贝特的胆固醇升高	实际问题	有效性问题	患者基础 TG 水平（6.68mmol/L）较高，而基础 LDL-C 水平（1.89mmol/L）相对较低，因此服用非诺贝特降低 TG 的过程中可能产生血脂的 β 转移现象，导致 LDL-C 水平显著升高	高
非诺贝特存在用药禁忌	实际问题	安全性问题	处方医生未关注药物作用特点及禁忌	高
胆囊结石熊脱氧胆酸疗程不足	实际问题	依从性问题	医生未交代疗程，药用完后自行停药	中

案例表 15-2　实施干预

按用药问题优先级列举药物治疗问题	干预建议	干预结果
优先级：高		
继发于使用非诺贝特的胆固醇升高	建议医生停用非诺贝特，换用阿托伐他汀，必要时联合多烯酸乙酯治疗	医生接受停用非诺贝特，换用阿托伐他汀 20mg qd，暂不联合多烯酸乙酯
患者存在非诺贝特的禁忌证	建议医生停用非诺贝特	
优先级：中		
胆囊结石熊脱氧胆酸疗程不足	建议医生继续予熊脱氧胆酸治疗，疗程 6~24 个月	医生接受，予熊脱氧胆酸 750mg qd

5. 用药指导方案

（1）用药时间及疗程：①熊脱氧胆酸胶囊每次 750mg，每日 1 次，晚饭后服用，疗程 6~24 个月。②阿托伐他汀钙片每次 20mg，每日 1 次，可与熊脱氧胆酸同服，长期服用。

（2）生活方式指导：①限制总热量的摄入，少进食高油高脂食物，每日总食用油摄入应 <20g，限制糖的摄入，减少肉类的摄入，增加蔬菜等高膳食纤维食物摄入。②均衡饮食，每日食物应包括谷物、肉类、蔬菜、水果、豆类、坚果等。③保证饮食规律，足量饮水，早饭一定要吃。④戒烟戒酒。⑤规律运动，每周保证每周 150 分钟以上中等强度的运动（即每周进行 3~5 次 30 分钟以上的运动，如快走、慢跑、游泳等，运动心率保持在 100~140 次 /min）。⑥减重，目标 5~10kg，减重不可过快，以每周减轻 0.5kg 为宜。

（3）疗效监测：他汀用药 8~12 周后复查血脂，半年后复查腹部超声。

（4）不良反应监测：①他汀用药 4~8 周后复查肝功能，如无异常，可每 6~12 个月复查 1 次。用药期间若出现氨基转移酶升高或肝区不适，应及时就诊。②用药期间注意观察是否有不明原因乏力、肌痛、肌肉震颤等症状，如出现上述症状应及时就诊。③不适随诊。

6. 随访

（1）1 个月后患者随访结果：① 2022 年 1 月 20 日复查血脂结果显示 TG 4.18mmol/L，TC

5.07mmol/L，LDL-C 2.35mmol/L，HDL-C 1.14mmol/L）。②生活方式干预效果是减重 1.5kg，已戒酒，烟减少至每日 1~2 支，每周基本能保证 3 次以上中等强度运动，但工作时仍无法保证规律饮食，在外就餐仍较多。③调整药物后，未发生不良反应。④治疗方案调整如下。考虑患者非 -HDL-C 仍未达标，且工作性质暂无法保证良好的饮食控制，药师建议加用多烯酸乙酯 0.5g tid，医生同意该方案。

（2）继续用药 2 个月后患者随访结果：① 2022 年 3 月 15 日复查血脂结果显示 TG 2.64mmol/L，TC 3.93mmol/L，LDL-C 1.96mmol/L，HDL-C 1.38mmol/L。②生活方式干预效果是减重 4kg，已戒烟戒酒，每周 3~5 次 60 分钟左右的中高强度运动，尽量保证规律饮食，在外就餐仍较多。③调整药物后，未发生不良反应。④治疗方案调整结论是暂维持现治疗方案，继续强化减重、运动及饮食调节，8~12 周后复查血脂，若 TG<1.76mmol/L 可停用多烯酸乙酯。

知识点总结

1. 贝特类药物对 LDL-C 的影响　文献报道贝特类药物对 LDL-C 的影响与基础 TG 水平有关：若基础 TG 水平低（<5.65mmol/L）时，贝特类药物可通过减少脂蛋白的合成降低 LDL-C 水平 5% 至 35%；而当基础 TG 水平高（>5.65mmol/L）且 LDL-C 水平较低时，贝特类药物可显著增加 LDL-C 水平，即产生血脂的“β 转移（β-shift）”现象。

血脂的“β 转移”是指随着高血脂水平降低，血清中 LDL（β- 脂蛋白）增加的现象，其产生机制是通过脂蛋白脂肪酶（lipoprotein lipase，LPL）介导的。贝特类药物能增加 LPL 活性，加速 CM 和 VLDL 的分解代谢，VLDL 在分解的过程中会产生 VLDL 残粒，即中密度脂蛋白（intermediate density lipoprotein，IDL）。IDL 一部分会直接被肝脏内吞，其余部分会进一步通过肝脂肪酶介导的 TG 水解转化为 LDL，从而形成新的 LDL 积累。

2. 贝特类药物与胆石症风险　贝特类药物由于可通过抑制胆汁酸合成中的限速酶，降低胆汁酸分泌，从而容易导致胆固醇过饱和及胆固醇结石的沉淀，使胆结石的风险增加。尽管也有研究认为某些贝特类的药物，如苯扎贝特，可通过增加胆囊运动而在一定程度上抵消这种风险，但目前胆石症仍属于贝特类药物用药说明中的禁忌证，因此对于患有胆石症的患者，使用该类药物仍应非常谨慎。

3. 高甘油三酯血症治疗相关知识点　对于血脂异常人群，特别是 ASCVD 高危人群，降脂并非哪项不正常就治哪项，而是系统工程。如高甘油三酯血症的患者，国内外指南均推荐在考虑降低 TG 水平前，应先评估患者的 10 年 ASCVD 风险，对于具有 ASCVD 风险的患者应以 LDL-C 作为首要干预靶点，而对于 LDL-C 不高或已达治疗目标、高血脂、肥胖、糖尿病等的个体，可将非 -HDL-C 作为次要目标。

药物选择上，对于无 ASCVD 或糖尿病的成年人中，TG 水平轻度至中度升高（1.76~5.65mmol/L）时，不建议用非他汀类药物降 TG。对于 40~75 岁、TG 持续在 1.76~5.65mmol/L 的患者，如果 10 年心血管病风险≥5%，或已有 ASCVD 或糖尿病，应启动或强化他汀治疗，强调低脂或极低脂饮食，若 TG 仍持续在 1.76~5.65mmol/L，可考虑应用贝特类药物或 ω-3 脂肪酸，以降低胰腺炎风险。

本例患者因具有年龄 >45 岁、吸烟以及 BMI>28kg/m^2 3 个危险因素，根据《中国成人血脂异常防治指南（2016 年修订版）》，其 10 年 ASCVD 风险为高危。尽管患者初始 LDL-C

1.89mmol/L，已达到 <2.6mmol/L 的目标水平，但非 -HDL-C 3.68mmol/L 并未达标（目标水平 3.4mmol/L），治疗上应以非 -HDL-C 作为主要干预靶点。考虑患者初始 TG 6.68mmol/L，已高出 5.65mmol/L，初始治疗应选择贝特类药物。经过 4~12 周生活方式干预及贝特类药物治疗后，患者 LDL-C 不降反升，他汀类药物不仅可以降低 LDL-C，轻度升高 HDL-C，对于 TG 也有一定降低作用，所以应启动他汀类药物治疗。

4. ω-3 脂肪酸相关知识点　ω-3 脂肪酸主要成分是鱼油中提取的二十碳五烯酸（eicosapentaenoic acid，EPA）和二十二碳六烯酸（docosahexoenoic acid，DHA），现有证据表明高纯度治疗剂量 EPA（2~4g/d）可使 TG 水平降低 30%~50%，其主要作用机制目前尚不明确，可能与过氧化物酶体增殖物激活受体（peroxisome proliferator-activated receptors，PPARs）相互作用，减少 ApoB 的分泌有关。ω-3 脂肪酸的降脂作用呈剂量依赖性，低纯度的保健品制剂降脂作用较弱。目前国内的 ω-3 脂肪酸药用制剂主要为多烯酸乙酯，尽管按照国家药品监督管理局的新标准，多烯酸乙酯原料的有效成分可达 84% 以上，但目前国内上市的主流制剂中 EPA 和 DHA 含量比值为 0.4~1.0，因此 EPA 含量较少，无法达到欧美制剂的相同效果，特别是对 ASCVD 的预防价值不明确，但目前在无其他可替代药物时仍可作为辅助降低 TG 的选择之一。此外，现有临床证据表明 ω-3 脂肪酸可改变胆汁磷脂的组成和降低胆固醇饱和度，进而减少胆固醇结晶的形成，因此对本例患者是相对较好的选择。

参考文献

[1] FAZIO S.Fibrates—the other life-saving lipid drugs[J].US Cardiology，2004，1(1)：1-6.

[2] 中国成人血脂异常防治指南修订联合委员会．中国成人血脂异常防治指南（2016 年修订版）[J]．中华健康管理学杂志，2017，11(1)：7-28.

[3] VIRANI S S，MORRIS P B，AGARWALA A，et al.2021 ACC expert consensus decision pathway on the management of ASCVD risk reduction in patients with persistent hypertriglyceridemia：a report of the American college of cardiology solution set oversight committee[J].J Am Coll Cardiol，2021，78(9)：960-993.

[4] MACH F，BAIGENT C，CATAPANO A L，et al.2019 ESC/EAS guidelines for the management of dyslipidaemias：lipid modification to reduce cardiovascular risk[J].Eur Heart J，2020，41(1)：111-188.

（案例作者：吴迪　昆明医科大学第一附属医院）

第三节　呼 吸 系 统

案例 16　哮喘的药学门诊服务

学习目标

1. 掌握哮喘患者药物治疗方案的综合评估方法，包括药物选择的评估、吸入药物使用方法的评估、服药依从性的评估、药品不良反应等。

2. 掌握哮喘患者的吸入装置的用药教育。

3. 了解哮喘患者控制水平及严重程度的评估。

案例简介

患者，女，51 岁，身高 153.5cm，体重 52kg，BMI 22.1kg/m^2。既往有支气管哮喘病史几十年，且长期有呼吸不畅、胸闷等症状，于社区医院就诊后，不规律使用布地奈德福莫特罗粉吸入剂（160μg：4.5μg）及沙丁胺醇气雾剂缓解症状。因症状控制不佳，2021 年 8 月 9 日来医院就诊，行肺功能检查，支气管激发试验阳性。2021 年 8 月 16 日，呼吸科门诊予以孟鲁司特钠咀嚼片（每次 10mg，每晚 1 次）、茶碱缓释片（每次 0.1g，每日 2 次）及富马酸酮替芬片（每次 1mg，每日 2 次）联合布地奈德福莫特罗粉吸入剂（160μg：4.5μg）（每次 1 喷，每日 2 次），控制哮喘。2021 年 8 月 23 日，患者自诉呼吸不畅、胸闷仍时有出现，尤其在闻到“天拿水”等化学物质的气味时，为求进一步用药指导来我科就诊。患者有鼻炎病史；有接触化学刺激性物质的职业史；无吸烟史及药物、食物过敏史，其他无特殊。

工作流程

1. 明确就诊目的

（1）患者哮喘控制不佳，仍有胸闷、呼吸不畅等症状，希望得到药师的用药指导。

（2）患者口腔溃疡，询问是否与药物有关，如何处理。

2. 信息收集

（1）基本信息：女，51 岁，身高 153.5cm，体重 52kg，城镇职工医保。

（2）既往病史：鼻炎；哮喘。

（3）用药史

1）孟鲁司特钠咀嚼片：每次 10mg，每晚 1 次，2021 年 8 月 16 日至今。

2）茶碱缓释片：每次 0.1g，每日 2 次，2021 年 8 月 16 日至今。

3）富马酸酮替芬片：每次 1mg，每日 2 次，2021 年 8 月 16 日至今。

4）布地奈德福莫特罗粉吸入剂（160μg：4.5μg）：每次 1 喷，每日 2 次；2010 年左右开始使用，不规律使用。

5）沙丁胺醇气雾剂（100μg/ 揿）：必要时使用。2021 年左右开始使用，偶尔使用。

（4）不良反应史：偶有口腔溃疡。

（5）相关检查和检验：肺功能检查。第 1 秒用力呼气容积（forced expiratory volume in one second，FEV_1）为 1.19L，吸入支气管舒张剂 20 分钟后，第 1 秒用力呼气容积 / 用力肺活量（FEV_1/FVC）65.64%；FEV_1 1.19L，FEV_1 占预计值的百分比为 71%，中度通气功能障碍；FEV_1 较用药前上升 31.47%，FEV_1 绝对值增加≥200ml，舒张试验阳性。

（6）服药依从性评估：患者自我感觉较好时，自行停药。

（7）对患者进行哮喘控制和哮喘严重程度的评估，患者目前为哮喘慢性持续期，病情严重程度为轻度持续（第 2 级），哮喘急性发作时严重程度为轻度，哮喘控制水平为部分控制；哮喘控制测试表（ACT）评分 19 分，哮喘控制不佳。

（8）哮喘诱发因素评估：通过问诊，明确患者有接触化学刺激性物质的职业史，在闻到“天拿水”等化学物质的气味时，症状会加重。

3. 药学门诊方案制定　见案例表16-1。

案例表16-1　药物治疗评估

DRPs详述	问题状态	问题类型	问题原因	问题优先级
患者自行停药	实际问题	依从性问题	患者症状好转时，自行停药，对疾病认识不足	高
吸入装置技术差	实际问题	依从性问题	1. 旋转底座时，未保持瓶身为竖直状态 2. 吸入药物时，未呼出肺内空气	高
患者诉口腔溃疡	实际问题	安全性问题	漱口不充分	中

4. 实施干预　见案例表16-2。

案例表16-2　实施干预

按用药问题优先级列举药物治疗问题	干预建议	干预结果
优先级：高		
患者自行停药	该患者自行停药的主要原因是对疾病的认识不足，为患者讲解哮喘治疗的基本原则，哮喘需要长期坚持治疗；不可随意停药，需要逐步降级治疗；给患者讲解哮喘控制之后并能够维持至少3个月以上，且肺功能恢复并维持平稳状态，可考虑降级治疗 帮助患者建立哮喘日记	患者接受并积极配合治疗
吸入装置技术差	患者使用吸入装置时，未能正确使用吸入装置。纠正患者的吸入技术，并让患者演示一遍，直至所有的步骤都掌握。并给患者讲解每一步这样做的原因，让患者能够充分理解并配合	患者接受，并积极配合演示直至所有步骤掌握
优先级：中		
患者诉口腔溃疡	通过患者的示范发现患者漱口时未能仔细漱口，未做到深咽部漱口。教会患者每次使用布地奈德福莫特罗粉吸入剂后正确漱口	患者接受
闻到“天拿水”等化学物质的气味时，症状加重	了解患者哮喘的诱发因素，并给患者讲解诱发因素对哮喘急性发作和哮喘控制的影响，告知患者避免诱因的方法，加强患者的自我管理	患者接受并积极配合

5. 用药指导方案

(1) 对患者进行吸入制剂吸入技术的指导。详见案例表16-3。

案例表 16-3 患者用药指导单

用药时间表								
药理作用	药品名称	药品规格	用药方法	早	中	晚	睡前	注意事项
哮喘维持期和缓解期用药	布地奈德福莫特罗粉吸入剂	160μg：4.5μg/喷，60 喷 / 支	吸入	1 喷		1 喷		使用后应立即深部漱口，注意监测有无声音嘶哑、咽喉不适、心率加快等不适；不受饮食等影响，建议 2 次用药时间间隔 12 小时左右
哮喘维持期用药	孟鲁司特钠咀嚼片	10mg × 5 片	口服				1 片	睡前使用；监测用药后的精神症状
哮喘维持其用药	茶碱缓释片	0.1g/ 片	口服	1 片		1 片		每 12 小时 1 次，早晚用 100ml 温开水送服；不可压碎或咀嚼；用药期间监测患者心率
其他哮喘治疗药物	富马酸酮替芬片	1mg/ 片	口服	1 片		1 片		用于患者过敏性支气管哮喘；服药期间不得驾驶机、车、船，从事高空作业、机械作业及操作机密仪器；不建议长期使用抗组胺药物
哮喘缓解期用药	沙丁胺醇气雾剂	100μg/ 揿，200 揿 / 支	吸入	必要时				仅在必要时使用，不建议作为长期用药；任一 24 小时内用药量不得超过 8 揿

（2）对患者进行药物治疗方案和药物治疗疗程的指导，哮喘患者不可随意停药，需要逐步降级治疗；哮喘控制之后并能够维持至少 3 个月以上，且肺功能恢复并维持平稳状态，可考虑降级治疗。患者使用最低剂量控制药物达到哮喘控制 1 年，并且哮喘症状不再发作，可考虑停用药物治疗。

（3）对患者进行自我监测的指导：建议患者尽量避免接触刺激性气体，若在日常生活中接触刺激性气体，可以在紧急情况下使用布地奈德福莫特罗粉吸入剂 1~2 喷或沙丁胺醇气雾剂 2~4 揿缓解症状；建议随身携带急救药物（沙丁胺醇气雾剂）。建议首次治疗后每 2~4 周复诊 1 次，确保正确掌握吸入技术，以后每 1~3 个月随访 1 次，3 个月后，复查肺功能，评估治疗效果。

（4）教育患者正确使用峰流速仪和准确记录哮喘日记（哮喘日记格式详见案例表 16-4）。

（5）对患者进行口腔溃疡的管理，教育患者使用吸入制剂后正确漱口，使用完吸入制剂后，漱口 3 次，且漱口部位能够达到咽喉部，尽量减少吸入性糖皮质激素残留在口腔引起咽喉不适、声音嘶哑和口腔溃疡等。若正确漱口后 1 周，还会出现口腔溃疡，建议进一步到医院检查，明确口腔溃疡发生原因。

6. 随访 患者 2 个月后（2021 年 10 月 25 日）复诊，对患者进行评估，口腔溃疡好转。哮喘控制测试表（ACT）评分为 23 分，哮喘控制良好。

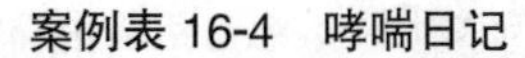

案例表 16-4　哮喘日记

一、哮喘症状

如出现以下症状,请在相应位置处画“√”;出现其他呼吸症状的,还需在相应位置处添加症状描述。

症状	周一		周二		周三		周四		周五		周六		周日	
	白天	夜晚	白天	夜晚	白天	夜晚	白天	夜晚	白天	夜晚	白天	夜晚	白天	夜晚
咳嗽														
喘息														
其他呼吸症状														

二、峰流速值

请根据峰流速仪测量结果,在相应颜色处填写峰流速结果(单位:L/min)。

峰流速值	周一		周二		周三		周四		周五		周六		周日	
	白天	夜晚	白天	夜晚	白天	夜晚	白天	夜晚	白天	夜晚	白天	夜晚	白天	夜晚
正常值														
警戒值														
危险值														

注:当峰流速(PEF)达到个人最佳值的 80%~100% 时为正常值(绿色),提示患者处于安全区;当 PEF 为个人最佳值的 60%~80% 时为警戒值(黄色),提示患者可能有哮喘发作;当 PEF 小于个人最佳值的 60% 时为危险值(红色),提示需立即加强治疗或就诊。

三、药物使用情况

请在下表列出使用的哮喘治疗药物,并记录每日的使用次数。

药物名称	周一	周二	周三	周四	周五	周六	周日

注:请使用此表每日对哮喘症状、峰流速值及药物使用情况进行记录,紧急情况下,此表记录的内容将有助于医生对病情进行评估。

知识点总结

1. 哮喘治疗方案的调整　哮喘降级治疗原则:①哮喘症状控制且肺功能稳定 3 个月以上,可考虑降级治疗。如存在急性发作危险因素,一般不推荐降级治疗。②降级应选择适当时机,需避开患者呼吸道感染、妊娠、旅行期等。③每 3 个月减少吸入性糖皮质激素(inhaled corticosteroid,ICS)剂量 25%~50%,通常是安全可行的。④每一次降级治疗,都需要密切观察患者症状控制情况、PEF 变化、危险因素等，并按期随访。根据症状控制及急性发作的频率进行评估，并告知患者一旦症状恶化，需恢复到原来的治疗方案。推荐的药物减量方案的选择通常是首先减少激素用量（口服或吸入），再减少使用次数（由每日 2 次减至每日 1 次），然后再停用与激素合用的控制药物，以最低剂量 ICS 维持治疗。

2. 哮喘的评估　评估的内容包括哮喘控制水平的评估（ACT 评分）、哮喘严重程度的评估、患者服药依从性的评估和吸入制剂使用技术的评估。

3. 哮喘患者的管理目标　哮喘管理的长期目标是：①达到良好的症状控制并维持正常生活水平。②最大程度降低急性发作、固定性气流受限和药品不良反应的未来风险。

参考文献

[1] 中华医学会呼吸病学分会哮喘学组．支气管哮喘防治指南（2020 年版）[J]. 中华结核和呼吸杂志，2020，43（12）：1023-1048.

[2] 中华医学会呼吸病学分会哮喘学组．支气管哮喘患者自我管理中国专家共识[J]. 中华结核和呼吸杂志，2018，41（3）：171-178.

（案例作者：李沙沙　陈明浩　暨南大学附属第一医院）

案例 17　支气管哮喘的药学门诊服务

学习目标

1. 掌握支气管哮喘患者药物治疗方案的综合评估方法及药学监护，包括品种选择、用药剂量、联合用药、药品不良反应等。

2. 熟悉支气管哮喘合并慢性阻塞性肺疾病患者应用吸入性糖皮质激素的原则。

3. 了解药物治疗干预问题优先级别。

案例简介

患者，男，71 岁，身高 174cm，体重 75kg，BMI 24.8kg/m^2。支气管哮喘 63 年，春季多发作，症状严重时吸入沙丁胺醇气雾剂（100μg），按需给药。近 5 年长期吸入沙美特罗替卡松吸入粉雾剂（50μg：250μg）每日 2 次。1 周前偶有出现胸闷、气短的症状就诊，吸入沙丁胺醇气雾剂只能短暂缓解。肺功能检查：第 1 秒用力呼气容积（FEV_1）1.14L，FEV_1 占预计值 57.6%，用力肺活量（forced vital capacity，FVC）2.12L，FVC 占预计值 75%，第 1 秒用力呼气容积 / 用力肺活量（FEV_1/FVC）53.8%。实验室检查：WBC 计数 6.7×10^9/L，NEUT 百分比 67%，EOS 计数 350cells/μL。诊断为慢性阻塞性肺疾病（chronic obstructive pulmonary disease，COPD）、支气管哮喘，按照医嘱在药师指导下规范使用乌美溴铵维兰特罗吸入粉雾剂（62.5μg：25μg），每日 1 次。用药 2 日后胸闷气短的症状有缓解。患者诉用药第 3 日出现头痛症状，疑虑是乌美溴铵维兰特罗吸入粉雾剂引起遂停用此药。1 日前患者再次出现夜间憋喘症状，来药学门诊就诊。患者 10 年前诊断胃食管反流病，7 年前手术治疗。平时服用头孢呋辛酯片（每次 0.25g，每日 2 次）、法莫替丁片（每次 20mg，每日 2 次）和枸橼酸莫沙必利片（每次 5mg，每日 3 次）进行治疗。

工作流程

1. 明确就诊目的

（1）患者出现头痛症状，不明确是否由药物引起。

（2）患者出现憋喘症状，认为乌美溴铵维兰特罗吸入粉雾剂无效，咨询是否需要继续使用。

2. 信息收集

（1）基本信息：患者，男，71 岁，身高 174cm，体重 75kg，医疗保险。

（2）既往病史：支气管哮喘、慢性阻塞性肺疾病、反流性食管炎。无跌倒发生史。

（3）用药史

1）沙丁胺醇气雾剂（100μg）：每次 1 揿，急性发作时，5 年前至今。

2）沙美特罗替卡松吸入粉雾剂（50μg∶250μg）：每次 1 喷，每日 2 次，5 年前—1 周前。

3）头孢呋辛酯片：每次 0.25g，每日 2 次，1 年前至今间断使用。

4）法莫替丁片：每次 20mg，每日 2 次，1 年前至今间断使用。

5）枸橼酸莫沙必利片：每次 5mg，每日 3 次，1 年前至今间断使用。

6）乌美溴铵维兰特罗吸入粉雾剂（62.5μg∶25μg）：每次 1 喷，每日 1 次，5 日前开始使用、3 日后停药。

（4）不良反应史：既往口服奥美拉唑肠溶片出现皮疹。

（5）相关检查和检验：肺功能检查，FEV_1 1.14L，FEV_1 占预计值 57.6%，FVC 2.12L，FVC 占预计值 75%，FEV_1/FVC 53.8%。实验室检查，WBC 计数 6.7×10^9/L，NEUT 百分比 67%，EOS 计数 350cells/μL。

（6）服药依从性：有自行停药的情况。

（7）生活方式：患者每日 20~30 分钟中等强度运动；睡眠尚可；规律进餐，进食量中等；无烟酒不良嗜好，未接种过流行性感冒和肺炎疫苗。

（8）过敏史：对猫毛、鱼虾过敏。

3. 药学门诊方案制定 见案例表 17-1。

案例表 17-1 药物治疗评估

DRPs 详述	问题状态	问题类型	问题原因	问题优先级
服药依从性差	实际问题	依从性问题	患者自行停用乌美溴铵维兰特罗吸入粉雾剂	高
患者用药后出现头痛症状	实际问题	安全性问题	乌美溴铵维兰特罗吸入粉雾剂、法莫替丁片和枸橼酸莫沙必利片均有头痛的不良反应报道。患者应用乌美溴铵维兰特罗吸入粉雾剂后 3 日出现头痛症状，停药后症状消失，考虑可能是药物引起的不良反应	高

续表

DRPs 详述	问题状态	问题类型	问题原因	问题优先级
患者服用头孢呋辛	实际问题	适应证问题	患者自行服用	高
憋喘症状没有得到有效控制	实际问题	有效性问题	患者因为疑虑停用乌美溴铵维兰特罗吸入粉雾剂	高
未接种过流行性感冒和肺炎疫苗	实际问题	适应证问题	患者不知道需要接种疫苗	低

4. 实施干预　见案例表 17-2。

案例表 17-2　实施干预

按用药问题优先级列举药物治疗问题	干预建议	干预结果
优先级:高		
服药依从性差	药师教育患者请勿自行服药或停药。建议患者支气管哮喘需要长期维持吸入药物治疗,用药后如出现不良反应,须经医生评估后,按照医嘱改变治疗方案。自行停药会引起支气管哮喘急性发作	患者接受
患者用药后出现头痛症状	建议医生停用乌美溴铵维兰特罗吸入粉雾剂	医生接受
反流性食管炎	建议患者就诊消化内科评估反流性食管炎是否复发,评估是否需要服用法莫替丁片和枸橼酸莫沙必利片	患者接受
患者无感染指征应用头孢呋辛	建议患者停用头孢呋辛酯片	患者接受
憋喘症状没有得到有效控制	建议医生将乌美溴铵维兰特罗吸入粉雾剂换为沙美特罗替卡松吸入粉雾剂(50μg : 250μg)bid	医生接受
优先级:低		
未接种过流感疫苗和肺炎疫苗	建议每年接种流感疫苗和肺炎疫苗	患者接受

5. 用药指导方案

(1) 指导患者装置使用规范,每日固定时间吸入,吸入后要深漱口,患者用药指导单见案例表 17-3。

案例表 17-3　患者用药指导单

用药时间表													
治疗疾病	药品名称	早饭			午饭			晚饭			睡前	药品规格	注意事项
		前	中	后	前	中	后	前	中	后			
支气管哮喘	沙美特罗替卡松吸入粉雾剂			1 喷						1 喷		50μg：250μg	吸入后要深漱口
	沙丁胺醇气雾剂											100μg	急性加重时吸入
胃食管反流	法莫替丁片			1 片						1 片		20mg	用药期间应监测肾功能
	枸橼酸莫沙必利片	1 片			1 片			1 片			1 片	5mg	不应长期服用

（2）慢性阻塞性肺疾病教育提高患者服药依从性：COPD 突出特征是气道变窄，空气进出肺部速度下降，进出肺的气流减少，从而导致呼吸困难，而且病变呈现长期、进行性发展。患者可通过各种措施，如戒烟、远离被污染的环境、提高抵抗力、合理用药等，减少发作次数，降低每次发作的严重程度。COPD 是一种需要长期控制的慢性疾病，规范治疗可得到有效控制，优先选择长效支气管扩张剂，根据病情联合吸入性糖皮质激素。

（3）生活方式指导：建议患者在憋喘症状急性期避免运动，注意休息。病情稳定后可以尝试散步等运动。随身携带缓解用的沙丁胺醇气雾剂。尽量避免接触过敏原，春季外出可以戴口罩。饮食清淡，营养均衡，避免饮用碳酸饮料。

（4）定期监测：记录哮喘日记，包括每日症状、每日 2 次的 PEF 和每月 1 次哮喘控制测试（ACT），监测维持哮喘控制水平。

6. 随访　1 个月后患者随访结果：①患者自诉无头痛症状。②疾病监测情况：患者能规律监测 PEF。③患者哮喘控制稳定，近 2 周未出现憋喘症状。④患者就诊消化内科，停用法莫替丁片和枸橼酸莫沙必利片。⑤让患者示范沙美特罗替卡松吸入粉雾剂操作方法后评估使用情况，结论是患者能够规范使用该装置。用药指导单见案例表 17-4。

案例表 17-4　随访后用药指导单

用药时间表													
治疗疾病	药品名称	早饭			午饭			晚饭			睡前	药品规格	注意事项
		前	中	后	前	中	后	前	中	后			
支气管哮喘	沙美特罗替卡松吸入粉雾剂			1 喷						1 喷		50μg：250μg	吸入后要深漱口
	沙丁胺醇气雾剂											100μg	急性加重时吸入

知识点总结

1. 支气管哮喘用药相关知识点

（1）哮喘管理的目标是达到良好的症状控制，缓解药物选用短效 β 受体激动剂（short-acting β-agonist，SABA）或福莫特罗 + 低剂量吸入性糖皮质激素（ICS）。控制用药根据患者分级在 ICS 基础上联合长效 β 受体激动剂（long-acting β-agonist，LABA）等药物。

（2）同时具有哮喘和 COPD 的患者。对于一个哮喘和 COPD 所占权重均衡的诊断的患者，应该根据哮喘开始治疗。按需使用 SABA 或短效抗胆碱能药（short-acting M-agonist，SAMA）。长期控制治疗药物一般为一种 ICS 加一种 LABA。如果临床综合评估提示为 COPD，应给予恰当的支气管舒张剂（单用或联合）对症治疗，但不应单独使用 ICS（即 ICS 单一疗法）。这类患者治疗也应包括指南推荐的其他策略和建议，包括停止吸烟、肺康复、疫苗接种、合并症的治疗等。

2. 吸入性糖皮质激素相关知识点

（1）糖皮质激素是最有效的控制哮喘气道炎症的药物。慢性持续期哮喘主要通过吸入和口服途径给药，吸入为首选途径。

（2）ICS 和 LABA 具有协同的抗炎和平喘作用，可获得相当于或优于加倍剂量 ICS 的疗效，并可增加患者的依从性、减少大剂量 ICS 的不良反应，尤其适合于中至重度持续哮喘患者的长期治疗。

（3）慢性阻塞性肺疾病患者初始治疗：①强烈支持使用 ICS。中度急性加重≥2 次 / 年，或因急性加重住院，血嗜酸性粒细胞≥300cells/μL，既往有哮喘病史或目前合并哮喘。②可考虑使用 ICS。既往中度急性加重，血嗜酸性粒细胞为 100~300cells/μL。③不支持使用 ICS。反复发生的肺炎，血嗜酸性粒细胞 <100cells/μL。

3. 含有 ICS 药物的特点

（1）ICS 局部抗炎作用强，可控制气道炎症、降低气道高反应。药物直接作用于呼吸道，所需剂量较小，全身性不良反应少。成人常用的 ICS 剂量换算见案例表 17-5。

案例表 17-5　成人常用的 ICS 剂量换算

药物	低剂量 /μg	中剂量 /μg	高剂量 /μg
布地奈德（干粉吸入剂）	200~400	>400~800	>800
丙酸氟替卡松	100~250	>250~500	>500
二丙酸倍氯米松（加压定量气雾剂，标准颗粒，HFA）	200~500	>500~1 000	>1 000
二丙酸倍氯米松（加压定量气雾剂，超细颗粒，HFA）	100~200	>200~400	>400
环索奈德（加压定量气雾剂，超细颗粒，HFA）	80~160	>160~320	>320

（2）目前常用的ICS+LABA的复方吸入制剂包括布地奈德/福莫特罗、沙美特罗/替卡松、丙酸倍氯米松/福莫特罗、氟替卡松/维兰特罗。低剂量的ICS+福莫特罗粉吸入剂起效迅速，持续时间长，可用于支气管哮喘急性发作期（按需给药）、预防运动性哮喘和持续长期给药。沙美特罗/替卡松相较于布地奈德/福莫特罗起效时间慢，持续时间更长，可用于支气管哮喘患者持续长期给药，但不推荐用于支气管哮喘的急性发作期。沙美特罗/替卡松适用于 FEV_1<60% 正常预计值、有反复急性加重病史且使用常规支气管扩张剂治疗仍有显著症状的COPD患者。

（3）该患者支气管哮喘合并慢性阻塞性肺疾病，血EOS≥300cells/μL，FEV_1 占预计值57.6%。根据指南按照哮喘的治疗，选择ICS+LABA复方吸入制剂。患者既往长期吸入中剂量ICS的沙美特罗替卡松吸入粉雾剂（50μg：250μg）bid，疾病控制不佳，遂应考虑升级高剂量ICS+LABA或ICS+LABA+LAMA。患者应用乌美溴铵维兰特罗吸入粉雾剂（LABA+LAMA）后出现头痛不耐受，同时考虑患者熟练掌握沙美特罗替卡松吸入粉雾剂，选用高剂量ICS的沙美特罗替卡松吸入粉雾剂（50μg：500μg）bid。患者应用后病情控制稳定。

参考文献

[1] 中华医学会呼吸病学分会哮喘学组.支气管哮喘防治指南（2020年版）[J].中华结核和呼吸杂志，2020，43（12）：1023-1048.

（案例作者：韦元元　首都医科大学附属北京世纪坛医院）

案例18　支气管哮喘合并变应性鼻炎的医药联合门诊服务

学习目标

1. 掌握儿童变应性鼻炎的药物治疗方案的评估，包括药物的品种选择、用法用量、药品不良反应干预及处置等。
2. 掌握儿童吸入激素药物后出现口腔溃疡反复、不易愈合的一般处理原则和方案。
3. 掌握儿童支气管哮喘吸入药物、鼻喷剂使用方法的评估、用药指导及注意事项。
4. 掌握药物治疗干预问题优先级别。

案例简介

患儿，女，5岁2月，体重21.5kg。2019年1月于我院诊断为变应性鼻炎，使用糠酸莫米松鼻喷雾剂：每早1喷。于院外诊断支气管哮喘，单独使用吸入性糖皮质激素药物（ICS）症状控制不佳，于2020年10月使用沙美特罗替卡松气雾剂（25μg：125μg），每次1喷，每日2次；家长诉用药期间无慢性咳嗽及喘息发作。2021年6月10日，患儿出现反复鼻阻及打喷嚏3~4周，考虑为支气管哮喘合并变应性鼻炎，予以沙美特罗替卡松气雾剂（25μg：125μg），（每晚1喷）、西替利嗪滴剂（每次7滴，每日2次）及糠酸莫米松鼻喷雾剂（每次1喷，每日

1次)。2021年9月16日至呼吸医药联合门诊,患儿家长诉患儿近3个月无慢性咳嗽及吼喘,但鼻部症状较重,经常出现鼻痒、揉鼻情况,近期时有咳嗽及夜晚睡觉打鼾,冷热空气刺激时症状加重。吸入沙美特罗替卡松气雾剂后反复口腔溃疡。药师对患儿糠酸莫米松鼻喷雾剂用药情况进行评估,发现家长给患儿用药前未充分摇匀,新药启用未向空气中试喷,同时操作错误,使患儿出现疼痛,患儿拒绝使用。药师对患儿家长进行海盐水洗鼻、糠酸莫米松鼻喷雾剂、沙美特罗替卡松气雾剂的用药指导及注意事项等用药教育。患儿3个月后至医药联合门诊复诊,期间无慢性咳嗽及吼喘;家长诉口腔溃疡情况明显好转,鼻部症状得到控制。

工作流程

1. 明确就诊目的

(1) 患儿出现口腔溃疡反复,希望协助评估症状原因及如何处理。

(2) 患儿鼻部症状严重,经常鼻痒、揉鼻子,近期时有咳嗽及夜晚睡觉打鼾,冷热时加重。希望了解鼻部症状控制不佳的原因及处理。

2. 信息收集

(1) 基本信息:患儿,女,5岁2月,体重21.5kg。

(2) 既往病史:湿疹、过敏性结膜炎、变应性鼻炎、支气管哮喘。

(3) 用药史

1) 沙美特罗替卡松气雾剂(25μg∶125μg):每次1喷,每日2次,2020年10月7日—2021年6月9日。

2) 沙美特罗替卡松气雾剂(25μg∶125μg):每次1喷,每晚1次,2021年6月10日至今。

3) 糠酸莫米松鼻喷雾剂:每次1喷,每早1次,2021年6月10日—2021年6月11日。

4) 西替利嗪滴剂:每次7滴,每日2次,口服,2021年6月10日至今。

(4) 不良反应史:家长诉患儿既往未出现药品不良反应。

(5) 相关检查和检验:2021年2月4日门诊随访,支气管激发试验,轻度。6月10日检查结果:呼出气一氧化氮(fractional exhaled nitric oxide,FeNO)为15ppb,鼻内镜检查示鼻黏膜苍白水肿。9月16日检查结果:支气管激发试验,极轻度。过敏原:尘螨+++。

(6) 服药依从性:患儿使用糠酸莫米松鼻喷雾剂后出现疼痛,每次用药2~3日自行停药。

(7) 生活方式:患儿幼儿园在读,规律饮食及作息。

3. 药学门诊方案制定　见案例表18-1。

案例表18-1　药物治疗评估

DRPs详述	问题状态	问题类型	问题原因	问题优先级
变应性鼻炎症状控制不佳	实际问题	依从性问题	患儿每次用药2~3日自行停药	高
糠酸莫米松鼻喷雾剂使用出现疼痛	实际问题	安全性问题	鼻用激素喷雾剂用药方式错误	高

续表

DRPs 详述	问题状态	问题类型	问题原因	问题优先级
糠酸莫米松鼻喷雾剂新药启用方式错误	实际问题	有效性问题	患儿家长不了解用药方法，可能导致前几次无效用药	中
沙美特罗替卡松气雾剂可疑药品不良反应（用药期间口腔溃疡反复）	实际问题	安全性问题	患儿用药后未充分清洁口腔	高
家长不了解过敏体质患儿的护理及生活注意	实际问题	有效性问题	对于支气管哮喘合并变应性鼻炎，且尘螨 +++。患儿，需要规避接触过敏原	低

4. 实施干预　见案例表 18-2。

案例表 18-2　实施干预

按用药问题优先级列举药物治疗问题	干预建议	干预结果
优先级：高		
糠酸莫米松鼻喷雾剂使用出现疼痛	药师详细询问患儿用药情况，进行糠酸莫米松鼻喷雾剂正确用药示范及注意事项强调（避免朝向鼻中隔喷药）	患者接受
变应性鼻炎症状控制不佳	药师进行变应性鼻炎疾病及药物治疗方案疗程介绍，在正确的用药方式下，嘱患儿家长不要自行停用相关药物	患者接受
沙美特罗替卡松气雾剂药物可疑不良反应（用药期间口腔溃疡反复）	儿童口腔溃疡与机械创伤、抵抗力降低及口腔不洁而利于细菌繁殖而相关。结合患儿情况，药师考虑与口腔不洁及吸入药物后未充分有效漱口有关。建议均衡饮食（蔬果、维生素），强调用药后充分漱口、口腔清洁的重要性，必要时可考虑配合碳酸氢钠溶液漱口	患者接受
优先级：中		
糠酸莫米松鼻喷雾剂新药启用方式错误	药师进行充分的新瓶启用的用药指导及沟通	患者接受
优先级：低		
家长不了解过敏体质患儿的护理及生活注意事项	药师进行充分的生活注意事项及护理告知，并进行海盐水洗鼻辅助治疗变应性鼻炎介绍	患者接受

5. 用药指导方案

（1）为患者制作用药指导单，见案例表 18-3。

案例表 18-3　患者用药指导单

用药时间表													
治疗疾病	药品名称	早饭			午饭			晚饭			睡前	药品规格	注意事项
		前	中	后	前	中	后	前	中	后			
支气管哮喘	沙美特罗替卡松气雾剂										1 喷	25μg∶125μg	配合储雾罐使用，经口腔吸入，每次用药前需充分振摇吸入器，确保吸入器内药物充分混合，平静呼吸 30 秒 ~1 分钟即可。用药后充分漱口并清洁面部
中度持续性变应性鼻炎	糠酸莫米松鼻喷雾剂	每侧鼻孔各 1 喷										50μg/揿	第 1 次给药前，充分振摇瓶体，手揿喷雾器 10 次作为启动，直至看到均匀的喷雾。早上晨起清理鼻腔分泌物后用药，每个鼻孔各喷 1 揿，喷嘴避免对鼻中隔，可向鼻翼两侧稍倾斜，保持瓶身垂直（不垂直可能导致喷雾不完全或不喷雾），同时鼻孔轻轻吸气。应记录每瓶喷过的次数。连续用药 4 周
	西替利嗪滴剂										14 滴	10ml∶0.1g	晚上睡前口服，打开瓶盖后瓶口垂直滴下，药液自然滴出

（2）生活方式指导：患儿有尘螨过敏。建议常开窗通风，保持室内干燥凉爽，选择易于清洁的木制或金属床头和床架，不要使用沙发床或布艺床。床下不要堆放杂物等，要经常清洁打扫。将羽毛或羽绒枕头更换为容易清洗的人造纤维内芯枕头。使用具有防尘螨功能的羽绒被、枕头和床垫。家中尽量不用地毯，孩子尽量不玩软体毛绒玩具，如果有毛绒玩具要定期清洁等。

日常做好口腔护理，清洁口腔，多吃新鲜水果和蔬菜，保证营养均衡，并可考虑补充维生素 B、C 和锌等多种维生素。减少食用冰冷刺激食物。

（3）定期监测：定期监测患儿生长情况（尤其是在治疗后的前 1~2 年内，应每 3~6 个月测量身高）。建议家长记录哮喘日记（对依从性较好，有条件的情况可考虑监测峰流速值），见案例表 18-4，学会监测孩子病情变化。每 3~6 个月复诊进行肺通气功能检测，评估哮喘控制水平。

案例表 18-4　哮喘日记(______年____月　第____周)

哮喘日记	星期一		星期二		星期三		星期四		星期五		星期六		星期日	
	日	夜	日	夜	日	夜	日	夜	日	夜	日	夜	日	夜
咳嗽情况														
喘息情况														
使用药物情况														
呼气流量峰值(peak expiratory flow,PEF)														
检测时间														
流涕情况														
打喷嚏情况														
其他情况														

6. 随访　3 个月后对患儿进行随访。

(1) 支气管激发实验:极轻度。

(2) 疾病监测情况:近 3 个月无慢性咳嗽及吼喘,未再出现口腔溃疡。鼻痒、揉鼻子等情况好转,近 3 个月偶有鼻出血(鼻腔黏液少量带血)和鼻塞,无流涕。加用复方薄荷脑滴鼻液每次 2 滴,每日 2 次,辅助缓解鼻塞症状。

知识点总结

1. 支气管哮喘患儿管理　哮喘管理的主要目标是哮喘症状的控制,降低哮喘发作的风险,同时尽量减少药品不良反应。

(1) 控制哮喘诱因:部分常见的哮喘触发因素包括感冒或流行性感冒、接触变应原(如尘螨,霉菌,猫、狗等毛皮动物,以及树木、草地和杂草的花粉)、香烟烟雾、运动、气候变化。

(2) 哮喘日记:记录患儿每日用药情况、症状发作情况、有无并发情况等,利于医生及药师了解患儿用药合理性及哮喘控制情况。

2. 沙美特罗替卡松气雾剂药物特点及不良反应预防相关知识点

(1) 沙美特罗替卡松气雾剂中含有吸入型长效 β 受体激动剂(LABA)沙美特罗及吸入性糖皮质激素(ICS)丙酸氟替卡松,适用于接受 ICS、症状未被充分控制、而接受 ICS+LABA 后症状得到充分控制的 4 岁及 4 岁以上患儿。ICS 与 LABA 联合应用具有协同抗炎和平喘作用,可获得相当于(或优于)加倍 ICS 剂量时的疗效,并可增加患儿的依从性、减少较大剂量 ICS 的不良反应,尤其适用于中重度哮喘患儿的长期治疗。

(2) 患儿反复口腔溃疡,考虑与吸入药物相关。丙酸氟替卡松为目前已知的在气道内抗炎强度最强的 ICS,具有较高的脂溶性,对人体肺和支气管内受体具有高度选择性,并有很强的亲和力,口服生物利用度几近于零(<1%)。丙酸氟替卡松气雾剂常见的口腔不良事件为口腔和咽喉念珠菌病、声嘶 / 发音困难。建议家长如再次出现口腔黏膜病变,可考虑拍照留记录,以方便明确是否为单纯口腔溃疡或鹅口疮。患儿使用 ICS 易出现口腔溃疡不愈

及黏膜感染，用药后充分的漱口可进一步降低吸入药物发生相应不良事件的可能性，再次强调孩子每次用药后充分漱口的必要性。

3. 变应性鼻炎用药相关知识点　儿童变应性鼻炎（allergic rhinitis，AR）治疗需要防治结合，防治原则包括环境控制、药物治疗、免疫治疗和健康教育。中重度间歇性和持续性儿童 AR 采取鼻用糖皮质激素、抗组胺药物和 / 或白三烯受体拮抗剂联合用药。

西替利嗪为儿童 AR 的一线治疗药物，能有效控制轻度和部分中重度间歇性儿童 AR。临床常用于儿童患者的治疗。该药起效迅速，持续作用时间较长，能显著改善鼻痒、喷嚏和流涕等鼻部症状，对合并眼部症状也有效，但改善鼻塞的效果有限。一般每日需用药 1 次，疗程不少于 2 周。对于严重的、持续性发病的患儿，可与鼻用糖皮质激素联用。

鼻用糖皮质激素具有显著的抗炎、抗过敏和抗水肿作用，其抗炎作用为非特异性，对各种炎性疾病均有效，可持续控制炎性反应状态，对大多数鼻部症状包括喷嚏、流涕、鼻痒和鼻塞均有显著改善作用。美国 FDA 批准糠酸莫米松鼻喷雾剂用于≥2 岁儿童，为第二代糖皮质激素鼻喷雾剂。中重度间歇性儿童 AR 使用鼻用糖皮质激素的每个疗程原则上不少于 2 周；中重度持续性儿童 AR 联合应用抗组胺药每个疗程 4 周以上。常见鼻出血，通常掌握正确的鼻腔喷药方法可以减少。

临床推荐使用全身生物利用度低的鼻用激素，注意各类药物的年龄限制和推荐剂量，治疗过程中需注意定期监测儿童身高等生长发育指标。对于 AR 伴支气管哮喘的患儿，同时使用鼻用激素和 ICS 时需特别注意不良反应的叠加效应。

参考文献

[1] 中华医学会儿科学分会呼吸学组，《中华儿科杂志》编辑委员会 . 儿童支气管哮喘诊断与防治指南（2016 年版）[J]. 中华儿科杂志，2016，54（3）：167-181.

[2] 上海市医学会儿科学分会呼吸学组，上海儿童医学中心儿科医疗联合体（浦东）. 儿童常用哮喘药品不良反应识别及预防专家共识[J]. 中华实用儿科临床杂志，2021，36（20）：1521-1528.

[3] 中国医师协会儿科医师分会儿童耳鼻咽喉专业委员会 . 儿童过敏性鼻炎诊疗——临床实践指南[J]. 中国实用儿科杂志，2019，34（3）：169-175.

[4] 中华耳鼻咽喉头颈外科杂志编辑委员会鼻科组，中华医学会鼻咽喉头颈外科学分会鼻科学组、小儿科组 . 儿童变应性鼻炎诊断和治疗指南（2022 年，修订版）[J]. 中华耳鼻咽喉头颈外科杂志，2022，57（4）：1-13.

（案例作者：于菲菲　重庆医科大学附属儿童医院）

案例 19　哮喘患儿个体化药物治疗的医药联合门诊服务

学习目标

1. 掌握儿童哮喘治疗原则，药物治疗与非药物治疗相结合。
2. 掌握儿童哮喘药物治疗方案的综合评估方法，从适应证、有效性、安全性、依从性 4

个维度识别 DRPs 及 DRPs 权重排序。

3. 掌握儿童哮喘常用吸入装置的选择及使用方法，能够对患儿开展用药指导。

4. 熟悉糖皮质激素类药物在哮喘治疗中的地位和特点。

5. 了解非药物治疗如规避过敏原、合理运动等在哮喘治疗中的地位，并提出建议。

案例简介

患儿，男，11岁，身高145cm，体重44kg。咳喘反复发作8年，间断雾化，未系统规范治疗，1年前于外院诊断哮喘，因担心长期吸入激素会引起不良反应而间断吸入沙美特罗替卡松吸入粉雾剂（50μg∶100μg）（每次1喷，每日2次）和孟鲁司特钠咀嚼片（每次5mg，每晚1次）口服治疗，症状缓解后自行停药。患儿3日前夜间因喘息憋醒1次，就诊于急诊雾化（特布他林雾化液5mg，吸入用布地奈德混悬液1mg）治疗后明显好转。体格检查：一般状态良好，未闻及明显哮鸣音。近期检查：EOS比率9.1%，总IgE 922.74IU/ml，尘螨1.44IU/ml，铰链霉素5.76IU/ml，猫上皮2.42IU/ml。母亲患有过敏性鼻炎、支气管炎。

工作流程

1. 明确就诊目的

（1）患儿家长希望孩子咳喘不再发作，但同时担心吸入激素的安全性。

（2）患儿家长对于目前吸入制剂的用法没有掌握，希望得到药师的用药指导。

（3）患儿家长对于哮喘急性发作时用药不清楚，希望得到医生、药师的指导。

2. 信息收集，建立档案

（1）基本信息：患儿，男，11岁，身高145cm，体重44kg，医疗保险。

（2）既往病史：1年前诊断哮喘。

（3）用药史

1）沙美特罗替卡松吸入粉雾剂（50μg∶100μg）：每次1喷，每日2次，2020年10月15日—2021年7月21日，间断用药。

2）孟鲁司特钠咀嚼片：每次5mg，每日1次，2020年5月15日—2021年7月21日，间断用药。

（4）不良反应史：吸入沙美特罗替卡松吸入粉雾剂期间偶有声音嘶哑的情况。

（5）相关检查和检验：EOS比率9.1%；总IgE 922.74IU/ml，尘螨1.44IU/ml，铰链霉素5.76IU/ml，猫上皮2.42IU/ml。

（6）服药依从性：间断使用沙美特罗替卡松吸入粉雾剂和孟鲁司特钠咀嚼片，症状缓解自行停药。哮喘急性发作时曾多次多剂量吸入。用药期间偶尔忘记服药。

（7）生活方式：患儿热爱户外球类运动。小区绿化较好。室内干净整洁，通风良好，无潮湿死角，家里无宠物、地毯和毛绒玩具。奶奶家居住1楼，环境潮湿，楼道走廊经常长有霉菌。患儿家长反映去过奶奶家会出现明显的咳嗽增多。

（8）家族史：母亲患有过敏性鼻炎、支气管炎。

3. 药学门诊方案制定　见案例表19-1。

案例表 19-1　药物治疗评估

DRPs 详述	问题状态	问题类型	问题原因	问题优先级
服药依从性差	实际问题	依从性问题	偶尔忘记服药；症状好转自行服药，担心激素不良反应，不愿意用药	高
沙美特罗替卡松吸入粉雾剂用量大	实际问题	安全性问题	急性发作时曾多次使用多剂量吸入，导致沙美特罗剂量过大	高
沙美特罗替卡松吸入粉雾剂作为哮喘急性发作用药	实际问题	有效性问题	该药物在哮喘急性发作期不适用	高
沙美特罗替卡松吸入粉雾剂吸入期间有声音嘶哑情况	实际问题	安全性问题	不能正确使用吸入制剂，吸入后未及时漱口	高
孟鲁司特钠咀嚼片	实际问题	适应证问题	不必要的药物治疗，可以单独使用激素吸入制剂治疗	中
非药物治疗：未重视规避过敏原，生活环境控制	实际问题	有效性问题	有明显的接触霉菌后出现咳嗽的情况，忽视过敏原暴露对哮喘长期控制的重要影响	高
未监测呼气峰流速仪 PEF	实际问题	依从性问题	对哮喘管理认识不足	中

4. 实施干预　见案例表 19-2。

案例表 19-2　实施干预

按用药问题优先级列举药物治疗问题	干预建议	干预结果
优先级：高		
服药依从性差	药师为家长介绍吸入给药的特点，宣教吸入激素对哮喘治疗的重要性，对身高无显著影响	家长接受
沙美特罗替卡松吸入粉雾剂用量	告知家长沙美特罗替卡松吸入粉雾剂不能一次多剂量使用，建议医生更换吸入药物，使用布地奈德福莫特罗粉吸入剂	医生接受
沙美特罗替卡松吸入粉雾剂作为哮喘急性发作用药	告知家长沙美特罗起效慢，不能作为急性发作期用药，建议医生更换吸入药物，使用沙丁胺醇气雾剂	医生接受
沙美特罗替卡松吸入粉雾剂吸入期间有声音嘶哑情况	告知患儿及家长每次吸入药物后，用水反复漱口，漱液吐出，预防局部不良反应发生	患者接受
非药物治疗：未重视规避过敏原，生活环境控制	药师为家长科普环境控制对哮喘防治的重要性，提供规避霉菌方案	家长接受
优先级：中		
孟鲁司特钠咀嚼片	建议医生不必要联合使用孟鲁司特钠咀嚼片	医生接受
担心哮喘发作	建议购买 PEF 仪，指导患儿及家长正确使用 PEF 仪，记录 PEF	家长接受

5. 用药指导方案

（1）与患儿及家长面对面以实物进行演示、讲解吸入装置及 PEF 仪的用法，并提供相应视频。制作用药指导单，见案例表 19-3。

案例表 19-3　患者用药指导单

用药清单		
药品名称	规格	用法用量
布地奈德福莫特罗粉吸入剂	80μg：4.5μg	早晚各 1 喷
沙丁胺醇气雾剂	100μg	哮喘急性发作时，每次单剂喷药，必要时可连用 4~10 揿
PEF 测定		每日早晚分别测 3 次，取最佳值记录
注意事项（常见易错操作步骤）		

布地奈德福莫特罗粉吸入剂

1. 第 1 次使用时进行初始化，听到 2 次“咔哒”声，第 3 次“咔哒”声为首次装药。
2. 确保竖直拿住装置再旋转，否则取药剂量不准确。
3. 不要随意多次来回旋转，虽不会导致药物丢失，但会使剂量显示窗的剩余剂量减少。
4. 不能对装置吸嘴呼气。
5. 装药 1 次，若感觉吸入力度不够，可 2 次或更多次吸入，不需重新装药，但尽量一气呵成。
6. 孩子吸药过程包括呼气、吸气、屏气 3 个步骤：尽量呼气→用力且深长的吸气→屏气 5~10 秒。
7. 吸药后及时漱口，漱口水吐出。
8. 当剂量指示窗充满红色时，摇晃装置发出的响声是干燥剂产生的，切勿空吸。
9. 防止忘记用药，可固定时间，如孩子早晚刷牙前。

呼气峰流速仪 PEF

1. 孩子 PEF 预测值为 339.95L/min，每日测定的 PEF 与预测值比较，不能低于 80%。
2. 待症状平稳 2 周以上，连续监测 2 周，期间最高值为个人最佳值，替代预测值，每日测定的 PEF 与个人最佳值比较，不能低于 80%。

（2）生活方式指导：鼓励家长记录哮喘日记（包括 PEF、天气、环境变化、患儿症状及用药情况等）；让家长了解诱发哮喘发作的各种因素，如上呼吸道感染、剧烈运动、情绪波动、空气污染、刺激性气味、气候变化、香烟暴露、肥胖等；规避生活环境中可能的过敏原。

1）应对螨虫过敏：①房间打扫包括地毯、床垫、窗帘等使用除螨吸尘器［最好带有高效微粒空气过滤器（high efficiency particulate air filter，HEPA filter）的吸尘器］，再用湿拖把或抹布避免扬起灰尘。②降低室内湿度 <50%，开窗通风。③床上用品、绒毛玩具等织物用 >55℃的水清洗，床上用品可用孔径小的防螨功能织品。

2）应对霉菌过敏：①保持室内（特别是浴室、地下室）干燥、通风，相对湿度 <50%。②不在室内栽种较多植物花草。③有发霉物品及时清洁、翻晒、更换。④有大量枯叶的秋冬季时，避免在森林中散步活露营。⑤楼道霉菌可用防水、防霉乳胶漆粉刷，若无法改变，建议佩戴口罩防止菌丝及孢子吸入。

3）应对猫毛过敏：尽量少去养猫的家庭中做客，避免接触。

4）运动：目前不建议运动，哮喘控制良好后可正常运动，每日 20~60 分钟的持续或间歇运动，如步行、跑步、游泳、骑自行车等，步行是首选。

（3）定期监测：监测 PEF 的变化，每日清晨起床未使用吸入药物前测定，连续测定 3 次，取最佳值；进行儿童哮喘控制测试 C-ACT，每 4 周进行 1 次评估。

6. 随访

（1）2 周后患者随访结果如下。

1）依从性：患儿能规律按时使用吸入药物及 PEF 仪。

2）有效性：患儿无喘息，运动后偶有咳嗽，控制良好；记录 PEF 均 >80% 预测值以上。

3）干预问题（吸入装置操作问题）：①患儿自己拿装置装药，未竖直拿持；告知上药时应竖直拿住吸入装置，否则会造成装药剂量减少。②吸气力度稍不足；告知应用力且深长的吸气（2~3 秒内）。③漱口偶不及时；告知每次吸药后应及时漱口，仰头进行深咽喉部漱口并吐出，建议可在孩子早晚刷牙前吸药。

（2）1 个月后患者随访结果

1）安全性：未发生不良反应。

2）有效性：患儿无喘息，运动后偶有咳嗽；记录 PEF 均 >80% 预测值以上；C-CAT 24 分，完全控制。

3）依从性：患儿能规律按时使用吸入药物及 PEF 仪。

知识点总结

1. 哮喘控制治疗应尽早开始，并坚持长期、持续、规范、个体化治疗原则。药物治疗与非药物治疗相结合，不可忽视非药物治疗，如哮喘防治教育、规避过敏原等。

2. 吸入疗法主要于肺部起局部作用，起效迅速、疗效佳、安全性好，对于任何年龄段的儿童哮喘，吸入用糖皮质激素（ICS）是治疗的首选、基石，所有的优选方案应以 ICS 为基础。根据患儿的年龄和配合程度、哮喘病情严重程度等选择合适的吸入装置和指导正确的使用方法。

（1）沙美特罗替卡松和布地奈德福莫特罗粉吸入剂是 ICS 与 LABA 的复合制剂，具有协同抗炎和平喘作用。沙美特罗为慢效 LABA，吸入后约 15~30 分钟起效；福莫特罗为速效 LABA，吸入后 2 分钟起效，布地奈德福莫特罗粉吸入剂可作为 12 岁以上患儿哮喘急性发作时用药，但是该药需用力吸气，在哮喘急性发作时吸药可能有困难，建议使用 SABA 气雾剂 + 储雾罐或雾化液给药。SABA 是任何年龄儿童哮喘急性发作的首选一线药物。

（2）沙美特罗替卡松粉吸入剂任何一种规格每日不能超过 2 次，每次不超过 1 吸，增加剂量不能增加疗效且可能增加不良反应。

3. 哮喘的自我管理　鼓励家长记录哮喘日记（包括 PEF、天气、环境变化、患儿症状及用药情况等）；指导规避生活环境中可能的过敏原，监测过敏状态和过敏原变化也是维持哮喘长期控制最重要的措施之一；PEF 可以在家中测定，能较好地反映气道的通畅性，可以作为评估患儿病情，了解病情波动的客观指标。

参考文献

[1] 中华医学会儿科学分会呼吸学组，《中华儿科杂志》编辑委员会．儿童支气管哮喘诊断与防治指南

(2016年版)[J].中华儿科杂志,2016,54(3):167-181.
[2] 中华儿科杂志编辑委员会,中华医学会儿科学分会呼吸学组,中国医师协会儿科医师分会儿童呼吸专业委员会.儿童支气管哮喘规范化诊治建议(2020年版)[J].中华儿科杂志,2020,58(9):708-717.
[3] 上海市医学会儿科分会呼吸学组,上海儿童医学中心儿科医疗联合体(浦东).儿童哮喘常用吸入装置使用方法及质控专家共识[J].中华实用儿科临床杂志,2020,35(14):1041-1050.
[4] 殷勇,卢燕鸣,乔荆,等.基层儿童支气管哮喘临床诊治策略——上海市浦东新区/奉贤区专家建议(附同行评议)[J].中国全科医学,2020,23(6):633-643.
[5] 中华医学会变态反应分会呼吸过敏学组(筹),中华医学会呼吸病学分会哮喘学组.中国过敏性哮喘诊治指南(第一版,2019年)[J].中华内科杂志,2019,58(9):636-655.
[6] 国家呼吸系统疾病临床医学研究中心,中华医学会儿科学分会呼吸学组哮喘协作组,中国医药教育协会儿科专业委员会,等.中国儿童哮喘行动计划"百问百答"[J].中华实用儿科临床杂志,2021,36(7):491-513.

[案例作者:张成颖　大连市妇女儿童医疗中心(集团)]

第四节　神经系统

案例20　睡眠障碍的医药联合门诊服务

学习目标

1. 掌握睡眠障碍(失眠)患者药物选择及药物联合应用特点。
2. 掌握老年失眠患者药物治疗方案的综合评估方法,包括药物品种选择、用药剂量、重复用药、药品不良反应等。
3. 掌握药物治疗干预问题优先级别。

案例简介

患者,男,84岁,身高178cm,体重75kg,BMI 23.7kg/m²。既往高血压20年,口服氨氯地平片,每次5mg,每日1次,血压控制在(130~140)/(60~70)mmHg左右,心率70次/min左右。期前收缩10年,口服参松养心胶囊,每次2粒,每日3次。失眠5年余,服用氯硝西泮片,每次4mg,每晚1次。既往腔隙性脑梗死,服用脑心通胶囊,每次2粒,每日3次。平日生活自理,无其他不适症状。

工作流程

1. 明确就诊目的

(1) 患者自述睡眠不佳已超过5年,并从社区医疗机构开具氯硝西泮,服用初期,睡眠改善可,近2年药物疗效变差,服用氯硝西泮剂量从最初的1mg增加到现在的4mg,睡眠维持时间仅有 3~4 小时，且晨起后精神不佳，白天时有头晕、昏昏欲睡，希望药师协助评估，提供有效的药物治疗建议。

（2）患者对于目前服用氯硝西泮的效果不满意，希望得到药师的建议和用药指导，尽快改善睡眠。

2. 信息收集

（1）基本信息：患者，男，84 岁，身高 178cm，体重 75kg，医疗保险。

（2）既往病史：高血压，期前收缩，失眠，腔隙性脑梗死。无跌倒发生史。

（3）用药史

1）脑心通胶囊：每次 2 粒，每日 3 次，服药 10 余年。

2）参松养心胶囊：每次 2 粒，每日 3 次，服药 10 年。

3）氯硝西泮片：每次 4mg，每晚 1 次，服药 5 年余。

4）氨氯地平片：每次 5mg，每日 1 次，服药 20 年。

（4）不良反应史：服用氯硝西泮后白天头晕、乏力。

（5）睡眠相关量表评估：匹兹堡睡眠质量指数（PSQI）评分 16 分；9 项患者健康问卷（PHQ-9）评分 9 分；7 项广泛性焦虑量表（GAD 7）评分 3 分。

（6）服药依从性：记忆力较好，能做到坚持按时按量服药，偶有 1 次会忘记服药，有女儿上门或电话监督。

（7）生活方式：患者独居，活动量较小（基本不出门），白天由于乏力、头晕，容易坐着就睡着；女儿每日去探望；睡眠不佳，入睡困难，睡眠维持障碍；进餐较规律，胃口一般；无烟酒不良嗜好。

3. 药学门诊方案制定　见案例表 20-1。

案例表 20-1　药物治疗评估

DRPs 详述	问题状态	问题类型	问题原因	问题优先级
使用氯硝西泮治疗失眠	实际问题	安全性问题	药物蓄积导致不良反应：头晕、走路不稳、跌倒	高
氯硝西泮治疗失眠效果不佳	实际问题	有效性问题	患者使用氯硝西泮片睡眠并未改善，每日只睡 3 小时	高
服药依从性中等	实际问题	依从性问题	患者偶尔忘记服药	中

（1）药物重整

1）患者服用的脑心通胶囊和参松养心胶囊用法用量适宜，为心内科和神经内科随访后用药。

2）根据患者失眠的诊断，给予氯硝西泮属于超适应证用药，且按照美国 Beers 标准，氯硝西泮属于老年人潜在不适当用药。

（2）治疗方案评估：患者高血压和期前收缩用药后控制较好，失眠初期服用氯硝西泮疗效较好，到近期服用 4mg 氯硝西泮，仍仅能维持 3 小时睡眠，并且由于药物的蓄积，影响日间功能，属于疗效不佳，且有安全隐患，可能引起老年人跌倒等风险。

（3）药物治疗问题分类：药物选择不适宜：我国氯硝西泮药品说明书表本药物适应证主要用于控制各型癫痫，尤适用于失神发作、婴儿痉挛症、肌阵挛性、运动不能性发作及伦诺克斯 - 加斯托综合征。美国 FDA 批准的氯硝西泮的适应证包括癫痫和惊恐障碍。氯硝西泮是一种经典的长效苯二氮䓬类药物，具有很高的脂溶性，容易通过人体血液和大脑的屏障，迅速分布于脑组织中，激动 γ- 氨基丁酸受体，促进神经细胞的氯离子内流，降低神经细胞的兴奋性，产生抗惊厥、抗焦虑、镇静催眠和使肌肉松弛的作用。同时本例患者长期服用氯硝西泮时，产生了药物的耐受性，并出现了氯硝西泮常见的不良反应，如嗜睡、头晕、乏力。老年人体内脂肪比例远大于年轻人，导致服用脂溶性高的氯硝西泮后，代谢变慢，更容易发生蓄积中毒，发生意外。

4. 实施干预　见案例表 20-2。

案例表 20-2　实施干预

按用药问题优先级列举药物治疗问题	干预建议	干预结果
优先级：高		
使用氯硝西泮治疗失眠	药师建议患者停用氯硝西泮，建议医生更换为其他安全性更高的安眠药治疗	患者接受，医生采纳并更换为佐匹克隆片 7.5mg+ 曲唑酮片 50mg
优先级：中		
服药依从性中等	建议患者设定服药闹钟，用笔记本做好服药记录	患者接受，女儿立即帮忙设定用药提醒闹钟，并为老人准备了分装药盒
优先级：低		
高血压未能规律监测血压	药师建议患者购买血压计，定时监测血压，尤其是在发生头晕等情况时	患者接受，患者女儿诉家中已备血压计

5. 用药指导方案

（1）为患者制作用药指导单　见案例表 20-3。

案例表 20-3　患者用药指导单

<table>
<tr><th colspan="14">用药时间表</th></tr>
<tr><th rowspan="2">治疗疾病</th><th rowspan="2">药品名称</th><th colspan="3">早饭</th><th colspan="3">午饭</th><th colspan="3">晚饭</th><th rowspan="2">睡前</th><th rowspan="2">药品规格</th><th rowspan="2">注意事项</th></tr>
<tr><th>前</th><th>中</th><th>后</th><th>前</th><th>中</th><th>后</th><th>前</th><th>中</th><th>后</th></tr>
<tr><td>腔隙性脑梗死</td><td>脑心通胶囊</td><td></td><td></td><td>2 粒</td><td></td><td></td><td>2 粒</td><td></td><td></td><td>2 粒</td><td></td><td>0.3g</td><td>建议饭后服用，如与抗栓药物联用需要观察有无牙龈出血、大小便隐血的情况</td></tr>
<tr><td>高血压</td><td>氨氯地平片</td><td>1 片</td><td></td><td></td><td></td><td></td><td></td><td></td><td></td><td></td><td></td><td>5mg</td><td>注意监测血压，尤其遇到春夏和秋冬换季，应及时根据血压情况至医生处调整降压药</td></tr>
</table>

续表

用药时间表												
治疗疾病	药品名称	早饭			午饭			晚饭			睡前	药品规格	注意事项
		前	中	后	前	中	后	前	中	后			
期前收缩	参松养心胶囊			2粒			2粒			2粒		0.4g	可能会有胃胀气、恶心、腹泻等胃肠道不适
失眠	佐匹克隆片										1片	7.5mg	每晚服用1次，由于本药口感较苦，一般不建议掰开或嚼碎。服药期间建议不要驾车
	曲唑酮片										1片	50mg	睡前1~2小时服用，服药后如有头晕，可及时测量血压并记录

（2）生活方式指导：为患者讲解如何正确认识睡眠，建议如下。①感到休息好即可，不过度苛求睡眠时长。②保持规律的睡眠，尤其是早晨规律的觉醒时间。③尽可能不强制睡眠，无睡意时可起来适当走动。④规律适量锻炼，散步、打太极等，保持20分钟以上。⑤避免日间小睡或长时间午睡，午睡建议不超过30分钟。⑥午餐后避免饮用含咖啡因的饮料和浓茶。⑦避免在接近睡眠时间吸烟和饮酒。⑧使用遮光性好的窗帘、隔音效果好的双层或多层玻璃。⑨调整室内光线昏黄偏暗，睡前关闭电视机及收音机，减少声和光的刺激。⑩避免在睡前长时间使用发光屏（笔记本电脑、智能手机和电子书）。

（3）定期监测血压：每周至少监测1次并记录，头晕时可随时测量血压记录。

（4）睡眠日志：可在家人帮助下尝试记录上床时间、入睡时间、晚间觉醒次数、起床时间、总睡眠时长。

6. 随访

（1）2周后患者随访结果：①患者诉更换治疗药物后睡眠有改善，睡眠维持时间由原来的3小时增加到4.5小时，白天仍偶有头晕，药师建议服用曲唑酮片，每次50mg，每晚1次（睡前1~2小时服用较好），佐匹克隆片可采取3.75mg/7.5mg隔天服用，医生同意上述方案。②疾病监测情况显示患者能规律监测血压，记录睡眠情况。③调整药物后，较少发生头晕的不良反应，乏力明显好转。

（2）6周后患者随访结果：诉服用佐匹克隆片3.75mg效果不佳，睡眠时长未增加，入睡时有点担心。医生开具处方，将佐匹克隆片更换为阿普唑仑片0.4mg+曲唑酮片75mg。

（3）2月后患者随访结果：诉服用曲唑酮片75mg后发生头晕，测量血压为80/60mmHg，建议曲唑酮片50mg/75mg隔天服用，阿普唑仑片0.4mg，医生采纳用药建议。

知识点总结

1. 睡眠障碍中失眠用药相关知识点

（1）对于失眠患者，改善睡眠的基本策略包括非药物治疗和药物治疗。非药物治疗首推睡眠卫生教育和认知行为疗法，患者对睡眠的正确认知和良好的卫生习惯是获得良好睡眠的基石。

（2）当我们发生失眠时，首先要排除继发性失眠，比如夜间咳嗽、环境过冷或过热、近期手术、使用可引起精神兴奋的药物（如左氧氟沙星）等。排除了这些原因后，可以考虑选择镇静催眠药治疗。

（3）药物治疗的关键在于把握获益与风险的平衡，临床所用的具有催眠作用的药物种类较多，目前诊疗指南首推用于治疗失眠的为非苯二氮䓬类，如唑吡坦和佐匹克隆，属于快速起效的催眠药物，能够诱导睡眠始发，治疗入睡困难和睡眠维持障碍。它们对 γ 氨基丁酸受体 A 上的 α_1 亚基选择性激动，主要发挥催眠作用，不良反应较苯二氮䓬类药物轻。根据《精神障碍诊断与统计手册（第 5 版）》（DSM-Ⅴ）和《中国成人失眠诊断与治疗指南（2023 版）》专家意见，均推荐非苯二氮䓬类药物唑吡坦可作为原发性失眠的首选药物。

（4）氯硝西泮适应证不包括失眠，其通过降低大脑支配的肌肉活动、使全身肌肉松弛，从而容易发生无力、跌倒和骨折。曾经有案例报道过，长期服用氯硝西泮患者，骑电动车时头晕跌倒，腰椎骨折住院。苯二氮䓬类药物使老年人髋关节骨折的发生率提高了 50%。

（5）曲唑酮用于治疗失眠的分析：曲唑酮是一种三唑吡啶类衍生物，属 5- 羟色胺（5-HT）受体拮抗剂 / 再摄取抑制剂（serotonin receptor antagonist/reuptake inhibitors，SARIs）。小剂量的曲唑酮（25~150mg/d）主要拮抗 5-HT_{2A} 受体、中枢 α_1 受体和 H_1 受体。拮抗 5-HT_{2A} 受体，可在一定程度提高 GABA 能效应，促进增加慢波睡眠；拮抗 α_1 和 H_1 受体分别降低去甲肾上腺素和组胺的促觉醒作用，共同发挥镇静催眠的作用，可改善入睡困难，增强睡眠连续性，减少觉醒次数，可用来治疗失眠和镇静催眠药停药后的失眠反弹。并且由于曲唑酮的半衰期较短（5~9 小时），不会造成白天的困倦和宿醉效应。但由于曲唑酮对 α_1 受体的拮抗作用，会引起体位性低血压，本身血压偏低、体格偏瘦人群以及老年人需要减少用药剂量。

2. 服用镇静催眠药的注意事项　①在服用安眠药期间切勿饮酒。②暂停高空作业、精细操作、驾车等。③服用后在药效作用时间内尽量休息，杜绝剧烈活动，老年人服药后需立刻上床准备睡觉，以免出现跌倒、骨折，保障安全用药。

参考文献

［1］中华医学会神经病学分会，中华医学会神经病学分会睡眠障碍学组．中国成人失眠诊断与治疗指南（2017 版）［J］．中华神经科杂志，2018，51（5）：324-335.

［2］张斌．中国失眠障碍诊断和治疗指南［M］．北京：人民卫生出版社，2016.

［3］海峡两岸医药卫生交流协会睡眠医学专业委员会．曲唑酮临床应用中国专家共识［J］．中华医学杂志，2022，102（7）：468-478.

［4］陆林．中国失眠障碍综合防治指南［M］．北京：人民卫生出版社，2019.

［5］THE 2019 AMERICAN GERIATRICS SOCIETY BEERS CRITERIA® UPDATE EXPERT PANEL.American geriatrics society 2019 updated AGS Beers Criteria® for potentially inappropriate medication use in older adults［J］.J Am Geriatr Soc，2019，67（4）：674-694.

（案例作者：钱凤丹　上海市中医医院
郭春妮　上海市第一人民医院）

案例 21　抑郁症合并糖尿病的医药联合门诊服务

学习目标

1. 掌握基层糖尿病患者药物个体化治疗方案的综合评估和管理方法，包括药物品种选择、用药剂量、重复用药、药品不良反应、沟通技巧等。

2. 掌握基层糖尿病合并抑郁症患者治疗药物的主要监护点。

3. 了解基层药师在家庭医生团队中可以开展的具体工作内容。

案例简介

患者，女，55 岁，身高 163cm，体重 70kg，BMI 26.3kg/m^2。5 年前体检发现血糖偏高，空腹血糖 6.8mmol/L，餐后 2 小时血糖 10.0mmol/L，无明显“三多一少”症状，未予重视。2 年前出现多食、多饮、多尿，体重无明显变化，上级医院行 OGTT 实验，空腹血糖 7mmol/L，餐后 2 小时血糖 11.3mmol/L，确诊为 2 型糖尿病。当时给予阿卡波糖片（每次 50mg，每日 3 次）治疗。1 年来逐渐调整方案，停用阿卡波糖片，改为二甲双胍片（每次 0.5g，每日 3 次）、利格列汀片（每次 5mg，每日 1 次）和达格列净片（每次 10mg，每日 1 次）治疗，但血糖控制不理想，自测空腹血糖 6~7mmol/L，餐后 2 小时血糖在 9~10mmol/L 之间波动，患者进食不规律也不节制，运动量小。2 年前无明显诱因出现情绪低落伴睡眠障碍，去医院就诊治疗，考虑与糖尿病相关，确诊为轻度抑郁。曾予文拉法辛缓释片（每次 150mg，每日 1 次）进行治疗，效果较差，后改用米氮平片（每次 30mg，每晚 1 次），情况有所好转，但仍诉间断入睡困难。既往混合型高脂血症 10 年，间断服用瑞舒伐他汀钙片，每次 10mg，每晚 1 次，期间未规律监测血脂。否认冠心病、高血压、脑卒中、慢性肝病、肾病及胰腺疾病史。初诊时相关检查：血压 136/86mmHg，空腹血糖 6.9mmol/L，餐后 2 小时血糖 9.6mmol/L，HbA_{1c} 7.8%，TC 5.98mmol/L，TG 4.16mmol/L，LDL-C 3.7mmol/L，HDL-C 1.3mmol/L。C 肽及胰岛素水平测定正常，心电图无明显异常。抑郁自评量表（PHQ-9）评分 11 分，中度抑郁。8 项 Morisky 服药依从性量表 1.25 分，依从性差。

工作流程

1. 明确就诊目的

（1）患者自述口服多种糖尿病药物血糖仍控制不佳，对口服降糖药物不信任，希望通过医药联合更换药物，快速使血糖达标。

（2）患者希望药师帮助提高服药依从性。

2. 信息收集

（1）基本信息：患者，女，55 岁，身高 163cm，体重 70kg，腰围 86cm，医保。

（2）既往病史：糖尿病，混合型高脂血症，抑郁症，无跌倒发生史。

（3）用药史

1）阿卡波糖片：每次 50mg，每日 3 次，2018 年 5 月 27 日—2019 年 5 月 11 日。

2）二甲双胍片：每次 0.5g，每日 3 次，2019 年 5 月至今。

3）利格列汀片：每次 5mg，每日 1 次，2019 年 5 月至今。

4）达格列净片：每次 10mg，每日 1 次，2019 年 5 月至今。

5）瑞舒伐他汀钙片：每次 10mg，每晚 1 次，2010 年至今，间断服用。

6）文拉法辛片：每次 150mg，每日 1 次，2018 年 6 月 10 日—2020 年 6 月 1 日。

7）米氮平片：每次 30mg，每晚 1 次，2020 年 6 月至今。

（4）不良反应史：使用米氮平片后，有食欲增加。

（5）相关检查和检验：血压 136/86mmHg，心率 62 次 /min，Cr 63μmol/L，TC 5.98mmol/L，LDL-C 3.7mmol/L，HDL-C 1.3mmol/L，TG 4.16mmol/L，空腹血糖 6.9mmol/L，餐后 2 小时血糖 9.6mmol/L，HbA_{1c} 7.8%。

（6）服药依从性：自述受心情影响较大，经常血糖控制有所好转自行停药。

（7）生活方式：患者临近退休，工作压力较轻，体力劳动少，由于睡眠质量下降，几乎无运动；进食不规律，常出现饮食不节制和不想进食现象交替发生，无烟酒不良嗜好。

（8）家族史：母亲有脑卒中、糖尿病病史。

3. 医药联合门诊方案制定　见案例表 21-1。

案例表 21-1　药物治疗评估

DRPs 详述	问题状态	问题类型	问题原因	问题优先级
血糖波动大，患者自身对血糖目标值要求较高，目标预期控制为空腹血糖：4.4~6.5mmo/L，餐后 2 小时血糖：<8.5mmol/L	实际问题	有效性问题	需要使用其他类型药物而未启用 受心情影响，经常不愿服药，导致血糖控制波动较大，进而更加影响患者心情，恶性循环	高
服药依从性差	实际问题	依从性问题	患者不愿意服药	高
高脂血症未规律监测	实际问题	依从性问题	医生未开具监测项目而监测频率不足	中
患者使用米氮平，有食欲增加的不良反应	实际问题	安全性问题	米氮平常见不良反应	低

4. 实施干预　见案例表 21-2。

案例表 21-2　实施干预

按用药问题优先级列举药物治疗问题	干预建议	干预结果
优先级：高		
空腹血糖目标值：4.4~7.0mmol/L，餐后 2 小时血糖目标值 <10mmol/L，未达标	患者不愿意服用口服降糖药物，又希望快速血糖值达标，建议医生尝试使用 GLP-1RA 类药物	医生接受调整方案，暂时停用口服降糖药物，改用利拉鲁肽注射剂，后期患者血糖控制再行启动口服药物

续表

按用药问题优先级列举药物治疗问题	干预建议	干预结果
服药依从性差	针对糖尿病疾病以及药物进行个体化指导，将患者加入团队群，定期进行知识科普，定期随访，旨在提升患者对于糖尿病疾病本身和对药物的理解，给予重视。针对患者本次新增药物制定个体化用药指导单，发送官方指导视频	患者接受
优先级：中		
高脂血症未规律服药	药师为患者提供药盒，告知患者规律服药的好处，设立目标值为 LDL-C 2.6mmol/L 以下	患者接受
优先级：低		
高脂血症未规律监测血脂	药师为患者提供疾病监测计划	患者接受
患者使用米氮平，有食欲增加的不良反应	持续关注患者情绪，定期评估患者抑郁症状态，必要时请专科医生进行干预。药物方面建议在血糖控制后，根据病情平稳程度，调整药物剂量	医生考虑当前患者情绪不稳，暂不调整剂量，接受观察治疗

5. 用药指导方案

(1) 为患者制作用药指导单，见案例表 21-3。

案例表 21-3 患者用药指导单

用药时间表													
治疗疾病	药品名称	早饭			午饭			晚饭			睡前	药品规格	注意事项
		前	中	后	前	中	后	前	中	后			
糖尿病	利拉鲁肽注射液	0.6mg										3ml：18mg	不受进餐影响，尽量每日同一时间注射
高脂血症	瑞舒伐他汀钙片										1片	10mg	睡前服用
抑郁症	米氮平片										2片	15mg	睡前服用

(2) 生活方式指导：患者为轻体力劳动者，没有运动禁忌，制定健康指导单：建议患者每日食用主食 250~300g/d（5~6 两），新鲜蔬菜 500g（1 斤）以上、牛奶 250ml、鸡蛋 1 个、瘦肉 100g（2 两）、豆制品 50~100g（1~2 两）、烹调油 2~3 汤匙（1 汤匙≈10g）、盐 6g。建议患者每周

至少进行中等强度的运动。通过与患者充分沟通，了解到患者曾经有摄影、跳舞的爱好，建议患者每周 2~3 次外出取景同时活动身体，或参加社区的广场舞活动，累计时间不低于 150 分钟，并科普运动前后的准备，如鞋袜柔软舒适透气的鞋袜，运动前后进行血糖监测，运动心率控制在 83~116 次 /min 之间，体感稍费力，心跳和呼吸有点加快但不急促。告知发生低血糖时的症状，如心悸、焦虑、出汗、头晕、手抖、饥饿等，运动前应正常进食，带好备用食物或葡萄糖粉，携带自救卡，一旦出现症状立刻进行自救。如果有条件，最好每周能进行 2~3 次抗阻运动，运动期间注意强度，出现不适症状立即停止运动并及时就医。

（3）定期监测：每周至少监测 1~2 次并记录血压。调整用药前期间每周至少监测 3~4 次空腹和餐后 2 小时血糖，血糖平稳后，每周至少检测 1 次空腹和餐后 2 小时血糖。清淡饮食，坚持服用调节血脂药物后 3 个月复查血脂，血脂达标后可半年查 1 次。

6. 随访

（1）2 个月后患者随访结果：①患者服用利拉鲁肽从每日 0.6mg 逐步增加至每日 1.8mg，血糖有所控制（空腹血糖 5.9~6.9mmol/L，餐后血糖 7.8~8.3mol/L），抑郁症状态有所好转（PHQ-9 评分：5 分），睡眠质量改善，药师再次建议启用二甲双胍，医生同意上述方案。调整为盐酸二甲双胍片，每日 3 次，每次 0.5g；利拉鲁肽注射液，每日 1 次，每次 1.2mg。②疾病监测情况：患者能规律监测血压及血糖。③调整药物后，发生一过性恶心、腹泻等不良反应，2 周左右已耐受。

（2）3 个月后患者随访结果：血糖控制有效（空腹血糖 5.6~6.3mmol/L，餐后血糖 7.3~7.9mmol/L），HbA_{1c} 6.1%；血脂达标（TC 4.32mmol/L，TG 1.63mmol/L，LDL-C 1.79mmol/L）；BMI 达标（23.15kg/m^2），血压达标（120/70mmHg），抑郁症症状稳定，生活质量提升。患者提出停用米氮平意愿，药师建议减量为 15mg qn，经过精神科医生评估，考虑血糖控制稳定，抑郁症症状好转，同意上述方案（更新用药指导单见案例表 21-4）。

案例表 21-4　随访后用药指导单

<table>
<tr><th colspan="14">用药时间表</th></tr>
<tr><th rowspan="2">治疗疾病</th><th rowspan="2">药品名称</th><th colspan="3">早饭</th><th colspan="3">午饭</th><th colspan="3">晚饭</th><th rowspan="2">睡前</th><th rowspan="2">药品规格</th><th rowspan="2">注意事项</th></tr>
<tr><th>前</th><th>中</th><th>后</th><th>前</th><th>中</th><th>后</th><th>前</th><th>中</th><th>后</th></tr>
<tr><td rowspan="2">糖尿病</td><td>利拉鲁肽注射液</td><td>1.2mg</td><td></td><td></td><td></td><td></td><td></td><td></td><td></td><td></td><td></td><td>3ml：18mg</td><td>不受进餐影响，尽量每日同一时间注射</td></tr>
<tr><td>二甲双胍片</td><td></td><td>1片</td><td></td><td></td><td>1片</td><td></td><td></td><td>1片</td><td></td><td></td><td>0.5g</td><td>随餐服用</td></tr>
<tr><td>高脂血症</td><td>瑞舒伐他汀钙片</td><td></td><td></td><td></td><td></td><td></td><td></td><td></td><td></td><td></td><td>1片</td><td>10mg</td><td>睡前服</td></tr>
<tr><td>抑郁症</td><td>米氮平片</td><td></td><td></td><td></td><td></td><td></td><td></td><td></td><td></td><td></td><td>1片</td><td>15mg</td><td>睡前服</td></tr>
</table>

知识点总结

1. 糖尿病用药相关知识点

（1）二甲双胍是目前最常用的降糖药，具有良好的降糖作用、多种降糖作用之外的潜在益处、优越的费效比、良好的药物可及性、临床用药经验丰富等优点，且不增加低血糖风险。多种研究显示二甲双胍具有心血管益处，推荐生活方式管理和二甲双胍作为T2DM患者高血糖的一线治疗。若无禁忌证，二甲双胍应一直保留在糖尿病的治疗方案中。

（2）GLP-1受体激动剂人胰岛素类似物，多项临床研究表明GLP-1RA可有效降低空腹血糖和餐后2小时血糖，能部分恢复胰岛β细胞功能，降低体重，减少胃排空，抑制食欲，它可以作用于人体多个器官，改善血脂谱及降低血压，且单独使用时低血糖风险较低。本例患者对于口服药物不信任，但对血糖控制的需求迫切，服用米氮平后出现食欲增加的不良反应，且合并高脂血症，使用高效能的GLP-1RA类药物符合患者意愿。

2. 抑郁症用药相关知识点

（1）GLP-1RA临床使用时偶有患者因食欲降低而导致负面情绪的产生，抑郁症虽不是该类药物的使用禁忌，但本例患者已确诊抑郁症，在使用过程中应格外关注患者情绪。

（2）米氮平片说明书中标明：上市后最常见的不良反应（超过5%）包括体重增加、食欲增加，本例患者阶段性出现的饮食不节制可能与服用此药有关。

（3）抗抑郁类药物对人体代谢的影响：抗精神病药物（尤其是第二代药物）可增加肥胖、T2DM和血脂异常的风险。研究表明，几乎所有的精神药物（阿立哌唑和氨磺必利例外）都有增加T2DM的风险，本例患者因糖尿病控制不佳引起情绪变化进而确诊抑郁症，在使用了精神疾病药物后体重增加，进食不规律，且低落情绪影响了患者对于疾病的治疗和对药物的信心，恶性循环，双向影响。临床上代谢疾病合并精神疾病的患者屡见不鲜，医生和药师要格外关注此类患者的情绪变化以及药物对原有疾病产生的影响。个体化定制方案，多学科合作保障患者健康。

参考文献

[1] 中华医学会糖尿病学分会，国家基层糖尿病防治管理办公室．国家基层糖尿病防治管理手册（2019）[J]．中国内科杂志，2019，58（10）：713-735.

[2] 苏青．浅谈成人2型糖尿病患者糖化血红蛋白控制目标及达标策略[J]．中华糖尿病杂志，2020，12（1）：13-16.

[3] 中华医学会糖尿病学分会，中华医学会内分泌学分会．中国成人2型糖尿病患者糖化血红蛋白控制目标及达标策略专家共识[J]．中华糖尿病杂志，2020，12（1）：1-12.

[4] 中华医学会糖尿病学分会，中国2型糖尿病防治指南（2020年版）[J]．中华糖尿病杂志，2021，13（4）：315-409.

[5] HOLT R I，MITCHELL A J.Diabetes mellitus and severe mental illness：mechanisms and clinical implications [J].Nat Rev Endocrinol，2015，11（2）：79-89.

[6] VANCAMPFORT D，CORRELL C U，GALLING B，et al.Diabetes mellitus in people with schizophrenia，bipolar disorder and major depressive disorder：a systematic review and large scale meta-analysis[J].World

Psychiatry,2016,15(2):166-174.

（案例作者：石君　北京市西城区什刹海社区卫生服务中心）

案例22　药源性帕金森综合征的医药联合门诊服务

学习目标

1. 掌握可能引起药源性帕金森综合征的药物及治疗原则。

2. 掌握老年患者药物治疗方案的综合评估方法，包括药物品种选择、用药剂量、重复用药、药品不良反应等。

3. 掌握药物治疗干预问题优先级别。

案例简介

患者，男，67岁，身高172cm，体重70kg，BMI 23.7kg/m^2。既往高血压7年，口服缬沙坦氨氯地平片（80mg/5mg），每次1片，每日1次，血压控制在（120~140）/（70~80）mmHg左右，心率74次/min左右。高脂血症7年，口服瑞舒伐他汀钙片（每次10mg，每晚1次）和血脂康胶囊（每次0.6g，每日2次）。冠心病3年，口服阿司匹林肠溶片（每次100mg，每日1次）和曲美他嗪缓释片（每次35mg，每日2次）。脑梗死病史3年，口服脑心通胶囊（每次1.2g，每日3次）和盐酸氟桂利嗪胶囊（每次5mg，每晚1次）。半年前出现手抖、下颌抖，左侧明显，诊断帕金森综合征，给予吡贝地尔缓释片（每次50mg，每日2次）和多巴丝肼片（每次0.125mg，每日3次），未见明显改善。近期实验室检查：LDL-C 1.48mmol/L，肝肾功能、甲状腺功能、电解质正常。

工作流程

1. 明确就诊目的

（1）患者自述用药数目多，并从多个科室开具药物，希望药师协助评估目前用药是否适宜。

（2）患者对于目前用药的信息不清楚，希望得到药师的用药指导。

2. 信息收集

（1）基本信息：患者，男，67岁，身高172cm，体重70kg，医疗保险。

（2）既往病史：高血压，高脂血症，冠心病，脑梗死，帕金森综合征，无跌倒发生史。

（3）用药史

1）缬沙坦氨氯地平片（80mg/5mg）：每次1片，每日1次，2017年7月5日至今。

2）瑞舒伐他汀钙片：每次10mg，每晚1次，2017年7月5日至今。

3）血脂康胶囊：每次0.6g，每日2次，2017年8月9日至今。

4）阿司匹林肠溶片：每次100mg，每日1次，2017年7月5日至今。

5）曲美他嗪缓释片：每次35mg，每日2次，2017年7月5日至今。

6）脑心通胶囊：每次1.2g，每日3次，2017年8月9日至今。

7）盐酸氟桂利嗪胶囊：每次5mg，每晚1次，2017年8月9日至今。

8）吡贝地尔缓释片：每次50mg，每日2次，2023年11月7日至今。

9）多巴丝肼片：每次0.125g，每日3次，2023年11月7日至今。

（4）不良反应史：既往未发生过药品不良反应。

（5）相关检查和检验：血压128/68mmHg，心率74次/min，LDL-C 1.48mmol/L。

（6）服药依从性：坚持按时服药。

（7）生活方式：患者居住家中，活动量小（每周2~3次，每次20分钟，以慢走为主）；睡眠尚可；规律进餐，进食量中等（以碳水化合物为主，肉适量、蔬菜较少，喜欢吃咸菜、烟熏鱼和肉）；无烟酒不良嗜好。

3. 药学门诊方案制定　见案例表22-1。

案例表22-1　药物治疗评估

DRPs详述	问题状态	问题类型	问题原因	问题优先级
曲美他嗪不良反应的风险	实际问题	安全性问题	曲美他嗪可引起或加重帕金森症状	高
氟桂利嗪不良反应的风险	实际问题	适应证问题	氟桂利嗪没有适应证存在，且引起帕金森症状	高
联合使用瑞舒伐他汀钙与血脂康	实际问题	安全性问题	重复使用同一药理作用的药物	高
高血压合并冠心病，未使用β受体拮抗剂	实际问题	适应证问题	使用β受体拮抗剂使心率降到60次/min以下	中
脑心通胶囊长期使用	实际问题	安全性问题	含有水蛭、全蝎、地龙等虫类药，不宜大量长期服用	中
多巴丝肼片的使用	实际问题	适应证问题	被用于治疗另一种药物的不良反应	低
吡贝地尔缓释片的使用	实际问题	适应证问题	被用于治疗另一种药物的不良反应	低

【不良反应评价】

根据国家药品不良反应评价标准5条进行评价。

（1）曲美他嗪缓释片引起的手抖、下颌抖

1）用药与不良反应/事件的出现有无合理的时间关系：有报告称使用曲美他嗪出现帕金森综合征相关症状的时间，最短1个月，最长7年，大多数病例报告是在9~15个月，出现帕金森综合征相关症状，患者服用曲美他嗪缓释片3年，出现手抖、下颌抖。

2）反应是否符合该药已知的不良反应类型：说明书提到曲美他嗪可引起或加重帕金森综合征症状（震颤、运动不能、张力亢进）。

3）停药或减量后，反应是否消失或减轻：患者停药后，手抖、下颌抖症状减轻。

4）再次使用可疑药品是否再次出现同样反应。没有出现同样反应，则再次使用该药。

5）反应是否可以用并用药的作用、患者病情的进展、其他治疗的影响来解释。

患者同时使用盐酸氟桂利嗪胶囊，氟桂利嗪说明书提示可能会引发椎体外系症状和帕金森病。研究报告近1/3的患者长期使用氟桂利嗪患者出现帕金森综合征相关症状，患者服用氟桂利嗪半年后出现手抖、下颌抖。

关联性评价：可能。

（2）盐酸氟桂利嗪胶囊引起的手抖、下颌抖

1）用药与不良反应/事件的出现有无合理的时间关系：研究报告近1/3的患者长期使用氟桂利嗪患者出现帕金森综合征相关症状，患者服用氟桂利嗪半年后出现手抖、下颌抖。

2）反应是否符合该药已知的不良反应类型：说明书提到氟桂利嗪可引起锥体外系症状，并表现出帕金森综合征，尤其是在老年患者中。

3）停药或减量后，反应是否消失或减轻：患者停药后，手抖、下颌抖症状减轻。

4）再次使用可疑药品是否再次出现同样反应。没有出现同样反应，则再次使用该药。

5）反应是否可以用并用药的作用、患者病情的进展、其他治疗的影响来解释。

患者同时使用曲美他嗪缓释片，曲美他嗪说明书提示可能可引起或加重帕金森综合征症状（震颤、运动不能、张力亢进）。

关联性评价：可能。

4. 实施干预 见案例表22-2。

案例表22-2 实施干预

按用药问题优先级列举药物治疗问题	干预建议	干预结果
优先级：高		
联合使用瑞舒伐他汀钙与血脂康	建议医生停用血脂康	医生接受
氟桂利嗪没有适应证存在，且引起帕金森症状	建议医生停用氟桂利嗪 氟桂利嗪是改善眩晕的对症治疗，患者目前无头晕症状，建议停用	医生接受
曲美他嗪可引起或加重帕金森症状	建议医生停曲美他嗪 曲美他嗪是一线抗心绞痛治疗控制不佳或无法耐受的稳定型心绞痛成年患者的对症治疗，患者既往冠心病病史，目前无胸闷胸痛等症状，可停用	医生接受
优先级：中		
高血压合并冠心病，未使用β受体拮抗剂	建议医生加用美托洛尔缓释片	医生考虑患者目前病情稳定，血压134/78mmHg，心率70次/min左右尚可，暂不增加药物
脑心通胶囊含毒性中药，长期使用	建议医生停用脑心通胶囊	医生接受停用脑心通胶囊

续表

按用药问题优先级列举药物治疗问题	干预建议	干预结果
优先级:低		
多巴丝肼片的使用	待吡贝地尔停用后,再逐渐停用	医生接受
吡贝地尔缓释片的使用	待患者症状好转后,再逐渐停用	医生接受

5. 用药指导方案

(1) 为患者制作用药指导单,见案例表 22-3。

案例表 22-3　患者用药指导单

用药时间表													
治疗疾病	药品名称	早饭			午饭			晚饭			睡前	药品规格	注意事项
		前	中	后	前	中	后	前	中	后			
高血压	缬沙坦氨氯地平片	1 片										80/5mg	晨起空腹服用,注意监测血压
高脂血症	瑞舒伐他汀钙片										1 片	10mg	睡前服用
冠心病、脑梗死	阿司匹林肠溶片	1 片										100mg	空腹服用
帕金森综合征	多巴丝肼片	1/2 片			1/2 片			1/2 片				250mg	饭前 1 小时
	吡贝地尔缓释片			1 片						1 片		50mg	早晚餐后服用,不要咀嚼

(2) 生活方式指导:①增加富含钾、钙、维生素和微量元素的食物,如新鲜蔬菜、水果、土豆、蘑菇、香蕉、橘子等。②增加富含优质蛋白、低脂食物,如脱脂奶粉、鸡蛋清、鱼类、去皮禽肉、猪瘦肉、豆制品等。③增加富含膳食纤维的食物,如燕麦、薯类、粗粮、杂粮等。④减少高钠饮食,如咸菜、咸鱼、咸肉、腌制及烟熏食品等。⑤运动时间:每日进行至少 30 分钟的运动,如果难以坚持 30 分钟,可分 3 次,每次 10 分钟,每周 4~7 日,每日累计 30~60 分钟中等强度运动(如快走、打太极拳、打羽毛球等)以有氧运动(如步行、快走、慢跑、打太极拳)为主。

(3) 定期监测:每周至少监测 1 日血压,早晚各 1 次并记录。血脂达标的情况下可每 6 个月或一年监测 1 次。

6. 随访

(1) 2 个月后患者随访结果:①患者血压控制在(130~140)/(70~80)mmHg 左右,心率

70 次 /min 左右，手抖、下颌抖明显改善，药师建议停用吡贝地尔缓释片，医生同意停用吡贝地尔缓释片（更新用药指导单见案例表 22-4）。②监测情况：患者能规律监测血压，并减少腌制及烟熏食品摄入，并参加社区老年广场舞。③调整药物后，患者症状好转，未发生不良反应。

案例表 22-4　随访后用药指导单

用药时间表													
治疗疾病	药品名称	早饭			午饭			晚饭			睡前	药品规格	注意事项
		前	中	后	前	中	后	前	中	后			
高血压	缬沙坦氨氯地平片	1 片										80/5mg	晨起空腹服用，注意监测血压
高脂血症	瑞舒伐他汀钙片										1 片	10mg	睡前服用
冠心病、脑梗死	阿司匹林肠溶片	1 片										100mg	空腹服用
帕金森综合征	多巴丝肼片	1/2 片			1/2 片			1/2 片				250mg	饭前 1 小时

（2）4 个月后患者随访结果：患者血压控制在（120~130）/（70~80）mmHg 左右，LDL-C 1.67mmol/L，肝肾功能、电解质无异常。患者手抖、下颌抖消失。药师建议逐渐停用多巴丝肼片，医生同意。

知识点总结

1. 药源性帕金森综合征相关知识点

（1）药源性帕金森综合征（drug-induced Parkinsonism，DIP）是由抗精神病药、钙离子通道阻滞剂、胃肠道动力药和抗癫痫药等所致的常见并发症，是中老年人最常见的继发性帕金森综合征。各种药物所致的 DIP 在临床上并不少见，然而却易漏诊漏治。停药是主要的治疗方法，如无法停药则尝试减量或换用 DIP 风险较低的药物，应尽量避免联合使用两种及以上具有相似不良反应的药物，可适当对症治疗，如给予复方左旋多巴、多巴胺受体激动剂、单胺氧化酶抑制剂等药物，一般来说 DIP 停药后是可逆的，在大多数情况下症状会在 4 个月内缓解，最新的研究发现停药后 DIP 可持续超过 6 个月，甚至可能超过 27 个月。

（2）欧盟药品管理局（European Medicines Agency，EMA）发布警惕曲美他嗪引起的运动功能障碍等安全风险。曲美他嗪导致帕金森综合征（震颤、运动不能等）的机制可能是与多巴胺能环节阻滞有关。该不良反应通常是可逆的，但有少数患者停药后疾病仍可能持续或进展。目前尚不清楚疾病持续是因为致病药物的持续毒性，还是因为有潜在的帕金森综合征。

（3）氟桂利嗪引起药源性帕金森综合征相对风险高，临床研究近 1/3 长期使用氟桂利嗪患者出现 DIP，有抗精神药物相同的哌嗪环，易透过血脑屏障与多巴胺与受体 D_2 结合，具有阻断突触后 D_2 受体的作用，并阻止多巴胺与受体结合，致使乙酰胆碱占优势，而发生锥体外系反应。

（4）多巴胺受体激动剂（dopamine receptor agonist，DA）撤药综合征见于某些帕金森综合征患者突然停用 DA 时。回顾性研究显示，停用 DA 的患者中该综合征的发生率为 8%~19%。其症状与可卡因戒断类似，包括焦虑、惊恐发作、抑郁、出汗、恶心、疼痛、乏力、头晕及药物渴求等，为避免骤然停药引起的多巴胺激动剂撤药综合征，故建议减量后停药。

2. 调脂药相关知识点

（1）降低胆固醇水平可以减少缺血性脑卒中、冠心病的发生、复发和死亡，无论是否伴有其他动脉粥样硬化证据，推荐予高强度他汀类药物长期治疗以减少脑卒中和心血管事件的风险，长期使用他汀总体上安全的，当 LDL-C 下降≥50% 或 LDL-C≤1.8mmol/L 时，二级预防更有效。

（2）选择他汀类药物治疗时要考虑药物间的相互作用，血脂康虽被归入调脂中药，但其调脂机制与他汀类似，由粳米接种特殊红曲菌发酵、精制而成，主要成分为无晶型结构的洛伐他汀等 13 种同系物，洛伐他汀是脂溶性他汀，通过 CYP3A4 酶代谢，相互作用较多，瑞舒伐他汀不存在由细胞色素 P450 介导的代谢所致的药物相互作用，故与其他药物在代谢水平发生相互作用的危险性较小。

3. 冠心病相关知识点　稳定型冠心病缓解症状、改善缺血的药物主要包括 3 类：β 受体拮抗剂、硝酸酯类药物和钙通道阻滞剂。其他药物如代谢性药物曲美他嗪作为辅助治疗或作为传统治疗药物不能耐受时的替代治疗。

使用 β 受体拮抗剂控制心率有利于冠心病患者减轻症状、改善缺血，使用 β 受体拮抗剂并逐步增加至最大耐受剂量，选择的剂型及给药次数应能 24 小时抗心肌缺血，用药后建议将心率控制在 55~60 次 /min 之间。此外，使用 β 受体拮抗剂控制心率也有利于预防心肌梗死、改善预后。

4. 中成药相关知识点　瘀血是缺血性中风的基本证候要素，活血化瘀法是各证型的基础治疗，可贯穿于缺血性中风先兆、急性期、恢复期、后遗症期治疗始终。

脑心通胶囊用于气虚血瘀证中风的治疗，多见于恢复期及后遗症期，含有水蛭、全蝎、地龙等毒性中药，长期用药可引起毒性蓄积等不良反应，故不宜大量长期服用。

参考文献

[1] 杜晓曦.《药品不良反应报告和监测管理办法》培训教材[M]. 北京：中国医药科技出版社，2012：47-49.

[2] 孙玲，贺诗佳，王晓明，等. 药源性帕金森综合征临床特征及诊断进展[J]. 中华神经科杂志，2021，54(3)：276-280.

[3] 中国成人血脂异常防治指南修订联合委员会. 中国成人血脂异常防治指南（2016 年修订版）[J]. 中国循环杂志，2016，31(10)：937-950.

[4] 中华医学会神经病学分会，中华医学会神经病学分会脑血管病学组. 中国缺血性脑卒中和短暂性脑缺

血发作二级预防指南 2014[J]. 中华神经科杂志,2015,48(4):258-273.
[5] 国家卫生计生委合理用药专家委员会,中国药师协会 . 冠心病合理用药指南(第 2 版)[J]. 中国医学前沿杂志(电子版),2018,10(6):1-130.
[6] 中国缺血性中风中成药合理使用指导规范[S]. 北京:国家卫生计生委脑卒中防治工程委员会,2017.

(案例作者:王振兴　程小桂　深圳市罗湖医院集团罗湖区人民医院)

案例 23　脑卒中合并糖尿病的药学门诊服务

学习目标

1. 掌握脑卒中合并糖尿病患者的血糖和血脂控制目标。
2. 掌握脑卒中二级预防用药策略。
3. 掌握糖尿病视网膜病用药策略。

案例简介

患者,男,66 岁,身高 172cm,体重 65kg,BMI 22.0kg/m^2。糖尿病 10 年,脑卒中 8 年,在家中从未进行血糖监测。左侧肢体行动稍有不利,最近眼睛有些看不清楚,心里非常着急,前来就诊。目前正在服用的药物是二甲双胍缓释片(每次 0.5g,每日 2 次)和六味地黄丸(浓缩丸)(每次 8 粒,每日 3 次)。经家人推荐,首先到用药咨询中心找药师咨询。

工作流程

1. 明确就诊目的　患者自述左侧肢体行动不利,最近眼睛看不清楚,患者想了解目前正在服用的两种药物是否有效、是否需要调整,希望得到药师的指导。

2. 信息收集

(1) 基本信息:患者,男,66 岁,身高 172cm,体重 65kg,自费。

(2) 既往病史:糖尿病 10 年,脑卒中 8 年,左侧肢体行动不利,无跌倒史。

(3) 现病史:患者最近眼睛看不清楚。

(4) 用药史

1) 二甲双胍缓释片:每次 0.5g,每日 2 次,已服用 10 年。

2) 六味地黄丸(浓缩丸):每次 8 粒,每日 3 次,已服用 10 年。

(5) 不良反应史:既往未发生过药品不良反应。

(6) 相关检查和检验:血压 130/80mmHg,心率 72 次 /min。血糖 8.64mmol/L,HbA_{1c} 7.9%,TG 2.44mmol/L,TC 4.63mmol/L,LDL-C 3.09mmol/L,ALT 9U/L,AST 19U/L,Cr 68μmol/L,KET ±,PRO +。在家中从未进行血糖监测。

(7) 服药依从性:患者 10 年前诊断糖尿病,医生开具降糖药二甲双胍缓释片,之后一直服用。自行服用六味地黄丸(浓缩丸),是因为担心降糖药对肾的影响。

(8) 生活方式:吸烟史 50 年,吸烟 5~10 支 /d;日常运动量以散步为主,每周 5~7 次,每次 30 分钟;饮食规律,进食量中。

3. 药学门诊方案制定　见案例表 23-1。

案例表 23-1　药物治疗评估

DRPs 详述	问题状态	问题类型	问题原因	问题优先级
糖尿病 10 年，只服用 1 种降糖药二甲双胍缓释片	实际问题	有效性问题	患者现在血糖控制不佳，单独服用二甲双胍降糖不理想	高
脑卒中，左侧肢体行动不利	实际问题	适应证问题	脑卒中 8 年，考虑为动脉粥样硬化，且血脂未达标，未服用抗血小板药物阿司匹林或氯吡格雷以及降脂药他汀类，未进行二级预防，存在脑卒中复发风险	高
最近眼睛看不清楚	实际问题	适应证问题	由于在家中从未进行血糖监测，不知道自己血糖控制不佳，由此导致糖尿病视网膜病	高
因担心长期服用降糖药引起肾损伤，自行服用六味地黄丸（浓缩丸）	实际问题	适应证问题	六味地黄丸（浓缩丸）具有滋阴补肾的功效，患者的肾功能正常，不必服用	中
吸烟史 50 年	实际问题	依从性问题	吸烟是脑卒中的危险因素，应戒烟	中
未进行血糖监测	实际问题	依从性问题	患者没有血糖仪，未在家中进行血糖监测，对糖尿病认知不足，无进行血糖监测的意识	中

4. 实施干预　见案例表 23-2。

案例表 23-2　实施干预

按用药问题优先级列举药物治疗问题	干预建议	干预结果
优先级：高		
糖尿病 10 年，只服用 1 种降糖药二甲双胍缓释片	建议到内分泌科就诊，根据血糖值调整降糖药方案，增加磺脲类降糖药如格列喹酮等，增强降糖效果	患者接受、医生接受。医生为该患者增加了格列喹酮
脑卒中，左侧肢体行动不利	建议到神经内科就诊，增加抗血小板药物阿司匹林或氯吡格雷，以及降脂药他汀类，以减少脑卒中复发的风险	患者接受、医生接受。医生为该患者增加了瑞舒伐他汀和阿司匹林
眼睛看不清楚	建议到眼科就诊，检查有无糖尿病视网膜病，做眼底检查和神经病变的检查，确诊后应进行药物治疗	患者接受。患者去眼科就诊后被诊断为糖尿病视网膜病，该患者接受药物治疗

续表

按用药问题优先级列举药物治疗问题	干预建议	干预结果
优先级：中		
因担心长期服用降糖药引起肾损伤，自行服用六味地黄丸（浓缩丸）	告知患者目前肾功能正常，无须服用六味地黄丸（浓缩丸），建议停药。同时对患者宣教如何预防可能发生的糖尿病肾病，要定期监测肌酐指标	患者接受
吸烟史 50 年	建议每日减少吸烟数量，直至戒烟	患者接受
未进行血糖监测	建议购买血糖仪，药师亲自指导操作使用。并告知监测时间和做好血糖记录。并讲解监测血糖的重要性	患者接受

5. 用药指导方案

（1）糖尿病用药教育：该患者的血糖控制不佳，空腹血糖为 8.64mmol/L，HbA_{1c} 为 7.9%，未达到血糖控制目标（空腹血糖 <7mmol/L，HbA_{1c}<7%）。建议到内分泌科调整降糖方案，建议联合磺脲类降糖药如格列喹酮等，换药期间要注意密切监测空腹血糖和餐后血糖，做好血糖监测记录，建议刚开始每日监测空腹和餐后血糖，血糖稳定后之后每周监测，每 3 个月要监测 HbA_{1c}。服药时应按医嘱用药，不可自行停药或减量服药。

（2）糖尿病并发症教育：糖尿病患者长期血糖增高，大血管、微血管受损并危及心、脑、肾、周围神经、眼、足等，糖尿病可引起许多并发症，如糖尿病肾病、脑卒中、心血管病、糖尿病神经病变、糖尿病视网膜病、糖尿病足等，急性的包括酮症酸中毒和乳酸性酸中毒。该患者最近眼睛看不清楚，可能的原因是血糖控制不佳导致的糖尿病视网膜病，建议其到眼科就诊，检查是否有糖尿病视网膜病，一经确诊应进行药物治疗，同时并告知他，控制血糖和血脂的达标以及戒烟，均会对延缓糖尿病视网膜病的进展有益。

（3）脑卒中二级预防教育：该患者糖尿病合并脑卒中，为了预防脑卒中复发及其他心血管事件的发生，应口服抗血小板药物，如阿司匹林（75~150mg/d）或氯吡格雷（75mg/d）单药治疗。建议该患者去神经内科就诊，增加抗血小板药物阿司匹林 100mg/d 进行二级预防。该患者的血脂控制不佳，TG 2.44mmol/L，LDL-C 3.09mmol/L，患者脑卒中且合并糖尿病，需要将 LDL-C 控制到 1.8mmol/L 以下，因此应启动降脂药他汀类，建议服用瑞舒伐他汀 10mg/d。另外，吸烟和被动吸烟均为脑卒中的明确危险因素，因此建议该患者应戒烟，避免被动吸烟，先从每日减少吸烟数量开始，直至戒烟。

（4）自我血糖监测教育：血糖监测是糖尿病管理中的重要组成部分，其结果有助于评估糖尿病患者糖代谢紊乱的程度，制定合理的降糖方案，反映降糖治疗的效果并指导治疗方案的调整。因此告诉患者一定要注意血糖监测。该患者一直没有进行血糖监测，以至于无法了解自己血糖的控制情况，因此建议他立即购买血糖仪，并督促其购买后到用药咨询中心指导操作。1 日后患者购买了血糖仪，药师指导操作，并交代血糖监测方法，做好血糖记录以便医生调整降糖方案用。

（5）用药调整后，为患者制作用药指导单，见案例表 23-3。

案例表 23-3　患者用药指导单

用药时间表													
治疗疾病	药品名称	早饭			午饭			晚饭			睡前	药品规格	注意事项
		前	中	后	前	中	后	前	中	后			
糖尿病	二甲双胍片		1 片			1 片			1 片			500mg	注意监测血糖
	格列喹酮片	1 片			1 片			1 片				30mg	饭前半小时服用
脑卒中二级预防	瑞舒伐他汀钙片	2 片										5mg	定期复查肝功能
	阿司匹林肠溶片	1 片										100mg	饭前半小时服用，监测有无出血表现
糖尿病视网膜病	甲钴胺片	1 片			1 片			1 片				0.5mg	
	羟苯磺酸钙片		1 片			1 片			1 片			500mg	饭中服用

6. 随访

（1）第 1 次随访结果（第 1 周后）：通过与患者面对面谈话，重点了解患者的服药情况，患者正在服用二甲双胍、格列喹酮、阿司匹林，均按照医嘱规定服用。在谈话中发现该患者存在用药错误，服用瑞舒伐他汀钙时，医生的医嘱是每日 1 次，每次 10mg。患者理解为每日 3 次，每次 10mg，超剂量服用，药师向患者再次强调瑞舒伐他汀的正确用量。另外，当患者增加格列喹酮后，在家自测空腹血糖 7~8mmol/L，血压 133/62mmHg；向患者了解是否做了血糖监测记录、是否去眼科检查有无糖尿病视网膜病、是否已经减少吸烟数量等。发现该患者还没有去眼科就诊，药师叮嘱患者尽快挂眼科号。

（2）第 2 次随访结果（第 2 周后）：药师询问患者是否已经去眼科就诊，该患者已经就诊，并确诊为糖尿病视网膜病，医生开具了治疗药物，药师指导每种药具体用药方法。询问患者是否去内分泌科就诊，看是否增加降糖药的用量。鼓励他继续戒烟，直至彻底戒烟，患者说已经减少了吸烟数量，有几天不吸烟了。

（3）第 3 次随访结果（第 3 周后）：药师询问患者血糖情况，在家自测空腹血糖 6.6mmol/L，餐后 2 小时血糖 7.4mmol/L，已经不吸烟了。

（4）第 4 次随访结果（第 4 周后）：调整用药 33 日后，患者抽血测生化全项，空腹血糖 5.31mmol/L，TG 1.4mmol/L，LDL-C 1.76mmol/L，血糖和血脂均达标。药师再次询问患者是否戒烟，患者说已戒烟。

知识点总结

1. 糖尿病教育的基本内容　对于糖尿病患者，药师需要对其进行疾病教育，包括糖尿病的自然进程、糖尿病的临床表现、糖尿病的危害及如何防治急慢性并发症、个体化的治疗目标、个体化的生活方式干预措施和饮食计划、规律运动、饮食指导、血糖测定结果的意义和应采取的干预措施、自我血糖监测、低血糖处理措施、足部护理等。

2. 2 型糖尿病的治疗策略　糖尿病的治疗策略应该是综合性的，包括血糖、血压、血脂、体重的控制，抗血小板治疗和改善生活方式等措施。生活方式干预和二甲双胍为 T2DM 患者高血糖的一线治疗；生活方式干预是 T2DM 的基础治疗措施，应贯穿于治疗的始终；若无禁忌证，二甲双胍应一直保留在糖尿病的药物治疗方案中。1 种降糖药治疗血糖不达标者，应采用 2 种甚至 3 种不同作用机制的药物联合治疗，也可加用胰岛素治疗。

3. 糖尿病并发症　糖尿病视网膜病是常见的糖尿病慢性并发症，也是成人失明的主要原因。糖尿病视网膜病的主要危险因素包括糖尿病病程、高血糖、高血压和血脂紊乱，此外，缺乏及时的眼底检查、吸烟等也是糖尿病视网膜病的相关危险因素，常被忽略。因此，血糖、血压和血脂的良好控制可预防或延缓糖尿病视网膜病的进展。目前常用的辅助治疗包括：服用抗氧化、改善微循环类药物，如羟苯磺酸钙。

4. 血糖监测　对于使用可造成低血糖的药物和 / 或需要根据即时血糖水平调整用药的 2 型糖尿病患者，血糖监测可起到帮助。如果患者在使用可引起低血糖的磺酰脲类或格列奈类药物，剂量调整期间应每日检测 1~2 次血糖，但在达到稳定剂量和血糖目标后，可能只需每周检测几次，通常在清晨、晚餐前或怀疑低血糖时检测。

5. 脑卒中二级预防　国内外多项证据显示：糖尿病、糖尿病前期、胰岛素抵抗与缺血性卒中发生、复发与死亡等不良结局显著相关。对于短暂性脑缺血发作（TIA）患者，建议给予口服抗血小板药物预防脑卒中复发及其他心血管事件的发生。阿司匹林（75~150mg/d）或氯吡格雷（75mg/d）单药治疗均可以作为首选抗血小板药物。无论是否伴有其他动脉粥样硬化证据，推荐予高强度他汀类药物长期治疗以减少脑卒中和心血管事件的风险。有证据表明，当 LDL-C 下降≥50% 或 LDL≤1.8mmol/L 时，二级预防更为有效。对糖尿病或糖尿病前期患者进行生活方式和 / 或药物干预能减少缺血性脑卒中或 TIA 事件，推荐 HbA_{1c} 治疗目标为 <7%。建议有吸烟史的缺血性脑卒中或 TIA 患者戒烟，避免被动吸烟，远离吸烟场所。

参考文献

[1] 中华医学会糖尿病学分会．中国 2 型糖尿病防治指南（2020 年版）[J]. 中华糖尿病杂志，2021，13（4）：315-409.

[2] 中华医学会神经病学分会，中华医学会神经病学分会脑血管病学组．中国缺血性卒中和短暂性脑缺血发作二级预防指南 2022[J]. 中华神经科杂志，2022，55（10）：1071-1110.

（案例作者：王海莲　首都医科大学宣武医院）

第五节 妇产系统

案例24 孕早期用药风险干预的医药联合门诊服务

学习目标

1. 掌握孕早期用药风险评估流程。

2. 掌握妊娠期患者药物治疗风险的评估方法，包括药物品种选择、用药剂量、妊娠期风险综合评估等。

案例简介

患者，女，38岁，身高164cm，体重55kg，平时月经规则，7/25日，末次月经2021年2月26日。3月17日因阴道炎不适症状自行服用花红胶囊4粒，3月18日服用1次左氧氟沙星胶囊0.2g，3月19日和3月20日因颈椎痛、头痛等不适症状，在小诊所每日1次肌内注射利巴韦林注射液0.1g、复方氨林巴比妥注射液2ml、林可霉素注射液0.6g的混合溶液，2日注射了2次。3月25日腹部超声示早孕。

工作流程

1. 明确就诊目的　患者自述在不知怀孕的情况下使用了药物，希望评估一下所用药物对胎儿有无致畸等不良影响。

2. 信息收集　药学门诊就诊日期：2021年4月21日。

（1）基本信息：患者，女，38岁，身高164cm，体重55kg。

（2）既往病史：阴道炎，颈椎病，贫血史。

（3）用药时妊娠情况：平时月经规则，7/25日，末次月经2021年2月26日，2021年3月12日同房，G_3P_1，孕6^{+3}周。

（4）用药情况：2021年3月17日花红胶囊4粒；2021年3月18日左氧氟沙星胶囊0.2g（1粒）；2021年3月19日和2021年3月20日分别肌内注射混合溶液1次（混合溶液包括利巴韦林注射液0.1g、复方氨林巴比妥注射液2ml、林可霉素注射液0.6g）。

（5）既往生育史：既往个人体健，育有一子，有流产史。

（6）辅助检查：2021年3月25日经阴道超声示：孕囊4mm×4mm；2021年4月12日β人绒毛膜促性腺激素31 169mIU/ml，孕酮7.99ng/ml，雌二醇340pg/ml。

（7）环境暴露：无异常。

（8）家族遗传史：无。

（9）父方用药史：无。

（10）生活方式：不吸烟，不饮酒，从事窗帘制作行业，运动不多，饮食规律。

3. 孕早期用药评估方法　见案例表24-1。

案例表 24-1　药物治疗评估

评估日期	DRPs 详述	问题状态	问题类型	问题原因	问题优先级	随访 1（2021 年 5 月 20 日）	随访 2（2021 年 8 月 10 日）	随访 3（2021 年 12 月 3 日）
2021 年 4 月 12 日	患者 2021 年 3 月 17 日自觉阴道炎复发，自服花红胶囊 4 粒；2021 年 3 月 18 日自服左氧氟沙星胶囊 1 粒；2021 年 3 月 19 日和 2021 年 3 月 20 日因颈椎疼痛，分别在诊所肌内注射混合溶液 1 次（混合溶液包括利巴韦林注射液 0.1g、复方氨林巴比妥注射液 2ml、林可霉素注射液 0.6g）	实际问题	安全性问题	患者在妊娠早期使用可能使胎儿发生畸形的药物	高	早孕期筛查 B 超：胎儿 CRL 发育相当于 12^{+6} 周，颈项透明层（nuchaltranslucency，NT）厚度约 1.48mm，2021 年 5 月 14 日有 1 次阴道出血情况，后未再有出血，一切正常	孕中期四维 B 超筛查：无异常 近期糖耐筛查发现血糖偏高，在饮食控制中，目前血糖正常	患者 2021 年 11 月 5 日剖宫产分娩一名体重 3 000g、身长 51cm 的健康男婴，Apgar 评分 1 分钟和 5 分钟均为 10 分
2021 年 7 月 15 日	患者腰部出现疱疹，皮防所开具复方地塞米松乳膏、伐昔洛韦分散片和中草药，询问是否可用	实际问题	安全性问题	患者担忧用药会影响胎儿，未使用	中		解决，患者后使用炉甘石洗剂外涂，症状缓解后停药。用药期间患者未发生不良反应	
2021 年 8 月 1 日	患者自述着凉引起腹泻，暂未服药	实际问题	适应证问题	患者存在药物治疗适应证但未接受药物治疗	中		解决，患者后服用蒙脱石混悬液止泻治疗，服药后症状好转，期间多饮水，未出现其他症状。服药期间，胎动正常	

（1）确定孕妇用药时胎龄及体内药物残留情况　见案例表 24-2。

案例表 24-2　孕妇胎龄和体内药物残留情况

药物名称	用法用量	起止日期	用药时胎龄	体内清除时间
花红胶囊	4 粒 po	2021 年 3 月 17 日	约受精后 5 日	未有数据计算
左氧氟沙星胶囊	0.2g po	2021 年 3 月 18 日	约受精后 6 日	42~56 小时后
利巴韦林注射液	0.1g im	2021 年 3 月 19 日—2021 年 3 月 20 日	受精后 7~8 日	最长 6 个月后
复方氨林巴比妥注射液	2ml im	2021 年 3 月 19 日—2021 年 3 月 20 日	受精后 7~8 日	84 小时后
林可霉素注射液	0.6g im	2021 年 3 月 19 日—2021 年 3 月 20 日	受精后 7~8 日	30.8~44.8 小时后

注：胎龄计算根据末次月经、同房时间、超声检查结果综合推测判断；体内药物清除时间根据 7 个半衰期来计算。

（2）评估药物致畸性质和风险

1）药物暴露时间：孕妇在妊娠期用药对不同发育阶段胚胎 / 胎儿的影响不同，见案例表 24-3。左氧氟沙星胶囊、复方氨林巴比妥注射液、林可霉素注射液均暴露在受精后 2 周以内，遵循“全或无”规则，结合患者就诊时无任何流产迹象，故这些药物影响有限。花红胶囊为中成药，未有半衰期数据，无法判定在体内清除的时间；利巴韦林注射液多剂量半衰期为 12 日，且可在非血浆腔室中持续长达 6 个月，故超出了“全或无”时期，需进一步评估。

2）药物使用剂量：一般情况下，短期大剂量用药比长期小剂量用药致畸风险更高，但是不同药物致畸剂量不同。花红胶囊单次服用了 4 粒，低于治疗剂量，且其成分主要为清热解毒、祛瘀止痛，主要为流产风险，结合患者目前无任何流产迹象，故风险相对较低；利巴韦林目前无人类研究数据显示具体致畸剂量，动物数据显示在远低于人类推荐剂量的情况下表现出明显的杀胚和致畸作用，观察到头骨、腭、眼、下颌、四肢、骨骼和胃肠道畸形，畸形作用的发生率和严重程度随着药物剂量的增加而增加。此患者利巴韦林注射液使用两次，每次为 0.1g，低于说明书推荐的常规治疗剂量 0.5g/ 次，相对风险降低。

案例表 24-3　孕妇妊娠期用药对不同发育阶段胚胎 / 胎儿的影响

药物暴露时孕妇孕龄	药物对胎儿发育影响
受精后 2 周内（细胞增殖早期）	致畸因子的影响是“全或无”，即导致自然流产或对胚胎无影响
受精后 3~8 周（胚胎器官分化发育期）	致畸高敏感期，胚胎最易受到致畸因子影响而发生器官形态异常，但是各器官组织对不同致畸因子的反应各异
受精后第 9 周后直至分娩（胚胎功能发育期）	胎儿生长、器官发育、功能完善形成期，胎儿外生殖器、骨骼系统、神经系统仍继续分化，致畸因子可能对这些结构和功能造成影响

4. 实施干预　见案例表 24-4。

案例表 24-4　实施干预

按用药问题优先级列举药物治疗问题	干预建议	干预结果
优先级:高		
患者 2021 年 3 月 17 日自觉阴道炎复发,自服花红胶囊 4 粒;2021 年 3 月 18 日自服左氧氟沙星胶囊 1 粒;2021 年 3 月 19 日和 2021 年 3 月 20 日因颈椎疼痛,在诊所肌内注射混合溶液各 1 次(混合溶液包括利巴韦林注射液 0.1g、复方氨林巴比妥注射液 2ml、林可霉素注射液 0.6g)	结合患者实际情况、用药时间、药品种类、用法用量等信息综合评估,不能完全排除利巴韦林的致畸风险,是否继续妊娠,需要夫妻双方商量后慎重做出决定。如果决定继续妊娠,建议及时补充叶酸(每日 1 次,每次 0.4~0.8mg,口服),妊娠期应规律产检。若妊娠期间有腹痛、出血等流产征兆,不建议积极保胎	夫妻双方慎重考虑后决定继续妊娠
优先级:中		
患者腰部出现疱疹,皮防所开具复方醋酸地塞米松乳膏,伐昔洛韦分散片,中草药等,询问是否可用	妊娠期使用中短效的糖皮质激素相对更安全,建议将复方醋酸地塞米松乳膏更换为中短效的糖皮质激素如丁酸氢化可的松乳膏等。伐昔洛韦妊娠分级为 B 级,基于实验动物以及少量的人类报告,伐昔洛韦治疗预期不会增加后代先天畸形发生的风险,建议权衡利弊后使用 中草药具体成分不明,不建议孕期使用	患者未接受,担忧激素药物对胎儿有影响,未用药;后单用炉甘石洗剂外涂,症状缓解
患者自述着凉引起腹泻,暂未服药	建议患者服用蒙脱石混悬液止泻对症治疗,其间多饮水,以防脱水	患者接受

5. 临床指导方案

(1)药物风险综合评估结果:患者末次月经为 2021 年 2 月 26 日,平素月经规律,25 日一个周期,根据同房时间推测用药大约在受精后 5~8 日,在全或无时期,且暴露量较小,药物影响有限,但其中利巴韦林在体内消除较慢,根据其说明书,禁用于妊娠期妇女,美国 FDA 妊娠分级为 X 级,动物研究其具有致畸性,在人类的研究资料有限。目前国内有限的资料显示,未知妊娠治疗用药利巴韦林,发现妊娠后即停用,产下婴儿未发现致畸;国外资料显示,在一项调查研究发现,272 名孕期使用利巴韦林的患者,180 名活产,其中 85 名直接暴露的妇女中有 7 例出生缺陷,95 名间接暴露的妇女中有 4 例出生缺陷,11 名婴儿中,9 名有结构缺陷,2 名有染色体异常,研究结论提示利巴韦林暴露与常见病因或关系的模式未见,初步发现并不表明利巴韦林具有明显的致畸性。但这些研究的样本量少,所以不能完全排除利巴韦林的致畸风险。结合患者高龄,建议夫妻双方商量后慎重做出决定。

(2)用药指导方案,见案例表 24-5。

案例表 24-5　患者用药指导单

用药时间表														
治疗疾病	药品名称	早饭			午饭			晚饭			睡前	药品规格	注意事项
		前	中	后	前	中	后	前	中	后			
预防神经管缺陷	复合维生素片		1									每片含叶酸 0.8mg	与早餐同服，若存在晨起恶心现象，可在中午或晚上服用

叶酸片：为预防神经管缺陷，建议每日 1 次口服 0.4~0.8mg（1~2 片）。

生活方式指导：规律作息，健康饮食，多吃新鲜的水果蔬菜，忌食未煮熟的肉类，少喝含糖饮料、咖啡等。

定期产检：根据产科医生指导，结合自身情况，定期进行产检，并确保完成各时期的重要筛查，如孕 12 周的超声测量胎儿颈项透明层（NT）检查、孕 16 周唐氏筛查、孕 20~24 周的胎儿系统性彩超筛查（“大排畸”，注意关注各器官是否正常发育、骨骼发育与孕周是否符合、有无唇裂等现象）等。若妊娠期间有腹痛或出血等流产倾向，不建议积极保胎。

6. 随访

（1）孕早期 NT 筛查无异常。

（2）孕中期四维 B 超无异常。

（3）孕晚期糖耐检查：2021 年 8 月 13 日空腹血糖 4.61mmol/L，1 小时 10.05mmol/L，2 小时 10.73mmol/L；建议饮食控制，2021 年 8 月 27 日复查空腹血糖 4.79mmol/L，2 小时 6.29mmol/L。

（4）妊娠结局：孕 37^{+2} 周剖宫产生产一健康男婴，体重 3 000g，身长 51cm，1 分钟和 5 分钟 Apgar 评分均 10 分。

知识点总结

1. 孕早期用药风险评估流程　①采集患者基本信息。②确定孕妇用药时孕龄及体内药物残留情况。③评估药物致畸性质和风险。④提供临床指导。⑤随访及收集药品不良反应事件。

2. 孕早期孕龄计算方法　应结合各种计算方法综合推测。

（1）阴道超声：在妊娠 4.5~5 周可见孕囊，根据孕囊平均直径（mean gestational sae diameter，MSD）估测孕龄，误差范围在 ±（5~7）日，孕龄（日）=30+MSD（mm）；当胚胎显著时，在妊娠 8^{+6} 周及之前测定的顶臀长（crown-rump length，CRL）是计算妊娠时间最准确的生物测量参数（±5 日）。在妊娠 9 周至 13^{+6} 周时，CRL 的准确性轻微下降，误差范围为 ±7 日，当 CRL<25mm 时，孕龄（日）=42+CRL（mm）。

（2）同房日期：精子在宫颈黏液及上生殖道内可存活 3~5 日，卵子可以在排卵后存活 12~24 小时，易受孕期为从排卵前 5 日至排卵后 24 小时，共 6 日。

（3）末次月经及周期：成年女性月经周期平均 28~35 日，黄体期较为固定，约为 14 日，对于月经周期规律的女性，排卵期一般在下次来月经前的 14 日。

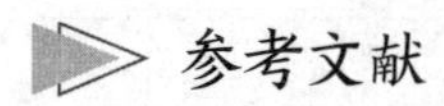

参考文献

[1] 陶晶，李小洪，谭曦，等．妊娠期药物致畸风险咨询技术规范[J]．中华妇幼临床医学杂志（电子版），2021，17（4）：393-401.

[2] SINCLAIR S M，JONES J K，MILLER R K，et al.The ribavirin pregnancy registry：an interim analysis of potential teratogenicity at the mid-point of enrollment[J].Drug Saf，2017，40（12）：1205-1218.

[3] GOLDSTEIN S R，WOLFSON R.Endovaginal ultrasonographic measurement of early embryonic size as a means of assessing gestational age[J].J Ultrasound Med，1994，13（1）：27-31.

[4] 王少华，王霞．妇产科合理用药[M].2 版．北京：人民卫生出版社，2009.

（案例作者：施益金　南通市妇幼保健院）

案例 25　免疫系统疾病患者生殖治疗用药风险评估的医药联合门诊服务

学习目标

1. 掌握妊娠期免疫系统疾病相关治疗药物的风险评估。
2. 掌握药物治疗干预问题优先级别。
3. 熟悉辅助生殖治疗过程中相关治疗药物的风险评估。

案例简介

患者，女，39 岁，身高 160cm，体重 67kg，BMI 26.2kg/m^2，孕 9^{+1} 周（IVF-ET 妊娠）。既往不孕症 3 年，G_1P_0，行人工授精 2 次失败，甲状腺功能减退 22 年，外院疑诊抗磷脂综合征半年。此次辅助生殖治疗过程中使用的药物包括硫酸羟氯喹片，每次 200mg，每日 2 次；阿司匹林肠溶片，每次 80mg，每日 1 次；磺达肝癸钠注射液，每次 2.5mg，每日 1 次；皮下注射左甲状腺素钠片，每次 100μg，每日 1 次；甲磺酸溴隐亭片，每次 1.25mg，每日 3 次→每次 2.5mg，每日 3 次；维生素 D_3 胶囊，每次 4 000IU，每日 1 次；钙 - 维生素 D 胶囊，每次 1 粒，每日 1 次；叶酸片，每次 0.8mg，每日 1 次；维生素 B 族复合胶囊，每次 2 粒，每日 1 次；他达拉非片，每次 10mg，每日 1 次，阴道给药。相关检验检查结果：总 25- 羟基维生素 D（total 25-hydroxy vitamin D，T-25OHD）43.6ng/ml，红细胞叶酸（red blood cell folate，RBCF）1 339ng/ml↑，TSH_3 0.030μIU/ml，FT_3 3.13pg/ml，FT_4 1.21ng/dl，APL（-），ANA 胞浆 1：80，AMA-M 2++，余正常。诊断：妊娠状态，甲状腺功能减退，抗核抗体阳性，叶酸过多。

工作流程

1. 明确就诊目的　患者此次为 IVF-ET 妊娠，合并用药较多，患者及产科医生关注妊娠期药物治疗安全性及风险评估，希望药师给予指导。

2. 信息收集　药学门诊就诊时间：2021 年 11 月 2 日。

（1）基本信息：患者孕 9^{+2} 周，39 岁，身高 160cm，体重 67kg。

（2）既往病史：不孕症，22 年前诊断甲状腺功能减退，半年前疑诊抗磷脂综合征。

（3）月经史：12 $\frac{5}{34\text{-}35}$，月经量中等，末次月经时间：2021 年 8 月 31 日；此次 IVF-ET 胚胎移植时间：2021 年 9 月 15 日。

（4）婚育史：已婚，G_1P_0，配偶体健。

（5）用药史

1）免疫系统疾病治疗：抗磷脂综合征（疑诊）、抗核抗体阳性。①硫酸羟氯喹片：每次 200mg，每日 2 次，口服，2021 年 8 月 31 日（末次月经时间）—2022 年 4 月 8 日（孕 32 周）。②阿司匹林肠溶片：每次 80mg，每日 1 次，口服，2021 年 8 月 31 日（末次月经时间）—2021 年 11 月 24 日（孕 12 周）。③磺达肝癸钠注射液：每次 2.5mg，每日 1 次，皮下注射，2021 年 8 月 31 日（末次月经时间）—2022 年 4 月 8 日（孕 32 周）。

2）内分泌系统疾病治疗：①左甲状腺素钠片：每次 100μg，每日 1 次，口服，适应证是甲状腺功能减退，1999 年起长期服用。②甲磺酸溴隐亭片：每次 2.5mg，每日 3 次，口服，适应证是催乳素升高，2021 年 8 月 31 日（末次月经时间）—2021 年 11 月 24 日（孕 12 周）。

3）妊娠期营养治疗：①维生素 D_3 胶囊：每次 4 000IU，每日 1 次，口服，2021 年 8 月 31 日（末次月经时间）—2021 年 11 月 24 日（孕 12 周）。②钙 - 维生素 D 胶囊（600mg 碳酸钙 +500IU 维生素 D_3/ 粒）：每次 1 粒，每日 1 次，口服，2021 年 8 月 31 日（末次月经时间）—2022 年 4 月 8 日（孕 32 周）。③活性叶酸片：每次 0.8mg，每日 1 次，口服，2021 年 8 月 31 日（末次月经时间）—2021 年 11 月 24 日（孕 12 周）。④维生素 B 族复合胶囊（每粒含维生素 B_1 75mg、维生素 B_2 75mg、维生素 B_6 7.5mg、维生素 B_{12} 0.375mg、叶酸 0.75mg）：每次 2 粒，每日 1 次，口服，2021 年 8 月 31 日（末次月经时间）—2022 年 4 月 8 日（孕 32 周）。

4）辅助生殖相关治疗：他达拉非片：每次 10mg，每日 1 次，阴道给药，适应证是 IVF-ET 妊娠，2021 年 9 月 5 日—2021 年 11 月 24 日（孕 12 周）。

（6）不良反应史：既往未发生过药品不良反应。

（7）射线接触史：患者否认近 3 个月有射线接触史。

（8）相关检查和检验：总 25- 羟基维生素 D（T-25OHD）43.6ng/ml，RBCF 1 339ng/ml↑，TSH_3 0.030μIU/ml，T_4 12.60μg/dl，APL（−），ANA 胞浆 1∶80，AMA-M ++，余正常。

（9）服药依从性：患者自诉服药依从性好，遵医嘱规律用药。

（10）生活方式：否认吸烟饮酒等不良嗜好，饮食正常。

3. 药学门诊方案制定　见案例表 25-1。

4. 确定孕妇用药时胎龄及体内药物残留情况　见案例表 25-2。

5. 实施干预　见案例表 25-3。

6. 用药指导方案

（1）妊娠期用药风险评估：患者目前孕 9 周，属于高度敏感期，胚胎器官开始分化发育，主要器官畸形的最危险时期均在此期，因此用药应尽量精简，建议在专科医生及药师评估下，权衡利弊，决定药物治疗方案。①辅助生殖相关用药中，他达拉非尚缺乏妊娠妇女用药的研究数据，建议明确是否仍存在用药指征，否则建议停药。②免疫疾病治疗药物中，阿司匹林仅限于预防子痫前期和治疗产科抗磷脂综合征时可小剂量应用；磺达肝癸钠妊娠妇女

案例表 25-1 药物治疗评估

评估日期	DRPs 详述	问题状态	问题类型	问题原因	问题优先级	随访 1（2021 年 11 月 24 日）	随访 2（2021 年 1 月 21 日）	随访 3（2022 年 4 月 8 日）
2021 年 11 月 2 日	患者于 2021 年 9 月 5 日（末次月经后）开始予他达拉非 10mg qd，阴道给药	实际问题	安全性问题	缺乏妊娠期使用他达拉非的研究和临床数据，他达拉非可能穿过胎盘，不排除孕早期胎儿暴露的潜在风险	高	解决，患者孕 12 周随诊外院辅助生殖专科，遵医嘱停用他达拉非。孕 12 周我院产科完成胎儿 NT 彩超测定，示宫腔内可见一成形胎儿，可见胎心搏动，NT 0.07cm 孕 12 周我院产科完成子宫动脉彩超检查，示双侧子宫动脉频谱形态未见明显异常	患者孕 15 周时完成无创 DNA 筛查，示低风险	孕 22^{+6} 周完成胎儿系统性彩超筛查，示胎心规律，四腔心、左室流出道、右室流出道、三血管切面可见，胃泡、膀胱、双肾可见，脐带腹壁入口未见异常，脊柱强回声排列未见明显异常，双侧上肢肱骨、尺骨、桡骨和下肢股骨、胫骨、腓骨可见，上唇形态未见明显异常
	患者于 2021 年 8 月 31 日（末次月经时间）开始予甲磺酸溴隐亭片 1.25mg tid po→2.5mg tid po	实际问题	适应证问题	溴隐亭可用于月经不调及女性不孕症患者，治疗由于催乳素引起的催乳素过高或正常情况下导致的闭经或月经过少。患者自诉既往有过 1 次催乳素升高（具体不详），缺乏明确的用药适应证	高	解决，患者孕 12 周外院内分泌科随诊，遵医嘱停用溴隐亭		

续表

评估日期	DRPs 详述	问题状态	问题类型	问题原因	问题优先级	随访 1（2021 年 11 月 24 日）	随访 2（2021 年 1 月 21 日）	随访 3（2022 年 4 月 8 日）
2021 年 11 月 2 日	患者于 2021 年 8 月 31 日（末次月经时间）开始予维生素 D_3 胶囊 + 钙 - 维生素 D 胶囊（每粒含 500IU 维生素 D_3）联用	实际问题	安全性问题	每日补充维生素 D_3 总量达 4 500IU，已超过妊娠期日剂量安全上限；总 25- 羟基维生素 D 已达标	中	解决，患者孕 12 周就诊营养科，遵医嘱停用维生素 D_3 胶囊	未评估	孕 32 周：T-25OHD 43.8ng/ml
	患者于 2021 年 8 月 31 日（末次月经时间）开始给予叶酸片 0.8mg+ 维生素 B 族复合片（每片含叶酸 0.75mg）联用	实际问题	安全性问题	每日补充叶酸总量达 1.55mg，叶酸（RBC）RBCFA 已超出正常范围上限	中	解决，患者孕 12 周就诊营养科，遵医嘱停用叶酸片	未评估	孕 24 周：叶酸（RBC）1 521ng/ml↑； 孕 32 周： 叶 酸（RBC）1 361mg/ml↑
	患者于 2021 年 8 月 31 日（末次月经时间）开始予阿司匹林肠溶片 80mg qd po	实际问题	安全性问题	流行病学研究数据表明，在妊娠早期使用前列腺素合成抑制剂后，流产、心脏畸形和腹裂的风险增加	高	解决，患者孕 12 周就诊风湿免疫科门诊，考虑 APLs 阴性、抗核抗体阳性，暂不能确诊抗磷脂综合征，予停用阿司匹林肠溶片	患者在此期间未出现出血及流产迹象	孕 22^{+6} 周完成胎儿系统性彩超筛查，示胎心规律，四腔心、左室流出道、右室流出道、三血管切面可见，未见明显异常
	患者于 2021 年 8 月 31 日（末次月经）开始予硫酸羟氯喹片 200mg bid po	实际问题	有效性问题	患者未规律免疫内科门诊随诊，未定期复查免疫相关指标	中	未评估	未评估	未评估

续表

评估日期	DRPs 详述	问题状态	问题类型	问题原因	问题优先级	随访 1（2021 年 11 月 24 日）	随访 2（2021 年 1 月 21 日）	随访 3（2022 年 4 月 8 日）
2021 年 11 月 2 日	患者于 2021 年 8 月 31 日(末次月经)开始予磺达肝癸钠注射液 2.5mg qd ih	实际问题	安全性问题	患者未规律免疫内科门诊随诊，未定期复查免疫相关指标	中	患者在此期间未出现出血迹象	患者在此期间未出现出血迹象	患者在此期间未出现出血迹象

案例表 25-2　孕妇胎龄和体内药物残留情况

药物名称	药物半衰期	用法用量	起止日期	用药时胎龄	体内清除时间
甲磺酸溴隐亭片	15 小时	1.25mg tid po→2.5mg tid po	2021 年 8 月 31 日(末次月经时间)—2022 年 11 月 24 日(孕 12 周)	约受精后 0 日	105 小时(约 4.4 日)
他达拉非片	17.5 小时	10mg qd 阴道给药	2021 年 9 月 5 日—2022 年 11 月 24 日(孕 12 周)	约受精后 0 日	122.5 小时(约 5.1 日)
阿司匹林肠溶片	阿司匹林半衰期约 17 分钟，水杨酸盐低剂量时半衰期为 2~4 小时；高剂量时半衰期长达 19 小时	80mg qd po	2021 年 8 月 31 日(末次月经时间)—2022 年 11 月 24 日(孕 12 周)	约受精后 0 日	阿司匹林：约 120 分钟；水杨酸盐：28~133 小时(约 1.2~5.5 日)
硫酸羟氯喹片	根据给药后时间，平均血浆消除半衰期变化如下：血浆达峰浓度后 10 小时、10~48 小时、48~504 小时分别为 5.9 小时、26.1 小时和 299 小时	200mg bid po	2021 年 8 月 31 日(末次月经时间)—2022 年 4 月 8 日(孕 32 周)	约受精后 0 日	血浆达峰浓度后 10 小时、10~48 小时、48~504 小时的药物清除时间分别为：41.3 小时(约 1.7 日)、182.7 小时(约 7.6 日)和 5 083 小时(约 211 日)
磺达肝癸钠注射液	17 小时	2.5mg qd ih	2021 年 8 月 31 日(末次月经时间)—2022 年 4 月 8 日(孕 32 周)	约受精后 0 日	119 小时(约 5 日)
左甲状腺素钠片	7 日	100μg qd po	1999 年起，长期服用	约受精后 0 日	49 小时

注：胎龄计算根据末次月经、同房时间、超声检查结果综合推测判断；体内清除时间根据 7 个半衰期来计算。

案例表 25-3　实施干预

按用药问题优先级列举药物治疗问题	干预建议	干预结果
优先级:高		
患者于 2021 年 9 月 5 日(末次月经后)开始予他达拉非 10mg qd,阴道给药	目前他达拉非用于辅助生殖治疗及妊娠期妇女尚缺乏高质量、大规模的 RCT 研究等权威循证依据。药师提示需要关注他达拉非存在视神经(如非动脉性前部缺血视神经病变)、听力(如听力减低或丧失)等药品不良反应,警惕对胎儿造成损害的潜在风险。建议医生结合患者子宫动脉血流等指标综合评估,若无明确用药指征,建议停药	医生和患者接受
患者于 2021 年 8 月 31 日(末次月经时间)开始予甲磺酸溴隐亭片 1.25mg tid po→2.5mg tid po	患者尚缺乏使用溴隐亭的明确适应证,建议医生结合患者催乳素水平等指标综合评估,若无明确用药指征,建议停药	医生和患者接受
患者于 2021 年 8 月 31 日(末次月经时间)开始予阿司匹林肠溶片 80mg qd po	告知目前妊娠期使用阿司匹林的相关循证依据及潜在风险,建议患者就诊风湿免疫科,根据免疫相关指标及诊断评估是否继续用药	医生和患者接受
优先级:中		
患者于 2021 年 8 月 31 日(末次月经时间)开始予维生素 D_3 胶囊 + 钙 - 维生素 D 胶囊(每粒含 500IU 维生素 D_3)联用	患者孕 9^{+2} 周监测总 25- 羟基维生素 D (T-25OHD)43.6ng/ml 已达标(参考范围:<20 缺乏,20~30 不足,>30 充足),目前服用药物中,维生素 D_3 胶囊与钙 - 维生素 D 胶囊均含有维生素 D_3,日总量达 4 500IU,已超过上述安全剂量上限参考值(4 000IU/d)。故建议患者就诊营养科,由专科医生评估,考虑维生素 D 减量,并定期监测维生素 D 水平	医生和患者接受
患者于 2021 年 8 月 31 日(末次月经时间)开始给予叶酸片 0.8mg+ 维生素 B 族复合片(每片含叶酸 0.75mg)联用	患者 RBCF 1 339ng/ml 已超过参考范围(253~1 012ng/ml)上限,目前服用药物中,叶酸片与维生素 B 族复合片均含有叶酸成分,日总量达 1.55mg。故建议患者就诊营养科,在医生指导下考虑停用一种叶酸制剂	医生和患者接受
患者于 2021 年 8 月 31 日(末次月经)开始予硫酸羟氯喹片 200mg bid po	患者目前产科抗磷脂综合征诊断尚不明确,建议患者风湿免疫科随诊,定期监测免疫相关指标,评估是否需继续用药	患者未规律随诊免疫科,未定期复查相关免疫指标,未做药物调整
患者于 2021 年 8 月 31 日(末次月经)开始予磺达肝癸钠注射液 2.5mg qd ih	患者目前产科抗磷脂综合征诊断尚不明确,建议患者风湿免疫科随诊,定期监测免疫相关指标,评估是否需继续用药	患者未规律随诊免疫科,未定期复查相关免疫指标,未做药物调整

使用的临床数据有限。只有当用药的受益大于风险时，才可用于孕妇；根据现有的人类数据，在子宫内接触羟氯喹的儿童中未观察到视网膜毒性、耳毒性、心脏毒性或生长发育异常，但现有的流行病学和临床研究存在方法学局限性，包括样本量小和研究设计。建议规律复查免疫指标，明确诊断，并根据临床诊断调整药物治疗方案。③甲状腺功能减退治疗药物为左甲状腺素钠，该药物没有任何报道表明其在人体推荐治疗剂量下会导致致畸性和/或胎儿毒性。④妊娠期营养治疗相关用药中，维生素D和叶酸建议按照常规推荐剂量补充即可，目前均重复用药情况，建议就诊营养科调整营养治疗方案。

（2）缺乏适应证用药的解释：溴隐亭可用于月经不调及女性不孕症患者，治疗由于催乳素引起的催乳素过高或正常情况下导致的闭经或月经过少。患者自诉既往有过1次催乳素升高（具体不详），未明确诊断高催乳素血症，目前用药缺乏明确的适应证。

（3）用药教育：制定患者用药指导单，见案例表25-4。

1）维生素D：建议在餐后服用维生素D，一般在早晚饭后半小时左右服用最佳。由于维生素D具有脂溶性，容易溶于脂肪中被机体吸收，所以饭后服用效果更好。

2）左甲状腺素钠：左甲状腺素钠片应于早餐前半小时，空腹将一日剂量1次性用适当液体（例如半杯水）送服。

3）磺达肝癸钠：通过皮下注射给药，患者取卧位。给药部位应在腹壁左右前外侧位和左右后外侧位交替。交替注射是指距离上次注射部位至少>2cm，注射时应捏起皮肤褶皱，以减轻药物对局部毛细血管的破坏作用，减少皮下瘀斑的发生。为避免药品损失，在使用预灌封注射器时，注射前不要排出其中的气泡。注射针全长应垂直插入由拇指和食指提起的皮肤褶皱中，整个注射过程中应维持皮肤褶皱的存在。

（4）生活方式指导：建议患者孕期规律作息，均衡饮食（肉、蛋、奶、蔬菜摄入足量且均衡），少食多餐，适当运动，避免体重增长过快，保持心情愉悦，避免重体力劳动。

（5）定期监测：①建议患者孕期规律产检（包括孕11~14周胎儿NT彩超测定、孕16周左右进行唐氏筛查/无创DNA检查、孕20~24周左右需进行中孕胎儿系统性彩超筛查等），监测血压、血糖、尿常规等指标，密切产科随诊，加强排畸检查。②患者甲状腺功能减退22年，建议每2~3月复查甲状腺功能相关指标（包括FT_3、FT_4、TSH_3等），规律内分泌科随诊。③患者疑诊免疫系统相关疾病（疑诊抗磷脂综合征、抗核抗体阳性），应间隔至少12周复查相关免疫指标（如抗磷脂抗体、狼疮抗凝物、抗β_2糖蛋白Ⅰ抗体等），免疫内科随诊。

7. 随访

（1）1个月后患者随访结果（2022年11月24日，孕12周）：患者用药方案发生较大变化，重新制定患者用药指导单，案例表25-5。①用药情况是孕12周，遵妊娠哺乳期药物治疗管理门诊药师意见，就诊营养科、产科、内分泌科及辅助生殖专科门诊，予停用甲磺酸溴隐亭片、他达拉非片、叶酸片、维生素D_3胶囊；就诊风湿免疫科门诊，考虑APL阴性、抗核抗体阳性，暂不能确诊抗磷脂综合征，予停用阿司匹林肠溶片。②检验结果显示孕12周时复查甲状腺功能指标结果是TSH_3 3.383μIU/ml，FT_3 2.94pg/ml，FT_4 1.07ng/dl。

（2）3个月后患者随访结果（2022年1月20日，孕21周）：检验结果显示孕15周时复查甲状腺功能指标分别是TSH_3 1.263μIU/ml，FT_3 3.01pg/ml，FT_4 1.07ng/dl；孕15周时完成无创DNA筛查，示低风险。

案例表 25-4 患者用药指导单

用药时间表(2021 年 11 月 2 日)													
治疗疾病	药品名称	早饭			午饭			晚饭			睡前	药品规格	注意事项
		前	中	后	前	中	后	前	中	后			
抗磷脂综合征(疑诊)、抗核抗体阳性	硫酸羟氯喹片		口服1片						口服1片			200mg/片	每次服药应同时进食或饮用牛奶
	阿司匹林肠溶片	口服1片										80mg/片	肠溶片剂型建议饭前服用
	磺达肝癸钠注射液										皮下注射1支	2.5mg/支	每日固定时间给药;具体注意事项详见“患者教育”部分
IVF-ET妊娠	他达拉非片										阴道给药1片	10mg/片	
催乳素升高	甲磺酸溴隐亭片			口服1片			口服1片			口服1片		2.5mg/片	服药后头几日可能会发生恶心、呕吐、头痛、眩晕或疲劳
甲状腺功能减退	左甲状腺素钠片	口服2片										50μg/片	左甲状腺素钠片应于早餐前半小时,空腹将一日剂量1次性用适当液体(例如半杯水)送服

续表

用药时间表（2021 年 11 月 2 日）													
治疗疾病	药品名称	早饭			午饭			晚饭			睡前	药品规格	注意事项
		前	中	后	前	中	后	前	中	后			
妊娠状态	维生素 D_3 胶囊			口服 2 粒								2 000IU/ 粒	维生素 D 是一种脂溶性维生素，饭后半小时左右服用最佳，有利于机体吸收
	钙 - 维生素 D 胶囊			口服 1 粒								600mg 碳酸钙 +500IU 维生素 D_3/ 粒	治疗钙缺乏的情况下，建议碳酸钙餐后服用，并配合适量的维生素 D
	活性叶酸片			口服 2 片								0.4mg/ 片	饭后半小时到 1 小时左右服药，因为叶酸可能对胃部产生刺激作用，影响食欲
	维生素 B 族复合胶囊			口服 2 粒								每粒含维生素 B_1 75mg、维生素 B_2 75mg、维生素 B_6 7.5mg、维生素 B_{12} 0.375mg、叶酸 0.75mg	此类维生素属于酸性维生素，饭后服用会对胃肠道的黏膜作用相对较小，减少对胃肠道的刺激

案例表 25-5　随访后患者用药指导单

用药时间表（2021 年 11 月 24 日）													
治疗疾病	药品名称	早饭			午饭			晚饭			睡前	药品规格	注意事项
		前	中	后	前	中	后	前	中	后			
抗磷脂综合征（疑诊）、抗核抗体阳性	硫酸羟氯喹片		口服 1 片						口服 1 片			200mg/ 片	每次服药应同时进食或饮用牛奶
	磺达肝癸钠注射液										皮下注射 1 支	2.5mg/ 支	每日固定时间给药；具体注意事项详见“患者教育”部分
甲状腺功能减退	左甲状腺素钠片	口服 2 片										50μg/ 片	左甲状腺素钠片应于早餐前半小时，空腹将一日剂量 1 次性用适当液体（例如半杯水）送服
妊娠状态	钙 - 维生素 D 胶囊			口服 1 粒								600mg 碳酸钙 +500IU 维生素 D_3/ 粒	治疗钙缺乏的情况下，建议碳酸钙餐后服用，并配合适量的维生素 D
	维生素 B 族复合胶囊			口服 2 粒								每粒含维生素 B_1 75mg、维生素 B_2 75mg、维生素 B_6 7.5mg、维生素 B_{12} 0.375mg、叶酸 0.75mg	此类维生素属于酸性维生素，饭后服用会对胃肠道的黏膜作用相对较小，减少对胃肠道的刺激

（3）6个月后患者随访结果（2022年4月8日，孕32周）：①检验结果显示孕24周时复查甲状腺功能指标分别是FT_3 2.45pg/ml，FT_4 0.84ng/dl，TSH_3 2.296μIU/ml；OGTT正常；RBCF 1 521ng/ml↑。孕32周时T-25OHD 43.8ng/ml，RBCF 1 361mg/ml↑，较前有所下降。②检查结果显示孕22^{+6}周时胎儿系统性彩超筛查示胎心规律，四腔心、左室流出道、右室流出道、三血管切面可见胃泡、膀胱、双肾可见，脐带腹壁入口未见异常，脊柱强回声排列未见明显异常，双侧上肢肱骨、尺骨、桡骨和下肢股骨、胫骨、腓骨可见，上唇形态未见明显异常。

知识点总结

1. 胚胎及胎儿发育中的致畸敏感期

（1）相对不敏感期：受孕后2周内（末次月经的第14~28日）；这个时期药物对胚胎的影响是“全或无”，即要么没有影响，要么有影响导致流产，一般不会导致胎儿畸形。

（2）高度敏感期：受孕后3~8周（末次月经的第5~10周）。胚胎器官分化发育阶段，胚胎开始定向发育。主要器官畸形的最危险时期均在此期，如脑在受孕后的第15~27日，眼在24~29日，心脏在20~29日，四肢在24~36日，生殖器在26~62日。

（3）低敏感期：受孕后9~38周（末次月经的第11~40周）。胎儿生长、器官发育、功能完善阶段。但神经系统、生殖系统和牙齿仍在继续分化。若在此时母体使用具有神经毒性或生殖毒性的药物，易使胎儿神经和生殖系统发育受损，还可表现为胎儿生长受限、低出生体重、功能行为异常、早产率增加等。

2. 药物治疗时期及影响

（1）阿司匹林：流行病学研究数据表明，在妊娠早期使用前列腺素合成抑制剂后，流产、心脏畸形和腹裂的风险增加，心血管畸形的绝对风险从不到1%增加到大约1.5%。在动物中，前列腺素已被证明会导致植入前和植入后丢失和胚胎-胎儿致死率增加。此外，有报道显示在器官发生期给予前列腺素心血管合成抑制剂的动物中各种畸形的发生率增加。因此，在怀孕的前3个月和中孕期除非明确需要，否则不应给予阿司匹林。如需使用，则剂量应尽可能低，治疗时间应尽可能短。目前，有循证依据支持的妊娠期使用阿司匹林的情况包括：①预防子痫前期：妊娠早中期（12~16周）开始服用小剂量阿司匹林（50~100mg），可维持到孕28周。②产科抗磷脂综合征：50~100mg/d，口服。

妊娠晚期使用前列腺素合成抑制剂可能是胎儿暴露于新肺毒性（动脉导管过早闭合和肺动脉高压）、肾功能不全以及延长出血时间。此外，还可能抑制子宫收缩导致分娩延迟或延长。因此，在妊娠晚期禁用100mg/d或更高剂量的阿司匹林。

（2）羟氯喹：根据现有的人类数据，在子宫内接触羟氯喹的儿童中未观察到视网膜毒性、耳毒性、心脏毒性或生长发育异常，但现有的流行病学和临床研究存在方法学局限性，包括样本量小和研究设计。羟氯喹是治疗妊娠期狼疮和狼疮性肾炎的推荐药物之一。如果在治疗过程中发现妊娠，则不应停止妊娠（可能会导致母体疾病发作，由于组织结合，胎儿暴露仍将持续6~8周）。母亲使用羟氯喹也可以降低与新生儿狼疮相关的心脏畸形的发生率。

（3）溴隐亭：动物生殖研究未显示溴隐亭对子代有危险性，但至今尚未在妊娠妇女中进行对照研究。溴隐亭可以穿过胎盘，目前从怀孕期间服用溴隐亭的妇女收集的数据表明，使用溴隐亭不会增加出生缺陷的发生率。但大多数妇女均为怀孕8周内停止使用溴隐亭，因此药物对胚胎及胎儿的影响考虑为“全或无”。

（4）他达拉非：他达拉非可能穿过胎盘，目前尚无他达拉非应用于妊娠妇女的研究数据。仅有少量文献报道5型磷酸二酯酶抑制剂是治疗胎儿生长受限（fetal growth restriction，FGR）的新疗法之一，在伴有胎盘功能障碍的FGR患者中，通过血管扩张诱导子宫血流量增加，从而改善FGR。他达拉非存在视神经（如非动脉性前部缺血视神经病变）、听力（如听力减低或丧失）等药品不良反应，胚胎器官分化发育阶段大约在受孕后3~8周（末次月经的第5~10周），胚胎开始定向发育，主要器官畸形的最危险时期均在此期，因此孕早期使用该药物需警惕对胎儿造成损害的潜在风险。虽然阴道给药属于局部用药，但由于该药物尚缺乏用于妊娠妇女的临床经验及循证依据，故其安全性有待进一步证实。

（5）磺达肝癸钠：磺达肝癸钠已被证明可以穿过人类胎盘。使用抗凝剂，包括磺达肝癸钠，可能会增加胎儿和新生儿出血的风险，应监测新生儿出血情况。在动物生殖研究中，没有证据表明磺达肝癸钠在器官形成过程中分别给予妊娠大鼠和家兔32倍和65倍剂量时会产生不良发育结果。孕妇使用磺达肝癸钠的临床数据有限。只有当用药的受益大于风险时，本品才可用于孕妇。

（6）叶酸：开放性神经管缺陷（neural tube defect，NTD）是相对常见的先天性异常，由受孕后第3~4周（妊娠第5~6周）部分神经管未正常闭合所致。开放性NTD可能累及椎骨、脊髓、颅骨和/或脑。大多数单纯性NTD似乎由叶酸缺乏导致，可能兼有遗传因素或其他环境危险因素。有充分证据证明，在对孕早期妇女进行的充分严格的对照研究中未见到对胎儿产生损害（在其后6个月中也未见到危害证据）。对孕妇的研究表明，如果在怀孕期间服用叶酸不会增加胎儿畸形的风险。如果在怀孕期间使用该药，对胎儿造成伤害的可能性似乎很小。对于分娩NTD患儿风险高的女性，以4mg的剂量预防性补充叶酸在短期内没有毒性，但在早期妊娠后应减少剂量，因为这时不再有治疗意义（预防NTD），且不能排除长期暴露对胎儿产生不良影响的可能性。

（7）维生素D：受孕后9~38周（末次月经的第11~40周）是胎儿生长、器官发育、功能完善阶段，神经系统、生殖系统和牙齿仍在继续分化。孕期维生素D缺乏不仅可以导致胎儿宫内发育障碍、佝偻病、增加妊娠期相关并发症等，还会影响儿童神经系统的发育。有研究表明，孕期补充维生素D与娩出小于胎龄儿的风险降低有关［相对风险率（relative risk，RR）0.72，95%置信区间（confidence interval，CI）0.52~0.99］，且并未增加胎儿或新生儿死亡或先天性畸形的风险，但妊娠期常规补充超过膳食营养素推荐供给量（recommended dietary allowance，RDA）的维生素D的价值，还需在缺乏和不缺乏维生素D的女性中开展更多严谨且规模足够大的随机试验来进一步验证。

参考文献

［1］MOLITCH M E.Endocrinology in pregnancy：management of the pregnant patient with a prolactinoma［J］.Eur J Endocrinol，2015，172（5）：R205-R213.

［2］Tadalafil［DB/OL］.［2022-04-19］.https：//www.micromedexsolutions.com/micromedex2/librarian/PFDefaultActionId/evidencexpert.DoIntegratedSearch？ navitem=topHome&isToolPage=true#.

［3］UMEKAWA T，MAKI S，KUBO M，et al.TADAFER Ⅱ：tadalafil treatment for fetal growth restriction-a study protocol for a multicenter randomised controlled phase Ⅱ trial［J］.BMJ Open，2018，8（10）：e020948.

[4] MAGAWA S, NII M, TANAKA H, et al.Phase-1 clinical study of tadalafil administered for selective fetal growth restriction in twin pregnancy[J].J Matern Fetal Neonatal Med, 2021, 34(7): 1075-1082.
[5] SAKAMOTO M, OSATO K, KUBO M, et al.Early-onset fetal growth restriction treated with the long-acting phosphodiesterase-5 inhibitor tadalafil: a case report[J].J Med Case Rep, 2016, 10(1): 317.
[6] MAKI S, TANAKA H, ISUJI M, et al.Safety evaluation of tadalafil treatment for fetuses with early-onset growth restriction (TADAFER): results from the phase Ⅱ trial[J].J Clin Med, 2019, 8(6): 856.
[7] COMMITTEE TO REVIEW DIETARY REFERENCE INTAKES FOR VITAMIN D AND CALCIUM, INSTITUTE OF MEDICINE.Dietary reference intakes for calcium and vitamin D[M].Washington D.C.: National Academies Press, 2011.
[8] 妊娠期营养[DB/OL].(2022-04-14)[2022-04-19].https://www.uptodate.com/contents/zh-Hans/nutrition-in-pregnancy-dietary-requirements-and-supplements?search=%E7%BB%B4%E7%94%9F%E7%B4%A0D%20%E5%A6%8A%E5%A8%A0&source=search_result&selectedTitle=4~147&usage_type=default&display_rank=2.
[9] 妊娠期叶酸的补充[DB/OL].(2021-08-05)[2022-04-19].https://www.uptodate.com/contents/zh-Hans/folic-acid-supplementation-in-pregnancy?search=%E7%BB%B4%E7%94%9F%E7%B4%A0D%20%E5%A6%8A%E5%A8%A0&topicRef=453&source=see_link#H1275053899.

（案例作者：史亦丽 唐筱婉 中国医学科学院北京协和医院）

案例 26 妊娠期药物暴露风险干预的医药联合门诊服务

学习目标

1. 掌握妊娠早期酚麻美敏、二甲双胍、阿卡波糖、复方减肥药物（呋塞米、氟西汀、地西泮、芬氟拉明等）暴露对胎儿的影响。

2. 掌握妊娠期糖尿病患者药物治疗方案的综合评估内容，包括药物品种选择、用药剂量等。

3. 掌握药物治疗干预问题优先级别。

案例简介

患者，女，41 岁，身高 160cm，体重 71kg，BMI 27.7kg/m^2，平时月经不规律，2~3 个月 1 次，月经量稀少。末次月经 2021 年 7 月 6 日，2021 年 9 月 16 日超声示可见胎心胎芽，宫内早孕活胎（孕 8^{+2} 周），患者 1 年前诊断为 2 型糖尿病，口服阿卡波糖片（每次 50mg，每日 2 次）和二甲双胍片（每次 500mg，每日 1 次），经常漏服，未规律服药。3 个月前在家自测血糖：空腹血糖 6.5~7.5mol/L，餐后血糖 10.0~11.0mmol/L。2 个月前常规体检：LDL-C 1.5mmol/L，空腹血糖 8.0mmol/L，HbA$_{1c}$ 7.1%。2 个月前开始服用国外减肥药品（成分包含氟西汀、麻黄碱、芬氟拉明等，具体剂量不详）。3 日前因自觉着凉，咳嗽、流涕，自行服用酚麻美敏片及蒲地蓝消炎口服液。

工作流程

1. 明确就诊目的

（1）患者自述服用减肥药品，意外怀孕，担心用药安全性，希望得到药师解答。

（2）患者对于目前用药是否需要调整不清楚，希望得到药师的用药指导。

2. 信息收集

（1）基本信息：患者，女，41岁，身高160cm，体重71kg，医疗保险。

（2）既往病史：糖尿病。

（3）现病史：停经8周。

（4）月经史：平日月经不规律，月经量稀少。末次月经2021年7月6日，结合早孕B超，推算末次月经7月20日，预产期日期2022年4月27日。

（5）婚育史：既往G_0P_0，现有子女0人。

（6）用药史

1）阿卡波糖片：每次50mg，每日2次，1年前至今。

2）二甲双胍片：每次500mg，每日1次，1年前至今。

3）复方减肥药（氟西汀、麻黄碱、芬氟拉明、呋塞米、地西泮）：每日1片，具体剂量不详，2个月前至今。

4）酚麻美敏片：每次1片，每日2次，3日前。

5）蒲地蓝消炎口服液：每次10ml，每日3次，3日前。

（7）不良反应史：既往未发生过药品不良反应。

（8）相关检查和检验：血压129/76mmHg，心率95次/min，Cr 94μmol/L，TC 1.8mmol/L，LDL-C 1.50mmol/L，HDL-C 0.91mmol/L，TG 1.01mmol/L，空腹血糖8.0mmol/L，HbA_{1c} 7.1%，血hCG 3 400IU/L，孕酮27.21ng/ml。2021年9月16日超声示可见胎心胎芽，宫内早孕活胎（孕8^{+2}周）。

（9）服药依从性：每周忘记服药1~2次，因工作原因偶尔忘记吃药。

（10）生活方式：平日运动量较小（基本无体育活动），睡眠尚可；饮食不规律，以油炸食物、外卖等居多，无烟酒不良嗜好。

3. 药学门诊方案制定　见案例表26-1。

4. 实施干预　见案例表26-2。

5. 用药指导方案

（1）生活方式指导：妊娠期建议饮食少食多餐，规律饮食，每日可分4~6餐，每餐7分饱。饮食能量摄取需参照医生制定的能量份数，选择高能量密度且富含膳食纤维的食物（粗粮、麸子、豆类等），增加蔬菜和水果，水果约控制在每日300g左右，且为少油少盐少脂肪原则，尽量少吃腌制、油炸类食物。每日需有加餐。同时妊娠早期多服用叶酸含量高的食物，如绿叶蔬菜等。根据《妊娠期高血糖诊治指南（2022）》，推荐每日摄入的碳水化合物不低于175g（主食量4两以上），摄入量占总热量的50%~60%为宜；蛋白质不应低于70g；饱和脂肪酸不超过总能量摄入的7%；限制反式脂肪酸的摄入；推荐每日摄入25~30g膳食纤维。每日的餐次安排为3次正餐和2~3次加餐，早、中、晚三餐的能量应分别控制在每日摄入总能量的10%~15%、30%、30%，每次加餐的能量可以占5%~10%。同时保证维生素和矿物质的摄

案例表 26-1 药物治疗评估

DRPs 详述	问题状态	问题类型	暴露孕周	问题原因	问题优先级	随访 1（2 周后）	随访 2（1 个月后）	随访 3（32 周后）
患者于 2 个月前至今持续服用氟西汀、麻黄碱、芬氟拉明等复方减肥药品	实际问题	安全性问题	受精前至孕 8 周，现尚未停药，药物持续暴露	在妊娠早期药物暴露可能影响胚胎发育，增加致畸风险	高	其间未出现阴道流血、腹痛等迹象，目前综合评估胎儿发育良好	未出现阴道流血、腹痛等迹象。B 超 NT：1.0mm，估计胎儿符合孕周。由医生指导饮食运动控制，目前自测血糖，空腹血糖 5.6mmol/L，餐后血糖 7.2mmol/L	患者阴道分娩一女婴，体重 4 050g，Apgar 评分均为 10 分
患者于 3 日前自行服用蒲地蓝消炎口服液、酚麻美敏片	实际问题	安全性问题	孕 7 周至孕 8 周，现尚未停药，药物有持续暴露	在妊娠早期药物暴露可能增加流产风险	高			
患者依从性差	实际问题	依从性问题		患者忘记服药	高	营养内分泌医生指导饮食运动，暂停口服降糖药		
患者血糖控制不达标	实际问题	有效性问题		妊娠期糖尿病口服降糖药妊娠用药安全性尚不明确，推荐的一线药物为胰岛素，因此需要进行药物品种的调整	中			
未能规律监测糖化血红蛋白	实际问题	依从性问题		不熟悉检测频率	低	严格遵循产科医生产检计划，3 个月左右复查糖化血红蛋白		

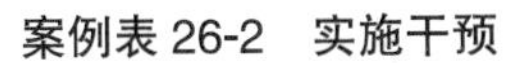

案例表 26-2　实施干预

按用药问题优先级列举药物治疗问题	干预建议	干预结果
优先级：高		
复方减肥药品安全性	依据患者服药用量、药物暴露时间及用药安全性，评估认为存在妊娠用药风险，可能影响胎儿发育，或增加致畸风险。建议停药，胎儿情况继续随诊观察，加强产检及超声评估	患者接受
酚麻美敏片安全性	患者已停药，依据患者用药剂量及时间，评估患者对胎儿影响较小，可继续妊娠，并及时补充叶酸或复合维生素口服	患者接受
服药依从性差	药师为患者提供药盒，制定用药指导单	患者接受
优先级：中		
糖尿病药品选择	因妊娠期用药安全性，建议就诊围产期内分泌门诊，调整降糖药物方案妊娠期建议停用二甲双胍和阿卡波糖。并结合饮食及运动方式进行血糖方面相关调整	患者接受
优先级：低		
糖尿病未能规律监测糖化血红蛋白	药师为患者提供疾病监测计划	患者接受

入，有计划地增加富含铁、叶酸、钙、维生素 D、碘等的食物，如瘦肉、家禽、鱼、虾、奶制品、新鲜水果和蔬菜等。

运动方面：每日进行 30 分钟中等强度的运动，每周至少运动 5 日，如瑜伽、快走等运动，如果孕前未进行规律运动，可从低强度开始，循序渐进。

（2）定期监测：每周至少监测 1 次空腹血糖和 1 次餐后血糖，血糖调整期间可能需多次监测。根据《妊娠期高血糖诊治指南（2022）》，推荐妊娠期糖尿病（gestational diabetes mellitus，GDM）孕妇在诊断后行自我血糖监测并记录空腹及餐后血糖，如血糖控制良好，可以适当调整监测频率；A1 型妊娠期糖尿病至少每周监测 1 日空腹和三餐后血糖，A2 型妊娠期糖尿病至少每 2~3 日监测三餐前后血糖。孕前糖尿病合并妊娠孕妇血糖控制不达标者每日行自我血糖监测并记录空腹、餐前及餐后血糖，如血糖控制良好，可以适当调整监测频率。如推荐睡前胰岛素应用初期、以及出现夜间低血糖发作等可加测夜间血糖。一般情况下 2~3 个月左右监测 1 次糖化血红蛋白。

监测目标：对于妊娠期糖尿病或孕前糖尿病合并妊娠的人群都建议空腹血糖 <5.3mmol/L，餐后 1 小时血糖 <7.8mmol/L 或餐后 2 小时血糖 <6.7mmol/L。

（3）建议妊娠早期补充叶酸或复合维生素。

（4）低血糖的预防：妊娠期糖尿病患者有可能因产检、未按时间规律进食以及胰岛素等药物等因素出现血糖浓度过低的状态，表现为饥饿感、流汗、焦虑不安、面色苍白、心动过速、虚弱、乏力、头晕、视物模糊等症状。发生低血糖可第一时间补充含糖类食物，如葡萄糖片、方糖、饼干等。

在平日生活中预防低血糖：按时吃饭进餐，少量多餐，定时定量进餐，外出时间长或运动时应随身携带一些含糖的食物。平日要做好血糖监测，尤其在新诊断糖尿病的患者应关注血糖监测。

此外对于使用胰岛素治疗的孕妇，注意胰岛素使用时间和进餐时间，如速效胰岛素应在注射后及时进餐。对于应用胰岛素的患者在运动前要监测血糖，若血糖偏低，不建议立即运动，应在进食后血糖安全的范围内运动。

6. 随访　1个月后患者随访结果如下。

（1）患者目前胚胎发育良好，B超结果示符合孕周大小：10月14日B超NT 1.0mm，孕12^{+1}周，胎儿符合孕周。

（2）患者遵从药师建议，未再服用复方减肥药。酚麻美敏片及蒲地蓝消炎口服液已停药，感冒症状好转。因早孕反应，患者体重较孕前轻0.5kg。

（3）患者有轻微孕吐反应，复合维生素不能每日服用。建议暂时可更换为药品较小的叶酸片。

（4）疾病监测情况：患者能规律监测血糖。目前自测空腹血糖5.6mmol/L，餐后血糖7.2mmol/L。每日可按时使用胰岛素，并按制定的食谱进食。但因孕早期早孕反应，食欲受影响，进食受到限制。

（5）调整药物后，未发生不良反应。

知识点总结

1. 妊娠早期药物暴露风险　妊娠期用药风险的评估主要取决于暴露药物、时间、暴露孕周等。而药物致畸主要除药物本身及孕妇体内代谢的特点外，还与胚胎发育有关（详见案例25）。

暴露时间：从2个月前开始服用至今，目前孕8周，在孕早期持续有药物暴露。药物暴露风险：本例中患者因减重自行服用多种成分的药物，而非治疗用药。其中氟西汀在妊娠期应用应权衡利弊，妊娠早期建议避免使用此药治疗，药物是否增加胎儿先天畸形（尤其是心血管畸形的风险）尚存争议。该药物可通过胎盘，可在脐带血、羊水中监测到，妊娠期药物暴露可能引起发育毒性，包括自然流产、低出生体重、早产、新生儿5-羟色胺综合征等，同时此药物常规作为抗抑郁药，可能增加先兆子痫的发生率；芬氟拉明用于单纯性肥胖及伴糖尿病、高血压、焦虑症的肥胖患者，国内依据建议妊娠期禁用，妊娠用药数据缺乏。呋塞米认为可透过胎盘，动物实验表明本药可导致流产、胎仔肾盂积水、增加死亡率。妊娠早期尽量避免使用，可能导致代谢并发症、胎儿出生体重、胎儿尿液增加等。对于妊娠期高血压认为无预防作用，如需使用的话需严格监测胎儿生长。妊娠早期使用地西泮可能增加胎儿致畸的风险；妊娠期女性长期使用可成瘾，新生儿出现撤药症状，妊娠晚期可影响新生儿中枢神经活动等。妊娠期早期使用抗抑郁药或抗焦虑药可能增加先兆子痫的发生率。

患者因特殊原因用药而非治疗用药，且药物使用存在增加胎儿致畸性、流产、影响胎儿发育等风险。此次所涉及的药物中感冒用药酚麻美敏妊娠期慎用，相对较小；复方减肥药为患者自行购买的复方药物，含有多种抗焦虑、抗抑郁等药物成分，根据美国FDA妊娠用药分级多为C级或D级，增加用药风险，包括影响胎儿发育、致畸风险、流产风险等。

2. 糖尿病用药相关知识点

（1）药物选择及剂量：妊娠期糖尿病首选药物为胰岛素。基础胰岛素治疗方案适用于空腹血糖或餐前血糖高的孕妇，选择在睡前注射长效胰岛素，或者早餐前和睡前 2 次注射中效胰岛素。对于餐后血糖升高的孕妇，可选择餐前短效或超短效胰岛素治疗方案，即餐时或三餐前注射超短效或短效胰岛素。由于妊娠期餐后血糖升高较为显著，一般不常规推荐应用预混胰岛素。妊娠合并 T1DM 或者少数合并 T2DM 血糖控制不理想的孕妇，可考虑使用胰岛素泵控制血糖。

根据血糖监测的结果，选择个体化的胰岛素治疗方案。依据血糖控制的靶目标，结合孕妇体重，按照每 2~4U 胰岛素降低 1mmol/L 血糖的原则进行调整。妊娠合并 T1DM 妇女添加胰岛素时应警惕低血糖的发生。

妊娠期胰岛素的添加必须在营养管理和运动指导的基础上进行。空腹或餐前血糖升高建议添加中效或长效胰岛素，餐后血糖异常建议添加短效或超短效胰岛素，胰岛素首次添加应警惕低血糖的发生。妊娠过程中机体对胰岛素需求的变化：妊娠中、晚期胰岛素需要量有不同程度的增加；妊娠 32~36 周达到高峰，妊娠 36 周后用量可能会有下降，因此，妊娠期胰岛素的用量应根据血糖情况调整。

（2）血糖监测：妊娠期糖尿病孕妇在诊断后行自我血糖监测并记录空腹及餐后血糖，如血糖控制良好，可以适当调整监测频率；A1 型妊娠期糖尿病至少每周监测 1 日空腹和三餐后血糖，A2 型妊娠期糖尿病至少每 2~3 日监测三餐前后血糖。孕前糖尿病合并妊娠孕妇血糖控制不达标者每日行自我血糖监测并记录空腹、餐前及餐后血糖，如血糖控制良好，可以适当调整监测频率。如推荐睡前胰岛素应用初期、以及出现夜间低血糖发作等可加测夜间血糖。

（3）运动：妊娠前和妊娠期的规律运动可明显降低正常体重孕妇，尤其是超重和肥胖孕妇的 GDM 发生风险；规律运动可提高 GDM 的血糖达标率，减少母儿不良结局。无运动禁忌证的孕妇，1 周中至少 5 日每日进行 30 分钟中等强度的运动。

妊娠前无规律运动的孕妇，妊娠期运动时应由低强度开始，循序渐进。有氧运动及抗阻力运动均是妊娠期可接受的运动形式。妊娠期进行有氧运动结合抗阻力运动的混合运动模式比单独进行有氧运动更能改善妊娠结局。推荐的运动形式包括步行、快走、游泳、固定式自行车运动、瑜伽、慢跑和力量训练。妊娠期应避免引起静脉回流减少和低血压的体位，如仰卧位运动。

（4）饮食：妊娠期高血糖孕妇应控制每日总能量摄入，妊娠早期不低于 1 600kcal/d（1kcal=4.184kJ），妊娠中晚期 1 800~2 200kcal/d 为宜；伴孕前肥胖者应适当减少能量摄入，但妊娠早期不低于 1 600kcal/d，妊娠中晚孕期适当增加。

根据孕前 BMI 和妊娠期体重增长速度指导每日摄入的总能量，制定个体化、合理的膳食方案。但注意过分限制能量摄入（少于 1 500kcal/d）会发生酮症，对孕妇和胎儿都会产生不利影响。妊娠中晚期可根据不同情况增加能量摄入。不建议孕前超重和肥胖的妊娠合并糖尿病孕妇在整个妊娠期过度限制能量和减重，对于孕前肥胖的妇女，应减少 30% 的热量摄入，且摄入量不应低于 1 600~1 800kcal/d。

推荐每日摄入的碳水化合物不低于 175g（主食量 4 两以上），摄入量占总热量的 50%~60% 为宜；蛋白质不应低于 70g；饱和脂肪酸不超过总能量摄入的 7%；限制反式脂肪酸的摄入；推荐每日摄入25~30g膳食纤维。有计划地增加富含铁、叶酸、钙、维生素D、碘等的食物，如瘦肉、家禽、鱼、虾、奶制品、新鲜水果和蔬菜等。

参考文献

[1] 中华医学会糖尿病学分会．中国2型糖尿病防治指南（2020年版）[J]．中华糖尿病杂志，2021，13(4)：315-409.

[2] DRAZNIN B，ARODA VR，BAKRIS G，et al.2.Classification and diagnosis of diabetes：standards of medical care in diabetes-2022[J].Diabetes Care，2022，45(Supplement_1)：S17-S38.

[3] 中华医学会内分泌学分会．预混胰岛素临床应用专家共识（2016年版）[J]．药品评价，2016，13(9)：5-11.

（案例作者：王然　首都医科大学附属北京妇产医院）

案例27　妊娠期网红药物暴露风险干预的药学门诊服务

学习目标

1. 掌握特殊人群用药咨询用药决策辅助数据库资源及应用。
2. 掌握用药咨询方法。
3. 掌握咨询沟通时的人文关怀和规避法律风险。

案例简介

患者，女，28岁，身高160cm，体重60kg，BMI 23.43kg/m^2。因“用网红药2日后发现意外怀孕”前来药学门诊就诊咨询。患者平素月经规律，4~5日/35日，2021年4月1日末次月经，停经43日查尿hCG阳性，预产期2022年1月8日。患者首次妊娠。1周前身体不适自服“网红药物”（具体不详。服药时间2021年5月7日到5月9日）。服药2日后，患者自觉症状好转即自行停药。停药3日后查出意外怀孕，前来药学门诊咨询药品对妊娠的影响及症状处理的建议。

工作流程

1. 明确就诊目的　2021年5月7日因身体不适，乏力、恶心，自觉感冒以及消化不良，自服“网红药物”。服用2日后，患者自觉症状好转，自行停药。停药3日后患者确定意外怀孕。患者希望了解自服药、发现意外怀孕后怎么办，药物有无影响。

2. 收集信息

（1）基本信息：患者，女，28岁，身高160cm，体重60kg。意外妊娠，首次妊娠。患者平素月经规律，4~5日/35日，2021年4月1日末次月经，停经43日出查尿hCG阳性。

（2）既往病史：无特殊。患者既往体健，否认肝炎、结核等病史，否认药物过敏史，否认外科手术史。

（3）用药史：既往间断服用过复方维生素等营养补充剂，服药不规律。

（4）不良反应史：既往未发生过药品不良反应。

（5）相关检查和检验：血压 125/78mmHg，心率 73 次 /min，Cr 54μmol/L，AST 35U/L，ALT 25U/L。

（6）服药依从性：用药不规律。

（7）生活方式：患者为上班族，活动量中等（每周 2 次，每次 30 分钟）。睡眠一般；规律进餐，进食量中等（以碳水化合物为主，肉适量、蔬菜较少）；无烟酒不良嗜好。

（8）婚育史及家族史：27 岁结婚，爱人体健，生育史 0-0-0-0，初潮 13 岁。父母健在，家族史无特殊。

3. 药学门诊方案制定　见案例表 27-1。

结合患者问题需求，分析患者的药物治疗相关咨询问题如下表所示。

案例表 27-1　药物治疗评估

患者需求	问题状态	问题类型	问题原因	问题优先级
网红药物的成分	实际问题	安全性问题	患者服药，但不了解药物	高
药品对妊娠不同时期的影响	实际问题	安全性问题	患者意外怀孕，且发现时期在敏感期内，担心药物影响	高
复方药品对妊娠的影响			多由化学药物组成的复方制剂是否影响胎儿	
复方中药对妊娠的影响			由中药化学药组成的复方制剂是否影响胎儿	
因服药后新产生的情绪状态，如焦虑等	实际问题	依从性问题	患者因意外怀孕期间服用网红药，所以产生焦虑情绪	高
后续妊娠期间用药安全性问题	实际问题	安全性问题	患者现为怀孕前期，后续妊娠期间是否有其他药物相关注意事项	中
哺乳期用药安全性问题	实际问题	安全性问题	患者打算哺乳，咨询哺乳期用药注意事项	中

（1）网红药物的成分及其妊娠期安全性分析：通过患者购买药物渠道，确定“网红药物”中文名称，再查找相应成分组成。①某感冒药。对乙酰氨基酚 300mg、磷酸双氢可待因 8mg、盐酸甲基麻黄碱 20mg、愈创甘油醚 41.67mg、马来酸卡比沙明 2.5mg、无水咖啡因 26mg、盐酸溶菌酶 20mg、维生素 B_1 衍生物 8mg、维生素 B_2 4mg。②某散剂［每小包（1.3g）含有成分］。桂皮 92mg、茴香 24mg、肉豆蔻 20mg，丁香 12mg、陈皮 22mg、龙胆 15mg、苦木粉末 15mg、碳酸氢钠 625mg、碳酸钙 133mg、碳酸镁 26mg、硅酸铝 273.4mg、生物淀粉酶 40mg，添加剂薄荷脑。

1）网红药物中西药成分的妊娠安全性数据：综合世界卫生组织（World Health Organization，WHO）、美国儿科学会（American Academy of Pediatrics，AAP）、美国 FDA、国家药

品监督管理局(National Medical Products Administration,NMPA)、PubMed 数据库信息,查询药品妊娠期安全性数据,以美国 FDA 查询结果为例展示如下。

A. 对乙酰氨基酚:已发表的妊娠期间口服对乙酰氨基酚的流行病学研究尚未报告对乙酰氨基酚使用与出生缺陷、流产或与母体或胎儿不良结局的明确关联。

B. 磷酸双氢可待因:妊娠期间长期使用阿片类镇痛药可能会导致新生儿阿片类药物戒断综合征。使用磷酸可待因口服溶液的现有数据不足以告知重大出生缺陷和流产的药物相关风险。在动物生殖研究中,在器官发育期间,当给予母鼠 1.4 倍人体最大推荐剂量(maximum recommended human dose,MRHD)360mg/d 的可待因时,小鼠后代出现骨化延迟。当给予 2~3 倍人体最大推荐剂量的可待因时,对大鼠和仓鼠后代产生胚胎致死和胎儿毒性作用。当给予 2~8 倍人体最大推荐剂量的可待因时,仓鼠后代出现颅骨畸形和颅骨裂。

C. 盐酸甲基麻黄碱:尚未确定主要出生缺陷、流产或不良母体或胎儿结局的药物相关风险。在动物繁殖研究中,正常血压妊娠大鼠静脉注射 60mg/kg(人体最大推荐剂量 50mg/d)后,观察到胎儿存活率和胎儿体重下降。

D. 马来酸卡比沙明:数十年来使用抗组胺药物,包括马来酸卡比沙明的公开数据,尚未确定主要出生缺陷、流产或不良母体或胎儿结局的药物相关风险。尚未用马来酸卡比沙明进行动物生殖研究。

E. 无水咖啡因:咖啡因的致畸性与婴儿服用无关。在成年动物的研究中,咖啡因(咖啡因基础)管理怀孕小鼠持续释放颗粒 50mg/kg(在低于婴儿最大推荐静脉负荷剂量的基础上),在器官发生期间,导致腭裂和胎儿外脑畸形的发生率低。目前还没有对孕妇进行充分和良好的对照研究。

F. 维生素 B_1 衍生物、维生素 B_2:有充分证据证明,在对孕早期妇女进行的充分严格的对照研究中未见到对胎儿产生损害(在其后 6 个月中也未见到危害证据)。

G. 碳酸氢钠:动物繁殖性研究证明该药品对胎儿有毒副作用,但尚未对孕妇进行充分严格的对照研究,并且孕妇使用该药品的治疗获益可能胜于其潜在危害。

其余药品成分未查询到相应妊娠安全性数据。

2）网红药物的中药成分的妊娠安全性分析:中药成分的妊娠安全性数据缺乏,门诊药师咨询中药师同事,同事认为大部分都是药食同源的中药,且患者使用的次数较少,持续 2 日,时间较短。总体安全性尚可。

(2)服药时,胎儿处于什么发育阶段的判断:了解药品对妊娠期间胎儿发育阶段的影响,需要先了解孕妇的生理周期,进而明确胎儿的发育阶段。

1）需确认孕妇的生理周期有多长,末次月经是哪一天。

女性月经周期以月经来潮第 1 日为周期的开始,到下次月经来为止。周期的长短因人而异,约为 21~36 日不等,一般常见 28 日。月经期是 2~7 日,月经提前或者错后 1 个星期都是正常的。末次月经指女性最近 1 次月经的第 1 日。经确认该患者的月经规律,4~5 日 /35 日,2021 年 4 月 1 日末次月经。

2）推算服药时胎儿各器官发育程度

结合问诊信息,患者于 5 月 7 日服药,末次月经时间 2021 年 4 月 1 日,月经周期 35 日,推算患者服药时胎儿发育过程恰好在不敏感期与敏感期交叉期间。故须到妇产专科门诊就诊、做 B 超检查,通过孕囊大小判断具体妊娠时间,进一步判断药物是否影响胚胎发育,具体计算方法详见案例 25。

（3）因服药后新产生的焦虑抑郁等情绪是否需关注：孕早期（妊娠第 1~13 周末）是安胎的关键期，受妊娠反应的影响，孕妇因各种躯体不适易产生情绪波动，疲惫感明显，食欲明显下降，出现易哭、易怒、易激动等情绪，若不能及时有效的调节，将对胎儿的健康造成影响，甚至会增加流产的风险。

综合上述 3 个方面所述，患者首次妊娠，服药时间推测在不敏感期敏感期交叉期间，且焦虑情绪明显，结合药品成分分析、妊娠期安全性数据尚可，用药时间短、频次少等特点，与患者充分沟通后给出门诊咨询意见和建议。

4. 实施干预

建议患者至妇产专科门诊就诊，评估孕囊具体的情况，并做随访监测。其他用药干预建议见案例表 27-2。

案例表 27-2　实施干预

按用药问题优先级列举药物治疗问题	干预建议	干预结果
优先级：高		
网红药物的成分	安抚患者情绪。通过患者购买药物渠道，确定“网红药物”中文名称，再查找相应成分组成	患者接受，表示终于了解网红药物组成
分析药品对妊娠的影响： 1. 复方药品对妊娠的影响 2. 复方中药对妊娠的影响	药师解释了孕期用药基本原则 1. 用药必须有明确的指征，避免不必要的用药 2. 根据病情在医生指导下选用有效且对胎儿相对安全的药物等 根据查询信息向患者解释网红药物成分的妊娠安全数据 1. 药师对复方感冒药每一个成分（包括对乙酰氨基酚、磷酸可待因、麻黄碱等）进行了分析，并针对其安全性问题进行了详细回答 2. 药师分析复方中药中成分，并针对其安全性问题进行了回答	患者接受，表示了解孕期用药需谨慎，需专业人士综合判断
因服药后新产生的情绪状态，如焦虑等	安抚患者，平息患者情绪。适当提问，弄清问题原因和经过，并表达适当的同理心	患者接受，自诉焦虑情绪缓解明显
优先级：中		
后续妊娠期间用药安全性问题	首先对妊娠期周数进行分期，根据妊娠分期即胎儿所需发育时期考虑用药	患者接受，表示了解
哺乳期用药安全性问题	解释了药物可能通过母乳分泌的原理，告知哺乳期用药也需在专业人士指导下进行	患者接受，表示了解

5. 用药指导方案　该患者为孕早期患者，初产妇，建议及时妇产门诊就诊进行产前检查评估，针对患者本次就诊的用药指导要点如下。

（1）妊娠分期：从末次月经第 1 日开始计算，平均妊娠时间约为 40 周。妊娠通常分为 3

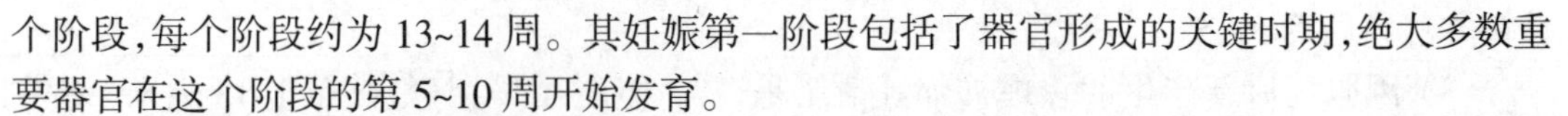

个阶段，每个阶段约为 13~14 周。其妊娠第一阶段包括了器官形成的关键时期，绝大多数重要器官在这个阶段的第 5~10 周开始发育。

（2）妊娠期用药：孕期药物使用对胚胎、胎儿及新生儿存在潜在的不良反应，这使得医生在妊娠期用药时面临巨大挑战。应该全面评估孕期用药风险，包括评估药物潜在致畸性、药物暴露的时期及妊娠药物风险等级。

（3）药物暴露时期：药物对孕早期“全或无”影响，即在末次月经第 1 日之后的 28 日内（患者月经周期长，可能较普通人延后 1 周），如有服用药物后发现怀孕的情况，药物对胚胎的影响是要么造成胚胎停育；要么没有影响，即“全或无”影响。该影响是由畸形学相关研究证实，在没有更多关于人类的反面证据前，建议继续使用“全或无”理论。

（4）妊娠风险分类：1979 年，美国 FDA 发布了妊娠期药物风险分类。该系统对 1983 年以后核准入市的药物进行了妊娠期风险分类，共分为 A、B、C、D、X 5 类。该系统在已知动物研究和人体数据的基础上建立起药物对胎儿风险分层，并对每种药物强制标注警示等级。但该分类系统存在诸多限制，故美国 FDA 引进了妊娠标记和分类系统，该系统可提供更多基于动物和人体数据的临床用药建议，系统于 2015 年生效，该系统中每种药物说明包括：①妊娠期使用说明（包括分娩过程注意事项）。②哺乳期说明。③备孕期男性、女性使用说明。

（5）哺乳期用药：大多数药物可通过母乳分泌，药物对婴幼儿的药理作用和不良反应取决于药物在母体中的口服利用度、分布、代谢和清除率。母乳 - 血浆比可用于估计母乳中药物浓度。以母乳摄入量为基础，可计算婴幼儿接受药物的相对剂量，从而估计婴幼儿的药物暴露量。

（6）其他妊娠期需注意的生活问题：妊娠期避免饮酒、吸烟和滥用药物，母亲饮酒、吸烟或滥用药物可能对胎儿有害。妊娠期运动和体力活动：对于大多数无并发症的孕妇，合理适当的运动，如进行中等强度的运动（能够在运动中进行正常谈话）是健康生活方式。

6. 随访　患者至产科门诊就诊，查血 hCG 阳性，查 B 超孕囊良好，于停经后 12 周建围生期保健卡，定期随访，于 2022 年 1 月 1 日生产 1 名男婴，查体重 3 300g，身高 50cm，坐高 33.5cm，头围 34.0cm，胸围 32.2cm，体健。

参考文献

[1] ZEIND C S, CARVALHO M G. Applied therapeutics: the clinical use of drugs[M]. 11th ed. Philadelphia: Lippincott Williams & Wilkins, 2018: 1056-1093.

[2] 朱珠，陆浩. OSCE 药师胜任力考评工具与实践[M]. 北京：科学技术文献出版社，2020.

[3] RILEY L E, CAHILL A G, BEIGI R, et al. Improving safe and effective use of drugs in pregnancy and lactation: workshop summary[J]. Am J Perinatol, 2017, 34(8): 826-832.

[4] 张川，张伶俐，曾力楠，等. 不同来源的妊娠期用药危险性评估证据的比较[J]. 中国循证医学杂志，2020, 20(7): 776-781.

[5] MCCALL C A, GRIMES D A, LYERLY A D. "Therapeutic" bed rest in pregnancy: unethical and unsupported by data[J]. Obstet Gynecol, 2013, 121(6): 1305-1308.

（案例作者：严郁　罗敏　四川大学华西医院）

案例 28　妊娠期口腔感染的药学门诊服务

学习目标

1. 掌握妊娠期口腔颌面部间隙感染的抗菌药物与解热镇痛药物的选择策略。
2. 掌握妊娠期糖尿病患者的血糖管理与监测。

案例简介

患者，女，26 岁，孕 24 周，身高 168cm，体重 87kg，BMI 30.8kg/m^2。患者孕 22 周诊断妊娠期糖尿病，予门冬胰岛素联合地特胰岛素治疗，目前治疗方案为早餐前、中餐前和晚餐前皮下注射门冬胰岛素注射液 5U，每晚 1 次皮下注射地特胰岛素注射液 10U，自述居家血糖监测尚可，空腹血糖波动于 5.0~5.5mmol/L，餐后 1 小时血糖波动于 10.0~11.0mmol/L。5 日前左下颌后牙区疼痛，3 日前发现颌面部肿胀，发热，体温最高 38.6℃，就诊于口腔科急诊。口腔 MRI 检查诊断口底多间隙感染，计划行深部脓肿切开引流术。口腔科建议患者于产科 - 药学联合门诊就诊进行用药咨询，指导术后抗菌药物及解热镇痛药物的选择。

工作流程

1. 明确就诊目的　患者孕 24 周，自述左下颌后牙区疼痛剧烈，颌面部肿胀，发热，体温最高 38.6℃，咨询是否可以应用解热镇痛药物，同时口腔科医生建议患者咨询深部脓肿切开引流术后应用何种抗菌药物。

2. 信息收集

（1）基本信息：患者，女，26 岁，身高 168cm，体重 87kg。

（2）既往病史：孕 22 周诊断妊娠期糖尿病。

（3）用药史

1）门冬胰岛素注射液：每次 5U，每日 3 次，皮下注射，2022 年 2 月 8 日—2022 年 2 月 24 日。

2）地特胰岛素注射液：每次 10U，每晚 1 次，皮下注射，2022 年 2 月 8 日—2022 年 2 月 24 日。

（4）不良反应史：既往未发生过药品不良反应。

（5）相关检查和检验：血压 138/80mmHg，心率 100 次 /min，WBC 14.11 × 10^9/L，N% 89.70%，L% 5.20%，CRP 44.15mg/L，HbA$_{1c}$ 6.5%。

（6）服药依从性：患者依从性一般，偶有漏用和停用药物，擅自依据血糖监测情况停药，且担心用药对胎儿产生影响。

（7）生活方式：患者孕期生活规律，活动量较少（每周 2~3 次，每次 20 分钟）；睡眠尚可；规律进餐，进食量中等（碳水化合物为主，肉适量，蔬菜较少）；定期产检。

3. 药学门诊方案制定　见案例表 28-1。

案例表 28-1　药物治疗评估

DRPs 详述	问题状态	问题类型	问题原因	问题优先级
患者左下颌后牙区疼痛剧烈伴发热，如何选择解热镇痛药物？	实际问题	有效性与安全性问题	妊娠期解热镇痛药物的选择及安全性	高
患者口底多间隙感染，计划行深部脓肿切开引流术，引流术后应选择何种抗菌药物？	实际问题	有效性与安全性问题	妊娠期抗菌药物的选择及安全性	高
患者孕 22 周诊断妊娠期糖尿病，予门冬胰岛素联合地特胰岛素治疗，目前 HbA_{1c} 6.5%，如何控制血糖直至达标？	实际问题	有效性问题	需调整胰岛素剂量，或生活方式干预	中
患者应用门冬胰岛素联合地特胰岛素治疗期间，有漏用或停用情况	实际问题	依从性问题	患者遗忘或擅自依据血糖监测情况停用	中

4. 实施干预　见案例表 28-2。

案例表 28-2　实施干预

按用药问题优先级列举药物治疗问题	干预建议	干预结果
优先级：高		
解热镇痛药选择	依据《英国药品与医疗保健产品监管局：产前和产后镇痛》，对于妊娠 <30 周的患者，建议体温超过 38.5℃，或者疼痛剧烈时口服对乙酰氨基酚 500mg	患者接受
抗菌药选择	依据《口腔颌面部间隙感染诊疗的专家共识》，建议医生选择头孢曲松进行术后抗感染治疗	医生接受
优先级：中		
血糖管理	依据《妊娠期高血糖诊治指南（2022）》，建议患者在胰岛素治疗的基础上进行生活方式干预，控制饮食中能量摄入（1 800~2 000kcal/d），推荐每日摄入的碳水化合物不低于 175g（主食量 4 两以上），摄入量占总热量的 50% 为宜，应优先选择多样化、血糖生成指数较低、对血糖影响较小的食物；蛋白质不应低于 70g；饱和脂肪酸不超过总能量摄入的 7%；限制反式脂肪酸的摄入；推荐每日摄入 25~30g 膳食纤维。无运动禁忌证的孕妇，1 周中至少 5 日，每日进行 30 分钟中等强度的运动。有氧运动及抗阻力运动均是妊娠期可接受的运动形式。监测空腹血糖和餐后血糖	患者接受

续表

按用药问题优先级列举药物治疗问题	干预建议	干预结果
依从性管理	依据《妊娠期高血糖诊治指南(2022)》，建议患者继续应用胰岛素治疗。同时告知患者胰岛素治疗是妊娠期首选降糖药物，其妊娠期应用的安全性已得到证实。应注意监测低血糖反应，不可擅自停用胰岛素治疗	患者接受

5. 用药指导方案

(1) 用药教育：①告知患者孕期用药对胎儿的风险，孕 24 周是轻度畸形的敏感阶段，在此期多数脏器结构上已基本发育，处于体积增大及功能完善阶段，如致畸物质发挥作用则可能导致轻度畸形或功能异常。②建议患者术后选择头孢曲松治疗，每次 2g，1 日 1 次。根据头孢曲松目前的研究结果显示，其不会增加先天畸形的发生风险。③患者左下颌后牙区疼痛剧烈，颌面部肿胀，发热，建议体温超过 38.5℃，或者疼痛剧烈时口服对乙酰氨基酚 500mg，每日服用不超过 4 次，给药间隔不短于 4 小时，建议连用不超过 5 日。研究显示孕期使用对乙酰氨基酚不会增加不良结局的风险。

(2) 生活方式指导：①饮食。依据《妊娠期高血糖诊治指南(2022)》，建议患者在胰岛素治疗的基础上进行生活方式干预，控制饮食中能量摄入(1 800~2 000kcal/d)，推荐每日摄入的碳水化合物不低于 175g(主食量 4 两以上)，摄入量占总热量的 50% 为宜，应优先选择多样化、血糖生成指数较低、对血糖影响较小的食物；蛋白质不应低于 70g；饱和脂肪酸不超过总能量摄入的 7%；限制反式脂肪酸的摄入；推荐每日摄入 25~30g 膳食纤维。②运动。无运动禁忌证的孕妇，1 周中至少 5 日，每日进行 30 分钟中等强度的运动。有氧运动及抗阻力运动均是妊娠期可接受的运动形式。③低血糖的预防与处理。血糖控制过程中，可能会发生低血糖现象，应及时识别低血糖症状，主要表现为饥饿感、头晕 / 头痛、心悸、出汗、颤抖、步态不稳、视物模糊、易怒，一旦出现低血糖症状应立即监测血糖，若血糖低于 4.0mmol/L，即可诊断低血糖。应立即口服 15g 快速升糖的碳水化合物，如 3 勺白糖或蜂蜜、150ml 橙汁、3 颗硬糖或 1 杯含糖饮料等。15 分钟后再次监测血糖，若血糖依然低于 4.0mmol/L，再次补充 15g 快速升糖的碳水化合物；若血糖达到 4.0mmol/L 以上，但距离下 1 次就餐时间在 1 小时以上，可补充含淀粉或蛋白质的食物，如饼干、牛奶。④口腔护理。应注意口腔护理，餐后漱口。

(3) 定期监测：①口腔感染情况。注意观察伤口愈合情况，有无口腔内部及颌面部肿胀及疼痛，监测体温，复查血常规及 CRP 和 PCT 水平。②血压。每周至少监测 1 次并记录。③血糖。建议患者至少每 2~3 日监测三餐前后血糖，如血糖控制良好，可适当调整监测频率。妊娠期糖尿病患者血糖控制目标为空腹血糖 <5.3mmol/L、餐后 1 小时血糖 <7.8mmol/L 或餐后 2 小时血糖 <6.7mmol/L。④胎儿情况。定期产科检查并监测胎儿的生长发育情况。

6. 随访

(1) 2 周后(2022 年 3 月 10 日)患者随访结果：①口底多间隙感染。患者行深部脓肿切开引流术，术后应用头孢曲松 2g qd，连用 10 日。患者术后引流液培养回报：咽峡炎链球菌，头孢曲松敏感。对乙酰氨基酚 500mg st，每日应用 1~2 次，连用 5 日。②血糖控制情况。空腹血糖 4.5~5.2mmol/L，餐后 1 小时血糖 9.1~10.2mmol/L，血糖控制比较有效。③疾病监测情况。术后 10 日拔除负压引流装置，伤口愈合良好，无迁移性感染灶，颌面部无肿胀，无术后并发症。WBC、N%、CRP 和 PCT 水平均降至正常。④药品不良反应显示未发生不良反应。

（2）1 月后（2022 年 3 月 24 日）患者随访结果：①胎儿超声检查。双顶径 80mm，头围 277mm，腹围 270mm，股骨 57mm，胎心搏动（+），胎动（+）。脐动脉血流 S/D 2.6。胎盘位置：子宫前壁。胎盘分级：Ⅰ级。羊水量 58mm。经产科医生评估，胎儿生长发育良好。②血糖控制情况。空腹 4.5~5.2mmol/L，餐后 1 小时 9.1~10.2mmol/L。③依从性情况。无自行停药发生，生活方式干预良好。

（3）3 月后（2022 年 5 月 17 日）患者随访结果：①胎儿超声检查。双顶径 94mm，头围 337mm，腹围 343mm，股骨 69mm，胎心搏动（+），胎动（+）。脐动脉血流 S/D 2.3。胎盘位置：子宫前壁。胎盘分级：Ⅱ级。羊水量 47mm。②血糖控制情况。血糖监测基本正常，HbA_{1c} 6.0%。③分娩及胎儿情况。患者妊娠 $37^{+}5$ 周，于 CEA 下行剖宫产术，以 LOA 位娩一女活婴，体重 3 200g，一分钟 Apgar 评分 10 分。

（4）产后 8 周（2022 年 7 月 7 日）患者随访结果：①婴儿生长发育情况。婴儿体重 4 950g，身长 66cm，各项检查和生长发育评估均正常。黄疸已基本消退。②血糖情况。患者产后血糖监测正常。

知识点总结

1. 妊娠期解热镇痛药的选择及安全性分析相关知识点：如何从同类药物之间进行选择。

对乙酰氨基酚与非甾体抗炎药（nonsteroidal anti-inflammatory drugs，NSAIDs）如布洛芬、双氯芬酸、吲哚美辛及尼美舒利等，是轻至中度疼痛的常用药物。孕中期应用 NSAIDs 是相对安全的，但在此阶段使用 NSAIDs 仍存在胎儿肾功能损害、羊水过少的风险，通常在用药数日至数周后出现，大部分情况下停用 NSAIDs 可恢复。因此，孕中期必须使用 NSAIDs 时应尽可能使用最小有效剂量和最短使用时间。进入妊娠晚期后，使用 NSAIDs 可显著升高胎儿动脉导管早闭的风险，应避免使用。

《英国药品与医疗保健产品监管局：产前和产后镇痛》提出，对乙酰氨基酚是妊娠第 30 周前患者轻至中度疼痛治疗的首选药物。研究表明产前应用对乙酰氨基酚与后代出现不良结局之间存在一定的关联。目前已报道的不良结局包括小儿哮喘与行为问题，以及产前长期暴露于对乙酰氨基酚的儿童可表现出粗大运动和沟通能力发育迟缓，但这些研究在实验设计方面存在潜在的缺陷，实验结果之间也存在矛盾。目前的研究建议，对于妊娠期和哺乳期的妇女，对乙酰氨基酚仍然是安全的，而且在妊娠的任何时期应用对乙酰氨基酚都不会增加重大出生缺陷的发生风险。

2. 妊娠期口底多间隙感染抗菌药物的选择及安全性分析相关知识点

（1）口底多间隙感染：口腔颌面部间隙感染是颌面部潜在筋膜间隙的感染，是口腔颌面部的常见疾病，其常见病因是牙源性和腺源性感染。与口腔颌面部间隙感染相关的最常见的病原菌是口腔正常菌群，通常以革兰阳性需氧菌为主，如金黄色葡萄球菌、溶血性链球菌等，亦有厌氧菌引起，如消化道链球菌、脆弱拟杆菌等。依据《口腔颌面部间隙感染诊疗的专家共识》抗感染方案推荐二代头孢菌素联合硝基咪唑类药物、三代头孢菌素或碳青霉烯类药物（限重症间隙感染患者）。患者术后引流液培养回报：咽峡炎链球菌；药敏结果示青霉素、头孢呋辛、头孢曲松敏感，红霉素和克林霉素耐药。

（2）考虑到患者感染情况较重，且左下颌后牙区肿胀明显，应首选静脉用药。目前我院有头孢呋辛、头孢曲松、头孢哌酮舒巴坦、甲硝唑的静脉用药剂型，可选择的给药方案有头孢呋辛 1.5g q8h 联合甲硝唑（首剂 1.3g，随后 0.6g q6h）、头孢曲松（2g qd）、头孢哌酮舒巴坦（3g q8h）。以上药物的妊娠分级均为 B 级。综合分析这 3 种给药方案，其中头孢曲松抗菌谱广，为第三代头孢菌素中对革兰氏阳性菌抗菌活性较强的药物，对链球菌的活性明显优于头孢哌酮，同时可覆盖脆弱拟杆菌和消化链球菌属等厌氧菌。同时，头孢曲松半衰期长，可 1 日 1 次给药，给药方便，有利于提高患者用药的依从性。头孢曲松可通过胎盘屏障，动物生殖研究未见胚胎毒性、胎儿毒性、致畸性、分娩或围产期以及出生后发育的不良反应。在灵长类的研究中未见胚胎毒性或致畸性。针对头孢菌素类抗菌药物的人类病例对照研究并未发现妊娠期应用头孢菌素类抗菌药物与后代先天畸形有关。

参考文献

[1] BISSON D L，NEWELL S D，LAXTON C，et al.Antenatal and postnatal analgesia：scientific impact paper No.59[J].BJOG，2019，126(4)：e114-e124.

[2] 李云鹏，石冰，张浚睿，等．口腔颌面部间隙感染诊疗专家共识[J]．中华口腔医学杂志，2021，56(2)：136-144.

[3] 中华医学会妇产科学分会产科学组，中华医学会围产医学分会，中国妇幼保健协会妊娠合并糖尿病专业委员会．妊娠期高血糖诊治指南(2022)[第一部分][J]．中华妇产科杂志，2022，57(1)：3-12.

[4] JENSEN M S，REBORDOSA C，THULSTRUP A M，et al.Maternal use of acetaminophen，ibuprofen，and acetylsalicylic acid during pregnancy and risk of crytorchidism[J].Epidemiology，2010，21(6)：779-785.

[5] 龚菊，许彪．口腔颌面部间隙感染诊治的研究进展[J]．医学综述，2018，24(8)：1560-1564.

[6] CZEIZEL A E，ROCKENBAUER M，SØRENSEN H T，et al.Use of cephalosporins during pregnancy and in the presence of congenital abnormalities：a population-based，case-control study[J].Am J Obstet Gynecol，2001，184(6)：1289-1296.

（案例作者：闫美玲　天津市第一中心医院）

案例 29　妊娠期使用左氧氟沙星的药学门诊服务

学习目标

1. 掌握妊娠期用药致畸风险评估方法。
2. 掌握妊娠期用药的原则。
3. 掌握左氧氟沙星的特殊人群临床应用及其不良反应。
4. 了解女性妊娠期的生理特点以及胚胎及胎儿生长发育特点。

案例简介

患者，女，38 岁，身高 160cm，体重 52kg，BMI 20.31kg/m^2，既往无特殊病史。患者于 2021 年 4 月 15 日因反复咳嗽、咯痰就诊于某院呼吸与危重症科，临床诊断为社区获得性肺炎，给予左氧氟沙星氯化钠注射液，每次 0.5g，每日 1 次，静脉滴注，3 日抗感染治疗，临床症状改善后于 4 月 18 日（3 日后），予以头孢克洛胶囊，每次 0.25g，每日 3 次，口服，7 日序贯抗感染治疗后病情好转。患者于 5 月 1 日发现月经推迟，就诊于某院妇产科经相关实验室检查确认妊娠（头胎）。患者及家属得知怀孕后很欣喜同时也很担忧，积极找妇产科医生咨询此前社区获得性肺炎药物治疗的致畸风险。因左氧氟沙星会影响胎儿软骨发育，多名医生建议终止妊娠。患者年龄较大，无生育史。此前患者曾尝试 4 次人工受孕，结果均失败，考虑患者一旦终止妊娠，再次妊娠的可能性较小，故患者于 5 月 6 日到妊娠用药专科门诊咨询。

工作流程

1. 明确就诊目的

（1）患者自述此前咨询多名医务人员药物致畸风险，均被告知建议终止妊娠，因其自身继续妊娠意愿较强，希望药师协助评估药物致畸风险。

（2）患者对于目前胎儿发育状况监测措施尚不清楚，希望得到药师的指导。

（3）患者于 2 日前因受凉出现咳嗽痰多、畏寒症状，担心药物对胎儿的影响暂未用药治疗，希望得到药师的用药指导。

2. 信息收集

（1）基本信息：患者，女，38 岁，身高 160cm，体重 52kg，医疗保险。

（2）既往病史：无特殊。

（3）现病史：患者于 2 日前因受凉出现咳嗽痰多、畏寒症状。

（4）月经史：15 $\frac{5\sim7}{28}$，月经量正常，无痛经史。末次月经时间为 2021 年 3 月 19 日。

（5）婚育史：20 岁结婚，丈夫 40 岁体健，夫妻关系和睦，G_1P_0。

（6）近期用药史

1）左氧氟沙星氯化钠注射液：每次 0.5g，每日 1 次，静脉滴注，2021 年 4 月 15 日—2021 年 4 月 17 日。

2）头孢克洛胶囊：每次 0.25g，每日 3 次，口服，2021 年 4 月 18 日—2021 年 4 月 24 日。

3）患者否认近 6 个月有慢性疾病及长期用药史。

（7）不良反应史：既往未发生过药品不良反应。

（8）射线接触史：患者否认近 3 个月有射线接触史。

（9）配偶用药史：患者配偶否认近 6 个月有慢性疾病及长期用药史。

（10）相关检查和检验：2021 年 5 月 1 日，人绒毛膜促性腺激素（human chorionic gonadotropin，hCG）4 514.28IU/L、孕酮 63.6nmol/L。2021 年 5 月 5 日，hCG 17 975.10IU/L、孕酮 76.31nmol/L。

（11）服药依从性：患者自述在 2021 年 4 月 15 日—2021 年 4 月 25 日规律按照医嘱服用药物。

（12）生活方式：无吸烟饮酒史。日常运动量良好（每周 3~4 次，每次 30 分钟）；睡眠尚可；饮食规律，进食量中。

3. 药学门诊方案制定

（1）确定孕妇用药时胎龄及体内药物残留情况，见案例表 29-1。

案例表 29-1　孕妇用药时胎龄及体内药物清除时间表

药物名称	药物半衰期	用法用量	起止日期	用药时胎龄*	体内清除时间**
左氧氟沙星氯化钠注射液	6~8 小时	0.5g iv gtt.qd	2021 年 4 月 15 日—2021 年 4 月 17 日	受精后 13~15 日（末次月经后 27~29 日）	2021 年 4 月 19 日
头孢克洛胶囊	0.6~0.9 小时	0.25g po tid	2021 年 4 月 18 日—2021 年 4 月 24 日	受精后 16~22 日（末次月经后 30~37 日）	2021 年 4 月 24 日

注：* 用药时胎龄，其确切值除人工受精外一般无法获知，目前通常根据末次月经时间及月经周期进行估计，计算公式：(末次月经第 1 日至用药时间间隔) - (月经周期 /2)；** 体内清除时间 = 末次用药时间 + 药物 5 个半衰期。

（2）药物治疗问题评估与随访：见案例表 29-2。

案例表 29-2　药物治疗评估与随访

评估日期	DRPs 详述	问题状态	问题类型	问题原因	问题优先级	随访 1（2021 年 5 月 9 日）	随访 2（2021 年 5 月 20 日）	随访 3（2022 年 1 月 18 日）
2021 年 5 月 6 日	患者于末次月经 27~29 日接受左氧氟沙星氯化钠注射液 0.5g iv gtt.qd 抗感染治疗	实际问题	安全性问题	患者在妊娠早期使用可能影响胎儿软骨发育的药物	高	在此期间患者未出现出血及流产迹象	B 超检查见孕囊，胎心搏动和胚芽（8.5mm）。胚胎发育正常。hCG 61 317.10IU/L、孕酮 94.25nmol/L。在此期间未出现出血及流产迹象	患者顺利分娩一名近 4kg 重健康男婴，Apgar 评分为 10 分
2021 年 5 月 6 日	患者因受凉出现咳嗽痰多、畏寒症状，影响睡眠，担心药物对胎儿发育的影响，暂未服药	实际问题	适应证问题	患者存在药物治疗适应证但未接受药物治疗	中	患者咳嗽痰多症状缓解。服药期间患者未发生不良反应		

4. 实施干预　见案例表 29-3。

案例表 29-3　实施干预

按用药问题优先级 列举药物治疗问题	干预建议	干预结果
优先级:高		
患者于末次月经 27~29 日(受精后 13~15 日)接受左氧氟沙星氯化钠注射液 0.5g iv gtt.qd 抗感染治疗	结合患者用药时期、药品种类、用法用量、相关实验室检查结果综合评估,左氧氟沙星对胎儿软骨发育影响较小,属于低风险,可以继续妊娠。建议及时补充叶酸(每日 1 次,每次 0.8mg,口服),产科随访。若妊娠期间有流产或出血倾向,不建议积极保胎	患者接受
优先级:中		
患者于 2 日前因受凉出现咳嗽痰多、畏寒症状,自述影响睡眠但担心药物对胎儿发育的影响,暂未服药	患者咳嗽痰多、畏寒,且无发热、口干、喉咙肿痛等症状,属于风寒感冒。建议医生为患者开具处方:蛇胆陈皮口服液,每日 3 次,每次 10ml。该药属于中成药,主要由蛇胆汁、陈皮组成,起到顺气化痰、祛风健脾之功效,其对于该患者风寒咳嗽、痰多有一定治疗效果。主要成分蛇胆汁、陈皮无活血化瘀功效,对孕妇较为安全,并且药品说明书并未注明孕妇慎用或禁用	医生接受

5. 用药指导方案

(1) 药物致畸风险评估

1) 药物毒性:头孢克洛属于 β- 内酰胺类抗生素,在妊娠期危险分级中属于 B 级。对小鼠和大鼠进行多次的生殖研究结果表明在剂量高达人用量的 12 倍的情况下并未出现损害生育力或危及胎儿的任何证据。左氧氟沙星是第三代喹诺酮类抗菌药物,在妊娠期危险分级中属于 C 级。动物实验结果表明给大鼠静脉给药高达 160mg/(kg·d) 的左氧氟沙星,未观察到致畸作用,基于相对体表面积得到的人类最高推荐剂量为该剂量的 1.9 倍。体内外试验证明左氧氟沙星对幼龄动物关节软骨具有毒性。临床个案也报道服药的妊娠动物胎儿与人工流产胎儿均观察到软骨细胞受损。从而限制了该类药物在儿童、青少年、孕妇、哺乳期妇女中的应用。有研究报道,左氧氟沙星引起胎儿软骨毒性的机制可能是其通过与软骨细胞表面重要受体整合素竞争结合胞外镁离子而影响整合素的表达或功能从而致软骨细胞损伤。

2) 用药时期:患者使用左氧氟沙星的时间为末次月经开始后的第 27~29 日,该患者月经周期为 28 日,较为规律。根据受精卵形成后 14 日以内即末次月经第 1 日开始计算的 28 日以内是相对不敏感期,遵循“全或无”的规律,而这位患者比较特殊,用药时间是在末次月经 27~29 日,跨过了这个 28 日内的相对安全期。胎儿四肢、骨骼发育是在受精卵形成后 24~36 日,相当于末次月经后 38~50 日。本患者用药时间是在末次月经 27~29 日,距离 38 日还要 9 日。而一般的药物经 6 个半衰期后,就能够被清除 99%,左氧氟沙星半衰期为 6~8 小时,因此 6 个半衰期后是 36~48 小时后,也就是说,距离 38 日仍有 7 日。因此,从药学角度评估,根据上述用药时间推算,左氧氟沙星在母体内清除后,胎儿骨骼还未开始发育,可以认为该患者使用左氧氟沙星对胎儿发育的风险很低或几乎没有风险,可以继续妊娠。

3）相关检查和检验:根据患者5月1日及5月5日相关检验结果来看hCG、孕酮水平正常,胎儿发育状况良好。

（2）用药教育:蛇胆陈皮口服液,每日3次,每次10ml口服。服药期间清淡饮食,忌食辛辣、油腻食物。用药3日后咳嗽未好转或加重请及时就医。同时注意补充叶酸,每日1次,每次0.8mg,口服。

（3）生活方式指导:保持心情愉悦,注意休息,不要过度劳累和负重。饮食上要注意均衡饮食,饮食多样化,保证蛋白质的摄入,少吃刺激性大的食物。

（4）定期监测:建议患者于用药3日后随访评估咳嗽缓解情况;建议两周后做1次彩超检查,监测孕囊及胚芽胎心发育情况,并及时反馈给临床药师及产科医生。随后积极产科随访,完成各时期产科检查(如孕12周的NT检查、孕16周唐氏筛查)。若妊娠期间有流产或出血倾向,不建议积极保胎。

知识点总结

1. 影响妊娠用药安全的因素

（1）药物在孕妇体内的药动学特点:药物在妊娠期妇女体内的吸收、分布、代谢、排泄会有较大差别。①吸收。妊娠期生理变化对胃肠道功能和口服药物的吸收速率有较大的影响。妊娠早期早孕呕吐会影响口服药物的吸收,药物生物利用度降低;妊娠期胃酸分泌减少,胃肠蠕动减慢,特别是胃排空减慢,药物在胃中停留时间较长,而大部分药物都是在小肠中被吸收,因此吸收峰或达峰时间会延迟。②分布。分布容积增加为妊娠期药动学最显著的特征之一,该变化源于妊娠期妇女血浆容量增加、脂肪组织增加、药物血浆白蛋白降低以及胎盘和羊水的药物分布。药物蛋白结合率随妊娠过程逐渐降低,这与血浆白蛋白浓度降低有关,同时孕晚期妇女白蛋白的结合能力也有所下降。当药物具有高蛋白结合率时,这种变化对临床药物治疗有显著影响。③代谢。由于激素的改变,胎儿体积的增加,妊娠期妇女肝脏负荷增加,药物代谢受到影响,药物经肝脏代谢清除减慢。④排泄。妊娠期肾血流量增加,肾小球滤过率增加,多种药物的消除率相应加快,尤其是主要经肾排泄的药物。

（2）药物在胎盘的转运及代谢:药物作用于胎盘并透过胎盘,才能作用于胎儿。胎盘的生理结构及胎盘屏障逐步到12周才能完全形成,起到胎盘屏障的作用,在此期间用药风险较大。胎盘的屏障作用极为有限,各种病毒及大部分药物均可通过胎盘,影响胎儿。脂溶性大、解离度低、蛋白结合率低的药物易于通过胎盘。研究发现,胎盘具有CYP450酶代谢系统,对部分药物有一定的代谢作用,防止药物透过胎盘进入胎儿体内。

（3）药物在胎儿体内的药动学特点:药物在胎儿体内的吸收、分布、代谢、排泄也有动力学特点。大多数药物除通过胎盘进入胎儿体内,还可由胎儿吞噬羊水自胃肠少量吸收。药物主要分布于胎儿肝脏、脑、心脏等器官,胎儿的肝脏发育不完善,药物代谢酶缺乏,对药物的解毒能力较低;胎儿的肾小球滤过率低,药物及降解产物排泄延缓,主要通过胎盘排泄。

（4）用药时的胎龄:药物对不同胎龄的胎儿发育的影响程度也可能不同。有些药物在妊娠早期是D级,随着时间不同,晚期可能会变成C级或B级。如糖皮质激素3个月以内是D级,3个月以后就是C级或B级。

2. 妊娠期用药的原则　①关注母体生育年龄:注意月经是否推迟;询问病史时,勿忘询问患者末次月经及受孕情况,以免“忽略用药”。②急、慢性疾病的患者,应在孕前进行咨询及治疗;孕妇患病则应及时明确诊断,给予合理治疗。③必须用药时,尽量选择对胎儿无损害或影响小的药物,可参考美国 FDA 妊娠药物分级标准用药。④根据孕周大小考虑用药,妊娠早期(孕 12 周内)尽量不用药。⑤尽量降低药物可能的损害程度,一般从调节用药剂量着手,用最小有效剂量发挥最大疗效。⑥尽量避免联合用药;用结论比较肯定的“老药”,避免用新药。⑦孕妇误服致畸或可能致畸的药物后,应根据妊娠时间、用药量、药物胚胎毒性等综合考虑是否终止妊娠。

参考文献

[1] FEIBUS K B.FDA’s proposed rule for pregnancy and lactation labeling:improving maternal child health through well-informed medicine use[J].J Med Toxicol,2008,4(4):284-288.

[2] RILEY E H,FUENTES-AFFLICK E,JACKSON R A,et al.Correlates of prescription drug use during pregnancy[J].J Womens Health(Larchmt),2005,14(5):401-409.

[3] 顾敏.左氧氟沙星的几种少见不良反应[J].中国医药指南,2006,4(11):60-61.

[4] 邹卫.左氧氯沙星的不良反应[J].中国医院药学杂志,2003,23(12):767.

[5] STAHLMANN R.Clinical toxicological aspects of fluoroquinolones[J].Toxicol Lett,2002,127(1-3):269-277.

[6] 盛治国.喹诺酮类药物氧氟沙星致关节软骨细胞损伤的机制研究[D].北京:中国人民解放军军事医学科学院,2007.

[7] FREDERIKSEN M C.Physiologic changes in pregnancy and their effect on drug disposition[J].Semin Perinatol,2001,25(3):120-123.

[8] 黄亮,陈力,林芸竹,等.妊娠期药动学变化及其研究进展[J].中国药房,2007,18(31):2462-2464.

[9] BENET L Z.Hoener B A.Changes in plasma protein binding have little clinical relevance[J].Clin Pharmacol Ther,2002,71(3):115-121.

[10] VAUSE S,Saroya D K.Function of the placenta[J].Physiology,2005,6(3):77-80.

[11] 谢幸,苟文丽.妇产科学[M].8 版.北京:人民卫生出版社,2013.

（案例作者:杨勇　四川省人民医院）

案例 30　围绝经期妇女长期应用糖皮质激素的药学门诊服务

学习目标

1. 掌握过敏性鼻炎、过敏性哮喘、过敏性结膜炎药物选择及药物联合应用特点。

2. 掌握呼吸道过敏性疾病患者药物治疗方案的综合评估方法,包括药物品种选择、用药剂量、用药疗程、药品不良反应等。

3. 掌握药物治疗干预问题优先级别。

案例简介

患者，女，42 岁，身高 166cm，体重 55kg，BMI 20.0kg/m^2。既往哮喘 25 年，长期使用布地奈德福莫特罗粉吸入剂（160μg：4.5μg）（每次 2 喷，每日 2 次，吸入）和噻托溴铵喷雾剂（2.5μg/ 喷）（每次 2 喷，每日 1 次，吸入）。过敏性鼻炎 25 年，长期使用糠酸莫米松鼻喷剂（50μg/ 喷）：每次 2 喷，每日 1 次，喷双侧鼻腔。过敏性结膜炎 19 年，间断性使用奥洛他定滴眼液（5ml：5mg）（每次 1 滴，每日 2 次，点双眼）和非索非那定片（每次 60mg，每日 2 次，口服）。月经不调 11 年、卵巢早衰 6 年，既往序贯使用雌激素替代疗法一年半，17β- 雌二醇片（每次 2mg，每日 1 次，口服）和黄体酮胶囊（每次 100mg，每日 1 次，口服），15~28 日。自诉使用黄体酮胶囊后出现头痛，且不能忍受，停药后缓解，现已停用激素替代治疗用药。既往鼻息肉手术史。过敏史：尘螨、花粉、虾过敏。否认吸烟、饮酒不良嗜好。个人史：公司职员，有运动习惯，慢跑每次 3 千米，每周 2~3 次。

工作流程

1. 明确就诊目的

（1）患者主诉近期流涕、打喷嚏较前加重。

（2）患者询问当自我感觉症状好转时是否可间断过敏治疗用药。

（3）患者询问目前呼吸系统用药是否增加围绝经期骨质疏松风险。患者询问当前围绝经期是否需要关注骨质疏松问题。

（4）患者询问雌激素替代疗法用药后的头痛是否与用药相关、是否有其他替代方案。

2. 信息收集

（1）基本信息：患者，女，42 岁，身高 166cm，体重 55kg，城镇职工基本医疗保险。

（2）既往病史：哮喘，过敏性鼻炎，过敏性结膜炎，月经不调，卵巢早衰。

（3）用药史

1）布地奈德福莫特罗粉吸入剂（160μg：4.5μg）：每次 2 喷，每日 2 次，吸入，2009 年 1 月 1 日—2021 年 11 月 5 日。

2）噻托溴铵喷雾剂（2.5μg/ 喷）：每次 2 喷，每日 1 次，吸入，2009 年 1 月 1 日—2021 年 11 月 5 日。

3）糠酸莫米松鼻喷剂（50μg/ 喷）：每次 2 喷，每日 1 次，喷双侧鼻腔，2012 年 1 月 1 日—2021 年 11 月 5 日。

4）奥洛他定滴眼液（5ml：5mg）：每次 1 滴，每日 2 次，点双眼，2012 年 1 月 1 日—2021 年 11 月 5 日。

5）非索非那定片：每次 60mg，每日 2 次，口服，2016 年 1 月 1 日—2021 年 11 月 5 日。

6）17β- 雌二醇片：每次 2mg，每日 1 次，口服，2020 年 1 月 17 日—2021 年 8 月 30 日。

7）黄体酮胶囊：第 15~28 日，每日 100mg，每日 1 次，口服，2020 年 2 月 1 日—2021 年 8 月 30 日。

（4）不良反应史：雌激素替代治疗期间，自诉使用黄体酮后出现头痛不能忍受，停药后可缓解，再次用药后仍然出现头痛症状，现已经自行停药半年。

（5）相关检查和检验：性激素检查结果分别是 FSH 93.7IU/L，LH 48IU/L，E2<18.35pmol/L，

P 0.2ng/ml，T 0.21ng/ml，PRT 8.1ng/ml。肺功能检查结果分别是 FVC 2.02L，FVC% 46.8%，FEV_1 1.57L，FEV_1% 44.5%，FEV_1/FVC 77.8%，DLCO SB 62.95。血清 IgE 202IU/ml。

（6）服药依从性：患者担心糖皮质激素长期使用出现不良反应，已经停用布地奈德福莫特罗粉吸入剂、糠酸莫米松鼻喷剂，间断使用噻托溴铵喷雾剂。

（7）生活方式：在职公司职员；有运动习惯，慢跑每次 1.5 千米，每周 2~3 次；睡眠尚可；规律进餐，进食量中等（以碳水化合物为主，肉、蔬菜适量）；无烟酒不良嗜好。

3. 药学门诊方案制定　见案例表 30-1。

案例表 30-1　药物治疗评估

DRPs 详述	问题状态	问题类型	问题原因	问题优先级
服药依从性低	实际问题	依从性问题	患者忧虑长期使用糖皮质激素增加骨质疏松风险，停用哮喘、过敏性鼻炎治疗药物	高
服药依从性低	实际问题	依从性问题	患者经常早晨漏服非索非那定片	高
将噻托溴铵喷雾剂作为发病时缓解症状用药	实际问题	有效性问题	噻托溴铵喷雾剂起效速度慢，仅作为维持治疗用支气管扩张药，不能作为支气管痉挛急性发作时的抢救用药	高
药物治疗方案不足	实际问题	有效性问题	患者当前处在围绝经期，因自行停用雌激素替代治疗方案，需关注骨质疏松、心血管事件、血脂异常等风险	高
药物不良事件	实际问题	安全性问题	使用围绝经期雌激素替代治疗，但因不良反应已自行停药	中

4. 实施干预　见案例表 30-2。

案例表 30-2　实施干预

按用药问题优先级列举药物治疗问题	干预建议	干预结果
优先级：高		
服药依从性低	当前患者采用吸入、鼻喷方式使用糖皮质激素控制哮喘及过敏性鼻炎，用药剂量小，且药物直接作用在呼吸系统，与全身用药相比，导致骨质疏松风险较小。建议患者遵医嘱用药，不得随意停药	患者接受
服药依从性低	当前患者自觉流涕、打喷嚏加重可能与过敏相关，建议患者将药物随身携带，并使用闹铃或日程等提示用药，并可根据与过敏原接触情况、症状缓解情况等遵医嘱启动或中止用药	患者接受

续表

按用药问题优先级列举药物治疗问题	干预建议	干预结果
将噻托溴铵喷雾剂作为发病时缓解症状用药	噻托溴铵仅作为维持治疗用支气管扩张药，不能作为哮喘发作时的急救药，建议患者遵呼吸科医嘱用药，延缓疾病进展	患者接受
药物治疗不足	围绝经期会出现雌激素分泌不足，伴随内分泌变化，可导致骨质疏松、心血管事件、血脂异常等，建议定期体检 对于患者关注的围绝经期骨质疏松风险，建议进行专科检查，补充钙剂。如出现无法解释的腰背疼痛，应专科就诊排查	患者接受； 医生接受
优先级：中		
药物不良事件	考虑患者用药后头痛，停药后缓解，再激发阳性，与使用黄体酮存在时间相关性，且为黄体酮已知不良反应，但不能完全排除可致头痛的其他因素，如合并用药雌二醇，因此黄体酮致头痛的药品不良反应关联性评价为可能。建议如需继续雌激素替代治疗，可将药物调整为地屈孕酮	患者暂时不考虑启动雌激素替代治疗

5. 用药指导方案

（1）用药教育：过敏性哮喘应在初始进行规范的控制性治疗，并根据疗效调整用药以达到最佳疗效，哮喘症状控制后可进入长期维持治疗。当前患者处于长期维持治疗阶段，应遵医嘱用药，如无急性发作和 / 或症状持续情况，可每 1~3 个月就诊随访 1 次，并复查肺功能，必要时调整治疗方案。当前患者使用的药物可通过抗炎和舒张支气管平滑肌缓解哮喘症状，建议患者遵医嘱规律用药，随意停药可能造成病情反复。当前使用的两种控制哮喘症状的吸入用药均为长效药物，药效可持续 1 日，仅作为维持治疗用支气管扩张药，不能作为哮喘发作时的急救药。

患者当前采用吸入、鼻喷方式使用糖皮质激素控制哮喘及过敏性鼻炎，用药剂量小，且药物直接作用在呼吸系统，与全身用药相比，导致骨质疏松风险较小。

患者当前处在围绝经期，目前已自行停用雌激素替代治疗方案，如不再次启动雌激素替代治疗，则应关注围绝经期相关问题，如骨质疏松、心血管事件、血脂异常等风险。建议专科就诊，并每年随访以关注上述问题。为患者制作用药指导单，见案例表 30-3。

（2）生活方式指导：建议患者摄入碳水化合物（50%~55%）为主，选择高能量密度且富含膳食纤维的食物（粗粮、麸子、豆类等），增加蔬菜和水果，其中水果类约占 5%~10% 和进餐模式（少吃多餐、慢吃、先汤菜后主食）。运动时间为每日餐后 30~45 分钟。过敏性疾病需注意隔绝过敏原，如过敏原为花粉，应在花粉季节佩戴口罩，减少外出活动。当前运动习惯适宜，建议在阳光充足时间段进行户外运动，皮肤光照能够促进机体对维生素 D 的合成，继而促进钙的吸收。需谨防冬天冷空气引发呼吸道症状。对患者进行心理疏导，帮助患者正确认识围绝经期，积极面对，保持乐观心态，及时调整不良情绪，合理安排工作、生活，减少压力。

案例表 30-3　患者用药指导单

用药时间表													
治疗疾病	药品名称	早饭			午饭			晚饭			睡前	药品规格	注意事项
		前	中	后	前	中	后	前	中	后			
哮喘	布地奈德福莫特罗粉吸入剂	2 喷									2 喷	160μg：4.5μg	缓慢平稳吸入，注意摒气，用后需喉咙深部漱口
	噻托溴铵喷雾剂	2 喷										2.5μg/ 喷	
鼻过敏	糠酸莫米松鼻喷剂	2 喷 双侧鼻腔										50μg/ 喷	用前清洁鼻腔，双侧鼻腔使用
	非索非那定片	1 片									1 片	60mg	
过敏性结膜炎	奥洛他定滴眼液	1 滴									1 滴	5ml：5mg	滴眼前清洁双手，用药后注意压迫眼内眦

（3）定期监测：监测哮喘发病情况，如出现活动耐力下降，发病严重程度、频率变化，应专科就诊。更年期女性至少每年 1 次健康体检，监测 BMI、血压、血脂、空腹血糖、糖化血红蛋白、骨密度等水平，如有异常应专科就诊。

6. 随访　1 个月后患者随访结果：随访后用药指导单见案例表 30-4。

案例表 30-4　随访后用药指导单

用药时间表													
治疗疾病	药品名称	早饭			午饭			晚饭			睡前	药品规格	注意事项
		前	中	后	前	中	后	前	中	后			
哮喘	布地奈德福莫特罗粉吸入剂	2 喷									2 揿	160μg：4.5μg	缓慢平稳吸入，注意摒气，用后需喉咙深部漱口
	噻托溴铵喷雾剂	2 喷										2.5μg/ 喷	
鼻过敏	糠酸莫米松鼻喷剂	2 喷 双侧鼻腔										50μg/ 喷	用前清洁鼻腔，双侧鼻腔使用
	非索非那定片	1 片									1 片	60mg	

续表

用药时间表

治疗疾病	药品名称	早饭			午饭			晚饭			睡前	药品规格	注意事项
		前	中	后	前	中	后	前	中	后			
过敏性结膜炎	奥洛他定滴眼液	1滴									1滴	5ml：5mg	滴眼前清洁双手,用药后注意压迫眼内眦
骨质疏松	碳酸钙D_3片	1片										600mg+12IU	足量饮水

（1）当前患者已遵医嘱使用哮喘、过敏性鼻炎药物,依从性良好,自觉流涕、打喷嚏症状缓解。

（2）患者内分泌就诊,专科予患者双能X射线吸收法(dual energy X-ray absorptiometry,DXA)测定腰椎双能X射线骨密度(bonc mincral density,BMD)检查,诊断骨质疏松,加用药物碳酸钙D_3片600mg qd,口服,患者服药依从性良好。

（3）根据患者情况,告知患者多饮水,降低因补钙造成的肾结石风险,同时增加膳食中钙的补充。

（4）根据患者意愿,未再启动雌激素替代治疗,且未再发生不良反应。

知识点总结

1. 呼吸道过敏性疾病的特点及治疗原则　①呼吸道过敏性疾病可表现为过敏性鼻炎、慢性鼻窦炎、上呼吸道咳嗽综合征、支气管哮喘等,可同时伴发变应性结膜炎、分泌性中耳炎等。②呼吸道过敏性疾病的治疗原则为“防治结合,四位一体”,包括环境控制、药物治疗、免疫治疗和健康教育。

2. 过敏性鼻炎的药物治疗　①视觉模拟量表(VAS)比值 <5/10的患者,一线治疗药物可选择口服H_1抗组胺药或鼻用H_1抗组胺药或鼻用皮质类固醇或白三烯受体拮抗剂或鼻用皮质类固醇+氮革斯汀。治疗后48~72小时进行VAS评分。②VAS比值≥5/10或升级治疗的患者,可选择鼻用皮质类固醇或鼻用皮质类固醇+氮卓斯汀,7日后进行VAS评分。③对于间歇性鼻炎没有暴露于过敏原的患者可考虑降级或停止治疗;对于持续性鼻炎或暴露于过敏原的患者可考虑升级或持续治疗。④对于在过敏季和/或天然过敏史改变时根据指南并且依从性良好情况下采用恰当的药物治疗但症状仍控制不佳的患者,可考虑专科就诊,使用过敏原免疫治疗。

3. 过敏性哮喘的药物治疗知识点

（1）治疗原则:①确诊过敏性哮喘后,应开始规范的控制性治疗,以达到并维持最佳疗效。控制药物的升降级应按照阶梯方案选择。②二级预防,主要是积极干预其他过敏性疾病,如过敏性鼻炎等,阻止哮喘患者由单一过敏原向多重过敏原发展。③三级预防,主要是减少或避免过敏原的再暴露,预防和控制过敏性哮喘的急性发作、延缓并发症的出现、降低致残率和病死率,改善患者的生存质量。

（2）药物治疗方案：①初始控制治疗方案要综合考虑患者是否为哮喘急性发作、哮喘症状频次、短效 β_2 受体激动剂使用频次、近期无哮喘导致夜醒频次、哮喘发作危险因素等，予以初始控制药物治疗，包括吸入用糖皮质激素、长效 β_2 受体激动剂、口服糖皮质激素。②长期维持治疗应遵循阶梯式治疗方案，包括吸入用糖皮质激素、长效 β_2 受体激动剂、短效 β_2 受体激动剂、白三烯受体拮抗剂、长效胆碱能受体拮抗剂、变应原特异性免疫治疗等。

（3）治疗监测及调整：①初始治疗后 2~4 周需复诊，以后每 1~3 个月随访 1 次。如发生急性发作，则 1 周内需复诊。②升级治疗：当目前治疗方案不能控制哮喘，症状持续和 / 或发生急性发作，应给予升级治疗，选择更高级别的治疗方案直至达到哮喘控制为止。③降级治疗：当哮喘症状得到控制并维持至少 3 个月，且肺功能恢复正常并维持稳定，可考虑降级治疗。

4. 过敏性结膜炎的治疗知识点　过敏性结膜炎应根据炎症严重程度按需药物治疗，通常为局部药物治疗，常用药物包括：①抗组胺药，如依美斯汀滴眼液。②肥大细胞稳定剂，吡嘧司特钾滴眼液。③抗组胺药及肥大细胞稳定剂双向药物，如奥洛他定滴眼液。④眼用糖皮质激素药，如氟米龙滴眼液。⑤眼用免疫抑制剂，如他克莫司滴眼液、环孢素滴眼液。⑥其他局部用药物，如人工泪液、非甾体抗炎药。

5. 呼吸道过敏性疾病的健康教育

（1）教育包含首诊教育、随诊教育以及家庭和看护人员教育。

（2）主要内容为包括：①过敏知识的普及和指导，让患者了解变应性疾病的病因、危险因素、自然进程以及疾病可能造成的危害性。②告知患者过敏原检查的必要性和主要检测方法。③指导患者进行良好的环境控制，避免接触或尽可能少接触过敏原。④介绍药物治疗和免疫治疗的作用、效果、疗程和可能发生的不良反应，指导患者用药方法以及剂量和种类的调整。

6. 呼吸道过敏性疾病的环境控制　指导患者避免或减少接触已知过敏原和各种刺激物。如尘螨过敏者，控制室内温湿度、减少尘螨食物来源、热处理杀灭等综合措施防护。花粉过敏患者应关注当地的花粉信息预报，在花粉大量播散期间尽量居家并关闭门窗，外出时佩戴防护口罩和防护眼镜，鼻腔使用花粉阻隔剂；回家进入室内前要清理掉衣服和头发上的花粉，并进行鼻腔盐水冲洗、洗脸和漱口。许多过敏原在环境中无处不在，无法完全避免，应更加关注可改变的环境或患者长期所处的环境（如室内生活环境），针对具体的患者制订个体化的过敏原防控策略。

参考文献

[1] 张罗，BACHERT C，FOKKENS W J，等.《过敏性鼻炎及其对哮喘的影响（ARIA）》指南 2019 版过敏性鼻炎管理路径（中国版）[J]. 中国耳鼻咽喉头颈外科，2019，26（12）：690-699.

[2] 中华医学会变态反应分会呼吸过敏学组（筹），中华医学会呼吸病学分会哮喘学组. 中国过敏性哮喘诊治指南（第一版，2019 年）[J]. 中华内科杂志，2019，58（9）：636-655.

[3] 中华医学会眼科学分会角膜病学组. 我国过敏性结膜炎诊断和治疗专家共识（2018 年）[J]. 中华眼科杂志，2018，54（6）：409-414.

[4] 中华耳鼻咽喉头颈外科杂志编辑委员会鼻科组，中华医学会耳鼻咽喉头颈外科学分会鼻科学组. 中国变应性鼻炎诊断和治疗指南（2022年，修订版）[J]. 中华耳鼻咽喉头颈外科杂志，2022，57（2）：106-129.

（案例作者：解玥　首都医科大学附属北京同仁医院）

第六节　感染性疾病

案例31　皮肤软组织感染合并焦虑的药学门诊服务

学习目标

1. 掌握脓肿分枝杆菌治疗药物选择及药物联合应用特点。

2. 掌握脓肿分枝杆菌感染患者药物治疗方案的综合评估方法，包括药物品种选择、用药剂量、药品不良反应等。

3. 掌握药物治疗干预问题优先级别。

案例简介

患者，女，37岁，身高152cm，体重52kg，BMI 22.5kg/m²。3个月前于某医疗机构行自体脂肪隆乳术＋自体脂肪面部填充术＋大腿吸脂术，术后1个月出现大腿内侧吸脂部位及面部注射部位肿胀明显伴疼痛不适伴散在大小不一红斑，随着病情进展病灶逐渐质地变硬，表面皮肤张力变高。以“非结核分枝杆菌感染；乳房自体脂肪移植术后；面部自体脂肪移植术后”收入住院治疗。行右侧乳房肿物活检术及引流液行结核菌培养＋改良罗氏菌型鉴定，回报脓肿分枝杆菌感染。根据患者病灶特点，微生物学检验结果，经临床药师与医生讨论后制定初始抗感染治疗方案：阿米卡星＋莫西沙星＋克拉霉素。经该方案治疗1个月后，患者自觉好转要求出院，出院后调整方案为阿米卡星＋头孢美唑＋克拉霉素，定期在整形美容科及药学门诊随访。

工作流程

1. 明确就诊目的　患者有焦虑，自述大腿内侧新发1个病灶，约直径2cm圆形红斑，触及稍硬，无触压痛。调整治疗方案为阿米卡星＋头孢美唑＋克拉霉素，隔日1次静脉注射液阿米卡星注射液，每日2次静脉滴注头孢美唑。患者难以坚持每日2次穿刺，自行停用头孢美唑10余日。同时患者自觉脓肿分枝杆菌感染后较前易感冒，患者近1个月来多次感冒，近日更有双耳闷塞感，自觉免疫力低下，咨询药师可否用药增强免疫力。

2. 信息收集

（1）基本信息：患者，女，37岁，身高152cm，体重52kg，异地医疗保险。

（2）既往史：自体脂肪隆乳术＋自体脂肪面部填充术＋大腿吸脂术；无跌倒发生史。

（3）用药史

1）盐酸莫西沙星片：每次 400mg，每日 1 次（已停药），2020 年 12 月 10 日—2021 年 1 月 9 日。

2）克拉霉素片：每次 1 000mg，每日 2 次，2020 年 12 月 10 日—2021 年 3 月 15 日。

3）硫酸阿米卡星注射液：每次 0.8g，静脉滴注，隔日 1 次，2020 年 12 月 10 日—2021 年 3 月 15 日。

4）注射用头孢美唑钠：每次 2g，静脉滴注，每日 2 次（自行停药 10 余日），2021 年 1 月 9 日—2021 年 3 月 15 日。

5）感冒清胶囊：每次 2 粒，每日 3 次，自觉感冒时服用。

6）连花清瘟胶囊：每次 4 粒，每日 3 次，自觉感冒时服用。

（4）不良反应史：住院治疗期间诉新发视力模糊，偶有小黑影；初始治疗方案治疗 40 余日后就诊药学门诊，自诉服用莫西沙星后有短时间的轻微手指麻木感。

（5）相关检查和检验：体温 36.5℃，血压 104/77mmHg，心率 88 次 /min，呼吸 20 次 /min，Cr 39.2μmol/L，WBC 7.58×10^9/L，NEUT 79.6%。

（6）服药依从性：患者依从性可，虽能接受长疗程用药，但逐渐不能耐受静脉用药，停用头孢美唑 10 余日，服药依从性较差。

（7）生活方式：患者正常工作，夜间上床早，入睡较迟，中间觉醒次数较多，再次入睡时间短，多梦，睡眠整体持续时间短，晨起不易，白天精力较差；长期不规律饮食，偶尔限油、限盐饮食，并限制碳水化合物摄入，蔬菜、蛋白质、脂肪均有摄入不均衡；平日未规律运动健身；无烟酒不良嗜好。

（8）患者心理状态：焦虑，敏感。担心疾病进展和长疗程药物治疗可能发生严重药品不良反应。

3. 药学门诊方案制定　见案例表 31-1。

案例表 31-1　药物治疗评估

DRPs 详述	问题状态	问题类型	问题原因	问题优先级
患者逐渐不能耐受每日 2 次静脉输液带来的疼痛及生活影响，自行停药约 10 日	实际问题	依从性问题	1. 不能忍受穿刺疼痛 2. 每日 2 次静脉输液影响生活	高
患者近日大腿内侧新发形态性状相同的病灶，质稍硬，但触压不痛	实际问题	有效性问题	疾病进展，与患者自行停用头孢美唑有关	高
患者诉近日多次感冒，感冒后耳朵出现间断闷塞感	实际问题	安全性问题	双耳闷塞感可能因感冒引起，但不能排除药品不良反应	高
感冒期间，合并服用感冒清胶囊和连花清瘟胶囊	潜在问题	安全性问题	患者多次感冒，感冒后于药店自购药品。2 种药物间相互作用和感冒药与抗脓肿分枝杆菌治疗药物间相互作用问题	中

续表

DRPs 详述	问题状态	问题类型	问题原因	问题优先级
患者自觉近日免疫力低下，想增强自身免疫力	实际问题	有效性问题	患者疾病因素影响	中
患者担心长疗程抗菌药物使用	潜在问题	安全性问题	长期使用抗菌药物担心不良反应的心理焦虑	低
进口克拉霉素片和国产克拉霉素片药物有效性问题	实际问题	有效性问题	患者使用不同品牌的克拉霉素片	低

4. 实施干预　见案例表 31-2。

案例表 31-2　实施干预

按用药问题优先级列举药物治疗问题	干预建议	干预结果
优先级：高		
患者因不能耐受每日穿刺自行停药 10 日，现出现新发病灶	患者近日有新发病灶，建议继续 1 日 2 次静脉滴注头孢美唑治疗。建议行微生物学检验，依据微生物学结果进行药物调整	医生及患者接受
患者近日双耳反复闷塞感	患者所使用的阿米卡星会影响听觉功能，导致听力下降，严重时还可能导致耳聋。建议至耳鼻喉科积极排查	患者接受
优先级：中		
患者咨询增强免疫力药物	患者为中年女性，既往体健，无免疫缺陷等情况，近日反复有鼻咽部卡他症状，无发热、咽痛、食欲减退等，建议加强预防，适当增加户外体育锻炼，不建议使用药物增强免疫力	患者接受
患者感冒后药物治疗问题，中成药联合使用问题	感冒清胶囊为含西药成分（乙酰氨基酚、盐酸吗啉胍、马来酸氯苯那敏）的中成药，属辛凉解表剂；连花清瘟胶囊属清热剂。二者均用于风热感冒，均可针对发热、头痛、咽痛等感冒症状治疗，不建议二者联合使用。患者抗脓肿分枝杆菌药物与所用感冒药不存在明显相互作用	患者接受
优先级：低		
患者听说抗菌药物使用时间太长可能导致癌症，担心长疗程抗菌药物使用	告知患者长期使用抗菌药物的确可能引起药品不良反应，比如二重感染，但并无引起癌症的权威证据。告知患者保持正常饮食、适当锻炼，有用药方面的问题及时咨询药师	患者接受
患者使用不同品牌的克拉霉素	教育患者所购克拉霉素片已通过仿制药一致性评价，仿制药与原研药发挥相同的临床作用，其价格更便宜，能降低医疗支出，药品可及性强	患者接受

5. 用药指导方案

(1) 用药教育:见案例表 31-3。

案例表 31-3　患者用药指导单

药品		用法用量	注意事项
名称	规格		
克拉霉素片	0.5g/ 片	每次 1.0g,每日 2 次	克拉霉素可引起腹泻、呕吐、消化不良等消化道症状,也可引起肝功能检查异常、QT 间期延长等,如有上诉呼吸道症状或感心动过速,应立即告知医生或药师
注射用头孢美唑钠	0.5g/ 支	每次 2g,每日 2 次,静脉滴注	头孢美唑可引起严重肾损害,定期复查肾功能;用药期间避免饮酒
硫酸阿米卡星注射液	0.2g/ 支	每次 0.8g,隔日 1 次,静脉滴注	阿米卡星具有潜在的神经毒性、耳毒性及肾毒性,如有耳鸣、眩晕、肌无力等表现,立即告知药师或医生;用药期间注意监测尿常规、肾功能;有耳鸣等症状时可行听力检查

(2) 生活方式指导:建议患者规律饮食,一日三餐保证蔬菜、水果、蛋白质、脂肪、碳水化合物的均衡摄入。每日 1 个鸡蛋、200ml 牛奶、适量肉类,保证营养。选择适合自己的运动每日坚持 30~60 分钟,包括快走、慢跑、瑜伽等。

(3) 定期监测:血常规、血沉、肝功能及肾功能,每月监测 1 次。

6. 随访

(1) 1 个月后患者随访结果:患者此时已抗脓肿分枝杆菌治疗 4 月,治疗方案为阿米卡星 + 头孢美唑 + 克拉霉素。本次复查感染指标,血常规 WBC 3.93×10^9/L,NEUT 53.4%;ESR 6mm/h,Cr 39.2μmol/L。肝肾功能无异常,心电图无异常。新发病灶微生物学培养结果为阴性。

耳鼻喉科就诊情况:患者双外耳道通畅,双鼓膜内陷,电测听检查示双耳听力曲线正常,双鼓室曲线 A 型。纤维鼻咽镜检查示鼻咽部未见占位。起双耳闷塞感虽反复发作,但吞咽动作后可减轻,建议随访。

(2) 3 个月后患者随访结果:调整治疗方案为阿米卡星 + 克拉霉素。

(3) 6 个月后患者随访结果:细菌培养结果为阴性,达到细菌学治愈;治疗转归为痊愈,停用所有治疗药物。

知识点总结

1. 脓肿分枝杆菌感染的流行病学、诊断和治疗　脓肿分枝杆菌复合群(mycobacterium abscessus complex,MABC)是快速生长型非结核分枝杆菌(nontuberculous mycobacteria,NTM)中的一类致病性病原体。脓肿分枝杆菌皮肤受累通常有皮肤屏障受损,故脓肿分枝杆菌皮肤软组织感染暴发通常由外科器械(尤其是整容手术)、注射或其他操作造成,通常表现为疼痛、红肿、流液的皮下结节,无发热等全身症状。脓肿分枝杆菌对一线抗结核药均耐药,常呈多药耐药，治疗需多药联合且疗程长，通常选择 2~4 种药物联合抗感染治疗，对于皮肤软组织感染疗程至少 4 个月。

2. 治疗药物及其药学监护关注点　脓肿分枝杆菌在内的大多数 NTM 对克拉霉素敏感。用于脓肿分枝杆菌的治疗剂量为每日 500~1 000mg。其主要药品不良反应为胃肠道反应，包括腹痛、腹泻、恶心、呕吐等；也有发生过敏反应的报道，表现为药疹、荨麻疹等；偶见肝功能损害、肾功能异常、QT 间期延长等。药学门诊问诊时应关注患者用药期间是否有相关不适症状，并嘱咐患者定期复查肝肾功。

一致性评价，即要求仿制药必须达到和原研药“管理一致性、中间过程一致性、质量标准一致性等全过程一致”的高标准要求。患者出院带药克拉霉素片是原研药品，自购克拉霉素片为仿制药。2020 年 6 月，国家药品监督管理局批准现代制药的克拉霉素片通过仿制药质量和疗效一致性评价。故当患者不能购买到与出院带药相同厂牌药品时，可以选择购买通过一致性评价的药品。

头孢美唑有较多脓肿分枝杆菌治疗成功案例，常规推荐剂量为每日 1~2g，分 2 次静脉注射或静脉滴注；对于难治性或严重感染的情况，每日可增至 4g。滴注过快可产生灼热感、血管疼痛，严重者可致血栓性静脉炎。少数患者用药后可能出现一过性肝功能异常、肌酐一过性升高等情况，应加以关注。阿米卡星是治疗脓肿分枝杆菌病常用且有效的药物，对于脓肿分枝杆菌具有较强抗菌活性，成人用药剂量推荐 15~20mg/(kg·d)，一般不超过 1.0g。药品不良反应有听力减退、耳鸣或耳部饱满感等耳毒性，血尿、排尿次数增加等肾毒性，或出现步态不稳、眩晕等。用药期间密切关注患者是否出现相关临床表现。

莫西沙星推荐剂量为每次 0.4g，每日 1 次。其药品不良反应主要为恶心、呕吐等胃肠道反应，头晕、焦虑、失眠等神经精神症状，还可引起过敏反应、偶见肝功能损害、QT 间期延长等。与延长 QT 间期的药物联用克拉霉素时，应密切监测心电图变化。美国 FDA 黑框警告中严重的不良反应包括肌腱炎、肌腱断裂、周围神经病变、中枢神经系统影响和重症肌无力加重。

药物治疗总结：脓肿分枝杆菌感染导致的皮肤软组织感染，其药物治疗特点是需联合用药、疗程长，患者可能有心理变化和发生药品不良反应，药学门诊服务中应注意倾听和鼓励，关注患者药物治疗依从性，确保治疗方案的执行及足疗程用药；关注患者临床症状变化，必要时调整治疗方案，保证药物治疗安全性及有效性。

参考文献

[1] 中华医学会结核病学分会．非结核分枝杆菌诊断与治疗指南(2020 年版)[J]．中华结核和呼吸杂志，2020，43(11)：918-946.

[2] BARTLETT J G，AUWAERTER P G，PHAM P A.ABX 指南—感染性疾病的诊断与治疗[M].2 版．马小军，徐英春，刘正印，译．北京：科学技术文献出版社，2012.

[3] KASPER D L，FAUCI A S. 哈里森感染病学：第 3 版[M]．胡必杰，潘珏，高晓东，译．上海：上海科学技术出版社，2019.

[4] HAWORTH C S，BANKS J，CAPSTICK T，et al.Britsh thoracic society guidelines for the management of non-tuberculous mycobacterial pulmonary disease(NTM-PD)[J].Thorax，2017，72：ii1-ii64.

[5] CARRETERO O, REYES C, SAN-JUAN R, et al.Mycobacterium senegalense Infection after Implant-Based Breast Reconstruction, Spain[J].Emerg Infect Dis, 2020, 26(3): 611-613.
[6] SHEN Y, WANG X, JIN J, et al.In vitro susceptibility of mycobacterium abscessus and mycobacterium fortuitum isolates to 30 antibiotics[J].Biomed Res Int, 2018, 30(12): 1-10.
[7] KIM H J, LEE S J, LEE J H, et al.Clinical features of skin infection after rhinoplasty with only absorbable thread(polydioxanone) in oriental traditional medicine: a case series study[J].Aesthetic Plast Surg, 2020, 44(1): 139-147.
[8] CHEW K L, OCTAVIA S, GO J, et al.In vitro susceptibility of mycobacterium abscessus complex and feasibility of standardizing treatment regimens[J].J Antimicrob Chemother, 2021, 76(4): 973-978.

（案例作者：邓冬梅　重庆医科大学附属儿童医院
幸海燕　陆军特色医学中心）

案例 32　淋巴结核患者个体化用药的药学门诊服务

学习目标

1. 掌握肾功能不全患者药物治疗方案的综合评估方法及药学监护要点，包括药物品种选择、用药剂量、药品不良反应等。

2. 掌握药物治疗干预问题优先级别。

3. 了解抗结核药物选择原则及药物联合应用特点。

案例简介

患者，女，61 岁，身高 160cm，体重 53kg，BMI 20.7kg/m^2。既往精神分裂症 20 余年，口服奥氮平片（每次 10mg，每日 1 次）、氯硝西泮片（每次 4mg，每日 1 次）和氯丙嗪片（每次 25mg，每日 2 次），精神分裂症控制可。多囊肾、尿毒症 3 年余，2019 年 1 月起行每周 3 次规律血液透析治疗。近期实验室检查：血常规 WBC 13.58 × 10^9/L，N 87.6%，Hb 83g/L；炎症标志物 ESR 37mm/h，CRP 52.5mg/L；肾功能 Scr 1 067μmol/L，UA 558μmol/L；结合分枝杆菌 T 细胞检测（T-spot.TB）A 孔 14、B 孔 77（正常值范围：A 孔 <6，B 孔 <6）；胸部 CT 示右肺门饱满，左下肺小斑片影。口服给予利福平胶囊（每次 0.45g，每日 1 次）联合莫西沙星片（每次 0.4g，每日 1 次）抗结核效果不佳。患者来到药学门诊，因服用药物较多，担心药物相互作用。药师结合患者的病情制定个体化用药方案，建议调整抗结核方案为利福平胶囊（每次 0.45g，每日 1 次）+ 乙胺丁醇片（每次 0.75g，隔日 1 次，透析后给药）+ 吡嗪酰胺片（每次 1.5g，1 周 2 次，透析后给药）治疗，医生采纳。患者规律服药，5 个月后随访，影像学检测示纵隔淋巴结较前好转，无不良反应发生。

工作流程

1. 明确就诊目的

（1）患者担心抗结核药物对目前病情的影响，以及药物之间的相互作用。

（2）希望药师综合评估淋巴结核的药物治疗方案。

2. 信息收集

（1）基本信息：患者，女，61 岁，身高 160cm，体重 53kg，医疗保险。

（2）既往病史：精神分裂症，多囊肾，尿毒症。无跌倒发生史。

（3）用药史

1）奥氮平片：每次 10mg，每晚 1 次，1999 年 7 月 28 日至今。

2）氯硝西泮片：每次 4mg，每晚 1 次，1999 年 7 月 28 日至今。

3）氯丙嗪片：每次 25mg，每日 2 次，1999 年 7 月 28 日至今。

4）利福平胶囊：每次 0.45g，每早 1 次，2020 年 4 月 27 日至今。

5）莫西沙星片：每次 0.4g，每早 1 次，2020 年 4 月 27 日—2020 年 5 月 13 日。

6）乙胺丁醇片：每次 0.75g，隔日 1 次，早上服用，2020 年 5 月 17 日至今。

7）吡嗪酰胺片：每次 1.5g，1 周 2 次，早上服用，2020 年 5 月 17 日至今。

（4）不良反应史：既往未发生过药品不良反应。

（5）相关检查和检验：血常规 WBC 13.58×10^9/L，N 87.6%，Hb 83g/L；炎症标志物 ESR 37mm/h，CRP 52.5mg/L；肾功能 Scr 1 067μmol/L，UA 558μmol/L；肝功能 ALT 9U/L，AST 11U/L；结合分枝杆菌 T 细胞检测（T-spot.TB）A 孔 14、B 孔 77（正常值范围：A 孔 <6，B 孔 <6）。

（6）服药依从性：规律服药。

（7）生活方式：患者居住在家，活动量较小（每周 2~3 次，每次 20 分钟）；睡眠尚可；规律进餐，进食量中等（以碳水化合物为主，肉适量、蔬菜较少）；无烟酒不良嗜好。

3. 药学门诊方案制定　见案例表 32-1。

案例表 32-1　药物治疗评估

DRPs 详述	问题状态	问题类型	问题原因	问题优先级
精神分裂症患者抗结核药物的选择	潜在问题	安全性问题	患者精神分裂症病史 20 余年，文献报道使用莫西沙星引起精神分裂症患者的不良反应，不宜与抗精神分裂症药物联用	高
患者抗结核治疗效果不佳	实际问题	有效性问题	乙胺丁醇、吡嗪酰胺可经血液透析清除，需要调整给药剂量和给药时间	高
患者使用药物之间的相互作用	潜在问题	有效性问题	利福平为多种 CYP450 酶的强诱导剂，可降低经过 CYP450 酶代谢药物的药效。利福平可以导致奥氮平、氯硝西泮血药浓度下降	中
患者不清楚药物用法、用量	实际问题	依从性问题	患者健康素养低，对疾病、药物认识不足	中

4. 实施干预　见案例表 32-2。

案例表 32-2 实施干预

按用药问题优先级列举药物治疗问题	干预建议	干预结果
优先级:高		
精神分裂症患者抗结核药物的选择	氟喹诺酮类可显著增加精神病的发病率,而且患者曾使用莫西沙星治疗后效果不佳,该患者综合氟喹诺酮类药物疗效和不良反应两方面考虑,不建议使用	医生接受,停用莫西沙星
肾功能衰竭规律血透患者抗结核药物的选择	调整给药方案:利福平胶囊 0.45g qd po+ 乙胺丁醇片 0.75g qod po(透析当日则为透析后用)+ 吡嗪酰胺片 1.5g biw po(透析后用)	医生接受
优先级:中		
患者使用药物之间的相互作用	建议通过定期测定奥氮平和氯硝西泮的血药浓度来调整其使用剂量	医生接受
患者不清楚药物用法、用量	①利福平宜空腹顿服,可增加药物吸收。②乙胺丁醇和吡嗪酰胺顿服,餐时或餐后均可;乙胺丁醇使用前应作基础视力、视神经、色觉检查,用药后定期视力检查,有迹象时即应停药	患者接受

5. 用药指导方案

(1) 为患者制作用药指导单,见案例表 32-3。

案例表 32-3 患者用药指导单

用药时间表													
治疗疾病	药品名称	早饭			午饭			晚饭			睡前	药品规格	注意事项
		前	中	后	前	中	后	前	中	后			
抗结核药物	利福平胶囊	3 粒										0.15g	晨起空腹服用
	乙胺丁醇片	3 片										0.25g	隔日给药,透析当日则透析后用药
	吡嗪酰胺片	6 片										0.25g	1 周 2 次给药,透析当日则为透析后给药
抗精神分裂症	奥氮平片										2 片	5mg	睡前服用,定期监测奥氮平血药浓度
	氯硝西泮片										2 片	2mg	睡前服用
	氯丙嗪片			1 片						1 片		25mg	

（2）生活方式指导：建议患者加强营养，多吃奶类、蛋类、瘦肉等高蛋白食物，多吃绿叶蔬菜、水果以及杂粮等食品，不吃辛辣刺激食物。有发热、胸痛、咳嗽、呼吸困难、乏力等明显症状时，不建议运动。经过规范治疗症状改善后，可在医生指导下进行适量运动，但以不引起劳累和不适为宜。生活起居规律、保证睡眠充足、避免过度劳累。保持心情舒畅、情绪稳定，减少精神压力，建立治疗信心。

（3）定期监测：初期每1~2周至少监测1次肝功能并记录，肝功能稳定的情况下可每次复诊前抽血检查。每3个月监测1次眼部。每次复诊前抽血检查血常规及炎性标志物。每3个月通过CT检查监测1次胸部。初期每2周监测1次奥氮平血药浓度，血药浓度稳定的情况下可每月监测1次。

6. 随访

（1）1个月后患者随访结果：①一般情况可，无不适。当地医院随访血常规、肝功能无特殊。胸部CT示纵隔及肺门稍大淋巴结较前片缩小。继续目前抗结核方案治疗。②疾病监测情况：能规律监测血常规、炎症标志物及肝功能。③调整药物后，未发生不良反应。继续目前抗结核方案治疗。

（2）2个月后患者随访结果：患者一般情况可，无发热。血常规 WBC 6.88×10^9/L，N 73.0%。炎症标志物 CRP 2.3mg/L，ESR 42mm/h。胸部 CT 示两肺少许慢性炎症；两肺小结节，较前片相仿；纵隔及肺门稍大淋巴结，较前片稍缩小。

知识点总结

【抗结核用药相关知识点】

1. 精神分裂症患者抗结核药物的选择　①异烟肼因化学结构上与体内的烟草酸相类似，常规剂量即可引起神经系统损害；大量文献报道无精神病病史的患者使用异烟肼后也可出现失眠、幻觉、人格改变等精神分裂症样症状。异烟肼说明书建议精神病患者禁用。②文献报道莫西沙星引起幻觉等严重不良反应。而且考虑本患者曾使用莫西沙星治疗效果不佳，综合该类药物疗效和不良反应两方面考虑，不建议使用。

2. 肾功能衰竭规律血透患者抗结核药物的选择　①利福平主要经胆和肠道排泄，在肾功能减退患者中无蓄积，故无须调整剂量。利福平为多种CYP450酶的强诱导剂，可以降低奥氮平和氯硝西泮的血药浓度，但该患者仍可以选择利福平治疗。可通过定期监测奥氮平和氯硝西泮的血药浓度来调整其使用剂量。②乙胺丁醇经肝脏代谢，80%以原型从肾脏排泄，故肾功能不全患者排泄明显减少，血液透析可以清除，建议每日1次用药者在透析前4~6小时给药；每周3次用药者在透析结束时用药。③吡嗪酰胺对于尿毒症患者有药物蓄积或排泄延迟现象，故对于慢性肾脏疾病4~5期患者药物剂量应适当调整。单次血液透析可使血药浓度下降45%；推荐透析前24小时或透析后服药，以保证有效血药浓度。

参考文献

[1] 中华医学会，中华医学会杂志社，中华医学会全科医学分会，等．肺结核基层诊疗指南（2018年）[J]．中华全科医师杂志，2019，18（8）：709-717.

[2] 中国防痨协会.《耐药结核病化学治疗指南》(2019年简版)[J]. 中国防痨杂志,2019,41(10):1025-1073.

[3] 雷有峰. 抗结核药物的药物相互作用与合理用药[J]. 上海医药,2021,42(21):16-18.

[4] 潘晓鸥,陈文忠. 结核病与精神障碍共病的相关因素浅探[J]. 中华临床医师杂志(电子版),2016,10(13):2005-2009.

[5] 何家荣,赵礼刚. 异烟肼致神经精神障碍的药理分析[J]. 河南预防医学杂志,2011,22(5):403-404.

[6] ESSALI N,MILIER B J.Psychosis as an adverse effect of antibiotics[J].Brain Behav Immun Health,2020,9:100148.

[7] 尹航,谢程.111例氟喹诺酮类药品不良反应/事件临床分析[J]. 中国药物应用与监测,2017,14(3):163-165.

[8] 中国医院协会血液净化中心管理分会专家组. 中国成人慢性肾脏病合并结核病管理专家共识[J]. 中国血液净化,2016,15(11):577-586.

[9] SUN L,MCDONNELL D,YU M,et al.A phase Ⅰ open-label srudy to evaluate the effects of rifampin on the pharmacokinetics of olanzapine and samidorphan administered in combination in healthy human subjects[J]. Clin Drug Investig,2019,39(5):477-484.

[10] HEINTZ B H,MATZKE G R,DAGER W E.Antimicrobial dosing concepts and recommendations for critically ill adult patients receiving continuous renal replacement therapy or intermittent hemodialysis[J]. Pharmacotherapy,2009,29(5):562-577.

[11] LAUNAY-VACHER V,IZZEDINE H,Deray G.Pharmacokinetic considerations in the treatment of tuberculosis in patients with renal failure[J].Clin Pharmacokinet,2005,44(3):221-235.

(案例作者:刘宇思　深圳市罗湖医院集团罗湖区人民医院
陈璋璋　复旦大学附属中山医院)

案例33　带状疱疹后遗痛合并心血管疾病的药学门诊服务

学习目标

1. 掌握带状疱疹后遗神经痛的疼痛特点。

2. 掌握带状疱疹后遗神经痛患者药物治疗方案的综合评估方法,包括药物品种选择、用药剂量、联合用药、药品不良反应等。

3. 掌握高血压合并慢性肾脏病患者的药物治疗方案调整策略。

案例简介

患者,女,82岁,身高168cm,体重70kg,BMI 24.8kg/m^2。既往高血压15年,口服卡托普利片(每次12.5mg,每日3次)和氢氯噻嗪片(每次25mg,每日2次),血压控制在(150~160)/(80~90)mmHg左右。糖尿病10年,口服瑞格列奈片(每次1mg,每日3次),甘精胰岛素注射液,12U,皮下注射,每晚1次,自诉血糖控制尚可,空腹血糖波动在7mmol/L左右。糖尿病肾病、慢性肾脏病4期,未正规治疗。患者1年前无明显诱因出现右胸腹、背部疼痛,针刺样，尤以右上腹处明显。疼痛呈持续性，既往无类似发作。3 日后疼痛部位出现呈带状分布的成簇样密集小水疱，对侧躯干皮肤未见异常。疼痛程度明显加重，阵发性针刺样痛，自发痛明显，影响行动及睡眠。于当地医院诊断为“带状疱疹”，予阿昔洛韦抗病毒、甲钴胺营养神经治疗。1 周后水疱逐渐消退，遗留片状分布的色素沉着，自发痛明显，伴有明显皮肤接触诱发痛，衣服摩擦、拥抱等即可引发剧烈疼痛。目前口服塞来昔布胶囊每次 0.2g，每日 2 次，疼痛控制不佳，影响睡眠及日常生活，NRS 评分 6 分。

工作流程

1. 明确就诊目的

（1）患者自述疼痛控制不佳，询问药师如何调整用药方案。

（2）患者血压控制不理想，希望得到用药调整的建议。

（3）患者自述每晚打胰岛素比较麻烦，询问药师是否可以换为口服降糖药。

2. 信息收集

（1）基本信息：患者，女，82 岁，身高 168cm，体重 70kg，医疗保险。

（2）既往病史：高血压，2 型糖尿病，糖尿病肾病、慢性肾脏病 4 期，带状疱疹；无跌倒发生史。

（3）用药史

1）卡托普利片：每次 12.5mg，每日 3 次，已服用 5 年，仍在服用。

2）氢氯噻嗪片：每次 25mg，每日 2 次，已服用 3 年，仍在服用。

3）瑞格列奈片：每次 1mg，每日 3 次，已服用 2 年，仍在服用。

4）甘精胰岛素注射液：每次 12U，每晚 1 次，已注射 2 年，仍在注射。

5）塞来昔布胶囊：每次 0.2g，每日 2 次，已服用 2 周，门诊就诊时已停用。

（4）不良反应史：既往未发生过药品不良反应。

（5）相关检查和检验：血压 158/88mmHg，心率 62 次 /min，空腹血糖 7.2mmol/L，HbA_{1c} 7.5%，Cr 136μmol/L，NRS 6 分。

（6）服药依从性：每周卡托普利片忘记服药 1~2 次，自认为坚持按时服药有困难。

（7）生活方式：患者睡眠困难；规律进餐，进食量中等（以碳水化合物为主，肉适量、蔬菜较少）；无烟酒不良嗜好。

3. 药学门诊方案制定　见案例表 33-1。

案例表 33-1　药物治疗评估

DRPs 详述	问题状态	问题类型	问题原因	问题优先级
疼痛控制不佳	实际问题	有效性问题	患者选用塞来昔布，未选择针对带状疱疹后遗神经痛一线药物	高
血压控制不佳	实际问题	有效性问题	患者未能按时服用降压药，选用的药物降压作用不理想	高
服药依从性差	实际问题	依从性问题	卡托普利需要 1 日 3 次给药，频率较高，容易漏服	高

续表

DRPs 详述	问题状态	问题类型	问题原因	问题优先级
使用氢氯噻嗪	实际问题	有效性问题	氢氯噻嗪类利尿剂作用部位主要是远曲小管管腔的上皮细胞，患者肾功能中度受损(Ccr 31ml/min)，肾小球滤过率显著降低，导致到达作用部位的药物剂量减少而无法发挥药理作用	中
使用甘精胰岛素	实际问题	依从性问题	皮下注射胰岛素没有口服方便	中
慢性肾脏病未能规律监测肾功能	实际问题	依从性问题	医生未开具监测项目，监测频率不足	低

4. 实施干预　见案例表 33-2。

案例表 33-2　实施干预

按用药问题优先级列举药物治疗问题	干预建议	干预结果
优先级：高		
服药依从性差	药师为患者提供药盒，制定用药指导单。建议医生将卡托普利调整为贝那普利片 5mg qd，减少每日服药频次	患者、医生接受
疼痛控制不佳	建议医生将止疼药物调整为指南一线推荐的普瑞巴林胶囊，起始剂量 75mg qd，根据疼痛控制情况逐渐加量，直至疼痛得到控制，局部疱疹疼痛区域加用利多卡因凝胶贴膏	医生接受
优先级：中		
使用氢氯噻嗪	建议医生停用氢氯噻嗪片，改为呋塞米片 20mg qd	医生接受
使用甘精胰岛素	肾功能不全患者使用利格列汀无须调整剂量，建议医生停用甘精胰岛素，调整为口服降糖药利格列汀片 5mg qd	医生接受
优先级：低		
慢性肾脏病未能规律监测肾功能	药师为患者提供疾病监测计划	患者接受

5. 用药指导方案

(1) 为患者制作用药指导单，见案例表 33-3。

(2) 用药教育：普瑞巴林胶囊推荐起始剂量为 75mg，每日 1 次，用药前需监测肾功能，此患者 Ccr31ml/min，可以使用此剂量。最常见的不良反应为头晕和嗜睡，通常发生于服药早期，第 1 次于晚间用药可以减轻不良反应对患者造成的不适感。服药期间，若疼痛控制不理想，可以逐渐加量，此患者最大日剂量为 300mg，当达到最大日剂量仍不能很好控制疼痛时需及时就诊。当疼痛控制较满意时，如需停药，至少 1 周时间缓慢减停。患者本身有糖尿病，应用普瑞巴林需注意血糖波动，根据血糖调整降糖药方案。

案例表 33-3　患者用药指导单

用药时间表														
治疗疾病	药品名称	早饭			午饭			晚饭			睡前	药品规格	注意事项
		前	中	后	前	中	后	前	中	后			
高血压	贝那普利片	1 片										5mg	晨起空腹服用，注意监测血压
	呋塞米片	1 片										20mg	
糖尿病	瑞格列奈片	1 片			1 片			1 片				1mg	餐前即刻口服
	利格列汀片	1 片										5mg	每日固定时间口服，注意监测血糖
带状疱疹后遗神经痛	普瑞巴林胶囊										1 片	75mg	每晚服用 1 次，注意防跌倒
	利多卡因凝胶贴膏										1 贴	14g	睡前外用，每日累计贴敷时间不超过 12 个小时，使用时避免接触热源

降压药物需规律用药，贝那普利和呋塞米可于每日清晨空腹口服一粒，呋塞米尽量不要晚上服用，以免影响睡眠。当出现头晕、四肢无力等症状时，需及时就诊。

降血糖药的合理使用：瑞格列奈每日三餐前服用，若一餐未吃，则对应餐前的瑞格列奈不需要服用，以免诱发低血糖。对于肾功能不全的患者，利格列汀不需要调整剂量，每日可固定时间服用，餐食或非餐食均可。

（3）生活方式指导：①规律糖尿病饮食，建议优质低蛋白饮食，每日摄入少量禽蛋、牛奶，辅以肉类和鱼类，多进膳食纤维、控制体重、保持中等强度锻炼等生活方式改变。②可在带状疱疹疼痛区域热敷促进血液循环。③保持乐观、积极的心态，适当的户外活动促进血液循环。运动时长为每日 30~45 分钟。

（4）定期监测：每周至少监测 1 次血压并记录；调整用药后前 3 日监测七点血糖（三餐前后及睡前），待血糖稳定后每周至少监测 1 次七点血糖。每 3 个月或半年监测 1 次肾功能。

知识点总结

1. 高血压用药相关知识点

（1）对于高血压患者，长期坚持生活方式干预和药物治疗，保持血压长期平稳至关重要。

（2）患者肾功能受损，氢氯噻嗪类利尿剂作用部位主要是远曲小管管腔上的上皮细胞，当肾功能不全时，肾小球滤过率明显降低，导致药物不能有效到达作用部位，该患者降压的目标靶值为≤130/80mmHg，目前尚未达标，建议改用袢利尿剂呋塞米，并从低剂量开始，以防利尿过快导致血容量不足，出现低血压或GFR下降。

（3）长效降压制剂有利于每日血压的平稳控制，对减少心血管并发症有益，且能提高患者的依从性，推荐改用长效ACEI类药物贝那普利，因其能明显减少慢性肾功能不全患者蛋白尿水平，降低肌酐水平。

2. 糖尿病用药相关知识点 肾功能不全的患者应优先选择从肾脏排泄较少的降糖药。对于CKD 3~5期的2型糖尿病患者，可选择的降糖药物有磺脲类胰岛素促泌剂格列喹酮、非磺酰脲类胰岛素促泌剂格列奈类、DPP-4抑制剂利格列汀和胰岛素。

瑞格列奈主要通过刺激胰岛素的早时相分泌而降低餐后血糖，需在餐前即刻服用。瑞格列奈及其代谢物主要通过胆汁排泄，大约8%以代谢产物自尿排出，对肾脏影响亦较小，肾功能不全的患者可以使用。DPP-4抑制剂利格列汀在常用剂量（5mg）下，5%左右以原型经肾排泄，85%左右经粪便排泄，肾功能不全者无须调整剂量。利格列汀对体型肥胖患者较为适用。

3. 带状疱疹后遗神经痛治疗相关知识点 带状疱疹后遗神经痛是最常见的一种神经病理性疼痛，疼痛性质多样，可为烧灼样、电击样、刀割样、针刺样或撕裂样。疼痛特征表现为：①自发痛，在没有任何刺激情况下，在皮疹分布区及附近区域出现的疼痛。②痛觉过敏，对伤害性刺激的反应增强或延长。③痛觉超敏，非伤害性刺激引起的疼痛，如接触衣服或床单等轻微触碰或温度的微小变化而诱发疼痛。

带状疱疹后遗神经痛的治疗原则：尽早、足量、足疗程及联合药物治疗。药物有效缓解疼痛后应避免立即停药，仍要维持治疗至少2周。一线治疗药物包括钙离子通道调节剂（普瑞巴林和加巴喷丁）、三环类抗抑郁药（阿米替林）和5%利多卡因贴剂。肾功能不全情况下需要调整药物品种及剂量。

加巴喷丁通过与前膜上的电压门控钙离子通道结合，减少兴奋性神经递质释放，从而发挥治疗疱疹后遗痛的作用。加巴喷丁主要以原形经肾脏排泄，对于肾功能不全患者，应根据肾功能调整剂量，此患者Ccr 31ml/min，可使用300mg bid。

普瑞巴林作用机制与加巴喷丁相同，主要经肾脏排泄，且不良反应呈剂量依赖性，肾功能减退患者应调整剂量。Ccr 30~60ml/min时，推荐起始剂量为75mg/d，如耐受可在1周内根据疗效增加至150mg/d，最大可增至300mg/d。

参考文献

[1] 中华医学会内分泌学分会. 中国成人2型糖尿病口服降糖药联合治疗专家共识[J]. 药品评价，2018，15(z1)：5-14.

[2] 中华医学会肾脏病学分会专家组. 糖尿病肾脏疾病临床诊疗中国指南[J]. 中华肾脏病杂志，2021，37(3)：255-304.

[3] 国家卫生健康委员会疾病预防控制局，国家心血管病中心，中国医学科学院阜外医院，等. 中国高血压健康管理规范(2019)[J]. 中华心血管病杂志，2020，48(1)：10-46.

[4] 带状疱疹后神经痛诊疗共识编写专家组. 带状疱疹后神经痛诊疗中国专家共识[J]. 中国疼痛医学杂志, 2016, 22(3): 161-167.

[案例作者:吴菲　中国科学技术大学附属第一医院(安徽省立医院)]

第七节　肿　瘤

案例 34　乳腺癌内分泌治疗合并多重用药的药学门诊服务

学习目标

1. 掌握乳腺癌内分泌治疗方案的综合评估方法,包括药物间相互作用、不良反应处理、生活方式管理等。

2. 掌握药物治疗干预问题优先级别。

案例简介

患者,女,49 岁,乳房恶性肿瘤术后,病理检测示:ER(+)(90%,强),PR(-),HER2(0),Ki-67(10%)。术后行化疗 - 放疗 - 内分泌治疗。既往严重失眠多年,每日睡前口服佐匹克隆片 7.5mg。2020 年 12 月,患者开始口服他莫昔芬片,每次 10mg,每日 2 次;每月皮下注射戈舍瑞林缓释植入剂 3.6mg,自诉服药期间无明显不适。2021 年 6 月出现情绪低落、兴趣减退伴头痛等症状,诊断为中度抑郁症,予口服氟西汀胶囊(每次 20mg,每日 1 次)和米氮平片(每次 30mg,每晚 1 次)治疗。患者次月至乳腺科复诊时医生将他莫昔芬更换为托瑞米芬片(每次 60mg,每日 1 次),用药 1 个月左右出现颈椎、腰椎酸痛,骨密度及影像学检查未见异常。患者自觉大多数时间不适感可耐受,偶尔自行口服 1~2 粒布洛芬缓释胶囊止痛。2021 年 12 月,因胃部不适外院就诊,胃镜检查示轻微胃溃疡,予口服奥美拉唑肠溶胶囊(每次 20mg,每日 1 次),患者自诉症状有改善。2022 年 1 月,患者因腰痛持续加重至药学门诊寻求帮助,就诊时一般情况可,精神欠佳。

工作流程

1. 明确就诊目的

(1) 患者合并用药较多,希望药师评估是否存在药物相互作用。

(2) 患者服用托瑞米芬片后出现腰颈疼痛,近期有持续加重趋势,咨询原因和解决办法。

2. 信息收集

(1) 基本信息:患者,女,49 岁,身高 165cm,体重 65kg,药物绝经,属城镇医保患者。

(2) 既往病史:严重失眠多年,2021 年 6 月诊断抑郁症,2021 年 12 月诊断轻微胃溃疡。无跌倒史。

（3）用药史

1）佐匹克隆片：每次 7.5mg，每日 1 次，睡前，起始时间不详，用药至今。

2）他莫昔芬片：每次 10mg，每日 2 次，2020 年 12 月至今。

3）戈舍瑞林缓释植入剂：每次 3.6mg，每月 1 次，2020 年 12 月至今。

4）氟西汀胶囊：每次 20mg，每日 1 次，早餐后，2021 年 6 月至今。

5）米氮平片：每次 30mg，每日 1 次，睡前，2021 年 6 月至今。

6）托瑞米芬片：每次 60mg，每日 1 次，早餐后，2021 年 7 月至今。

7）布洛芬缓释胶囊：每次 0.4~0.8g，必要时，2021 年 8 月至今。

8）奥美拉唑肠溶胶囊：每次 20mg，每日 1 次，午餐后，2021 年 12 月至今。

（4）不良反应史：开始服用托瑞米芬 1 个月左右出现颈椎、腰椎酸痛，并在近期加重，疼痛数字评分（NRS 评分）4 分。

（5）相关检查和检验：血压 120/70mmHg，心率 80 次 /min，Cr 53μmol/L，ALT 15.1U/L，AST 20.0U/L，TC 5.16mmol/L，LDL-C 2.55mmol/L，HDL-C 2.44mmol/L，TG 0.75mmol/L，血糖 6.22mmol/L。

（6）服药依从性：自诉能够按时按量服药，但布洛芬缓释胶囊除外，仅疼痛难忍时服用且用量不定，1~2 粒 / 次。

（7）生活方式：活动量较小，每日晚饭后散步半小时；睡眠差，需要依靠药物方能入睡；进餐不规律，食欲较好，半年体重增加 5kg；无烟酒不良嗜好。

3. 药学门诊方案制定　见案例表 34-1。

案例表 34-1　药物治疗评估

DRPs 详述	问题状态	问题类型	问题原因	问题优先级
药物相互作用排查	实际问题	安全性问题	所用药物大多经 CYP 酶系代谢	高
服用托瑞米芬片后出现腰颈酸痛，且近期有加重趋势	实际问题	安全性问题	可能性 1. 疾病进展（骨转移？） 2. 骨质问题 3. 药品不良反应 4. 其他因素	高
止痛药物使用不合理	实际问题	安全性问题	不规律服用布洛芬缓释胶囊，且单次用量有时过高，出现轻微胃溃疡也可能与此有关	高
奥美拉唑肠溶胶囊午餐后服用	实际问题	有效性问题	从作用机制角度分析，质子泵抑制剂宜在早餐前服用	中
体重增长过快	实际问题	有效性问题	心理状态、生活方式及所用药物都可能是导致快速增重的原因，肥胖影响辅助内分泌治疗疗效，增加死亡风险	低
使用 SERM 类药物治疗未规律监测子宫内膜厚度	实际问题	依从性问题	医生未开具监测项目而监测频率不足	低

4. 实施干预　见案例表 34-2。

案例表 34-2　实施干预

DRPs 详述	干预建议	干预结果
优先级：高		
药物相互作用排查	托瑞米芬经 CYP3A 代谢 米氮平由 CYP2D6、CYP3A4 及少量 CYP1A2 代谢，是非常弱的竞争性阻断剂 奥美拉唑通过 CYP2C19 和 CYP3A4 代谢，为中等强度 CYP2C19 抑制剂 氟西汀主要经 CYP2D6 代谢，为强效 CYP2D6 抑制剂，还可轻至中度抑制 CYP2C9、CYP2C19 及 CYP3A4 通过某合理用药软件查询，提示谨慎合用 2 条： 1. 氟西汀 + 奥美拉唑　合用可能增加氟西汀的药理作用和 / 或毒性反应。合用建议：加强临床监护，疑有相互作用时，考虑停用奥美拉唑 2. 氟西汀 + 布洛芬　合用可能增加出血风险，其作用机制尚不明确。两药合用时需监测患者是否有出血加重的体征 因此如继续使用氟西汀，可考虑将奥美拉唑换为其他没有与通过 CYP450 酶系代谢药物有明显相互作用的 PPI 类药物，如艾司奥美拉唑、雷贝拉唑等；注意患者是否有潜在出血体征	患者接受
服用托瑞米芬片后出现腰颈酸痛，且近期有加重趋势	复查骨密度和骨扫描以排除骨质疏松和疾病进展引起的疼痛加重，如检查结果无异常则推测该症状是托瑞米芬相关的不良反应可能性较大，可考虑换回他莫昔芬（经 CYP2D6 代谢），但需调整抗抑郁药，避免使用与他莫昔芬存在相互作用的氟西汀（可考虑换用舍曲林）	患者接受
止痛药物使用不合理	患者使用布洛芬后出现胃溃疡，如确要服用止疼药，建议改为对消化系统影响较小的塞来昔布等高选择性非甾体抗炎药，且需按照说明书用法用量规范使用	患者接受
优先级：中		
奥美拉唑肠溶胶囊午餐后服用	PPI 类药物应在早餐前 30~60 分钟服用	患者接受
优先级：低		
体重增长过快	调整生活方式，控制体重在患病前水平，并定期监测血脂	患者接受
使用 SERM 类药物治疗未规律监测子宫内膜厚度	为患者制定监测计划并宣教定期监测的重要性	患者接受

5. 用药指导方案

（1）用药教育：由于有轻微胃溃疡，尽量避免使用布洛芬等非选择性的非甾体抗炎药，如确要用药可改为选择性 COX-2 抑制剂塞来昔布，如胃部症状不好转，可加用护胃抑酸药物，如雷贝拉唑肠溶胶囊，但要注意此药应在早餐前 1 小时配水吞服。

（2）生活方式指导：调整膳食结构，使其富含高蛋白、高纤维，避免摄入过多热量；适当增加体力活动，每周坚持至少 150 分钟中等强度有氧运动，力量性训练（大肌群抗阻运动）每周至少 2 次；加强补钙；规律作息，培养个人兴趣爱好，保持心情舒畅。

（3）监测指标与周期：每年行 1 次妇科超声检查。在达标情况下，可每 6 个月监测 1 次血脂。在达标情况下，可每年监测 1 次骨密度。以上如有异常则增加频率。

6. 随访　3 个月后对患者进行电话随访。

（1）遵从药师建议复查无骨质疏松和骨转移，至心理医学科就诊更改抗抑郁方案为西酞普兰联合米氮平，然后换回他莫昔芬 10mg bid 继续内分泌治疗，腰部酸痛明显好转，未再服用过布洛芬缓释胶囊。

（2）体重控制可，目前已下降至 63kg。

（3）妇科超声检查子宫内膜厚度为 7mm，无异常。

知识点总结

1. 乳腺癌用药相关知识

（1）他莫昔芬和托瑞米芬均为选择性雌激素受体调节剂（selective estrogen receptor modulator，SERM）。既往临床研究结果表明，乳腺癌患者应用两者具有相似的有效性和安全性，因此当抗雌激素方案适用时，托瑞米芬可作为他莫昔芬的合理替代。CYP2D6 为他莫昔芬主要代谢酶，而托瑞米芬是由 CYP3A 代谢。当合并使用相关酶抑制剂或诱导剂时需谨慎，必要时应调整用药方案。

（2）托瑞米芬常见不良反应为面部潮红、多汗、子宫出血、白带、疲劳、恶心、皮疹、瘙痒、头晕等，一般症状较为轻微。虽然托瑞米芬总体药品不良反应发生率与他莫昔芬相当，但一些较小样本的临床研究有提及托瑞米芬组患者骨折发生率较高。有 Meta 分析结果表明，常规剂量托瑞米芬在血栓事件、消化系统不良反应、月经失调以及发热伴或不伴寒战等方面发生率均优于他莫昔芬，在用药选择时可参考。

（3）子宫内膜组织中的 ER 在弱雌激素样作用下，可刺激内膜生长引起病变。研究表明，接受他莫昔芬治疗的妇女发生子宫内膜癌的风险是未用者的 2~3 倍，呈剂量和时间依赖性，长期使用他莫昔芬可使子宫肉瘤发病风险增加 3 倍。目前建议使用 SERM 类药物治疗的绝经前无症状患者每 6~12 个月行妇科超声检查，对于有症状的患者则建议立即妇科就诊。

（4）绝经引起的全身系统改变会影响女性血脂谱，主要表现为 TC、LDL-C、极 LDL-C 和 TG 水平升高以及 HDL-C 轻度降低。而雌激素受体阳性乳腺癌患者由于抗雌激素治疗可能具有更高的心脑血管疾病风险。此类患者血脂管理主要目的是防治动脉粥样硬化性心血管疾病，干预措施包括饮食作息运动等生活方式调整、必要时使用调节血脂药物（首选他汀类）以及更换对血脂影响相对较小的内分泌治疗用药等。

（5）妇女体内雌激素水平下降会导致骨密度下降，并出现骨量减少及骨组织结构变化，使得骨质疏松及骨折等骨相关事件风险显著增加。对于乳腺癌患者来说，肿瘤治疗过程可能会进一步加速骨质丢失和破坏。一项涉及 14 万多例女性人群的调查显示，AI 治疗联合

OFS 或化疗引起卵巢功能衰竭的绝经前女性 1 年腰椎骨密度丢失率可达 7% 以上，说明药物去势的绝经前乳腺癌患者更需要警惕骨相关事件问题。

2. 乳腺癌生活方式相关知识点

（1）超重和肥胖是乳腺癌患者预后不良的重要因素。有研究表明，中国乳腺癌患者诊断后 1 年半如果体重增加 5kg，死亡风险可增加 65%。

（2）《中国乳腺癌患者生活方式指南》建议：①达到和保持健康的体重，即应尽量使体重达到正常范围（BMI 18.5~23.9kg/m^2），或者按照《中国成人超重和肥胖症预防与控制指南》达到正常体重标准。②有规律地参加体力活动，避免静坐生活方式。③根据《中国居民膳食指南》合理调整营养和膳食。

3. 质子泵抑制剂相关知识点　质子泵抑制剂通过特异性地作用于胃壁细胞内管状囊泡膜上的 H^+/K^+-ATP 酶，与质子泵不可逆地结合使其失去活性，抑制基础胃酸的分泌及组胺、乙酰胆碱、胃泌素、进食等多种刺激引起的酸分泌。质子泵抑制剂对食物刺激引起的壁细胞泌酸抑制作用最有效，长时间禁食后壁细胞中 H^+/K^+-ATP 酶最多，故质子泵抑制剂应在早餐前 30~60 分钟服用。

参考文献

[1] LAN B, MA F, CHEN S S, et al. Toremifene, rather than tamoxifen, might be a better option for the adjuvant endocrine therapy in CYP_2D6*10T/T genotype breast cancer patients in China[J]. Int J Cancer, 2018, 143(10): 2499-2504.

[2] 兰瑛，胡蝶，何琴．托瑞米芬对比他莫昔芬治疗乳腺癌安全性的系统评价[J]．中国药房，2017，28(3)：360-364.

[3] 中华预防医学会妇女保健分会，中国人体健康科技促进会妇科内分泌与生育力促进专委会．乳腺癌患者选择性雌激素受体调节剂治疗相关子宫内膜安全管理的中国专家共识（2021 版）[J]．首都医科大学学报，2021，42(4)：672-677.

[4] Practice Bulletin No.149: Endometrial cancer[J]. Obstet Gynecol, 2015, 125(4): 1006-1026.

[5] 中国乳腺癌内分泌治疗多学科管理血脂异常管理共识专家组．绝经后早期乳腺癌患者血脂异常管理的中国专家共识[J]．中华肿瘤杂志，2017，39(1)：72-77.

[6] 中国乳腺癌内分泌治疗多学科管理骨安全共识专家组，国家癌症中心，中国医学科学院北京协和医学院肿瘤医院内科．绝经后早期乳腺癌芳香化酶抑制剂治疗相关的骨安全管理中国专家共识[J]．中华肿瘤杂志，2015，37(7)：554-558.

[7] 中华预防医学会妇女保健分会乳腺学组．中国乳腺癌患者生活方式指南[J]．浙江医学，2017，39(4)：239-242+254.

[8] 国家卫生健康委办公厅，国家卫生健康委办公厅关于印发质子泵抑制剂临床应用指导原则（2020 年版）的通知．[EB/OL]．(2002-12-09)[2022-12-09]. http://www.nhc.gov.cn/yzygj/s7659/202012/9aac2b191c844082aac2df73b820948f.shtml.

（案例作者：王萌萌　复旦大学附属肿瘤医院）

案例 35　表皮生长因子受体阳性非小细胞肺癌合并慢性乙肝的药学门诊服务

学习目标

1. 掌握表皮生长因子受体阳性非小细胞肺癌患者的药物治疗选择及不良反应特点。

2. 掌握表皮生长因子受体阳性非小细胞肺癌患者药物治疗方案的综合评估方法，包括药物品种选择、用药剂量、重复用药、药品不良反应等。

3. 掌握非小细胞肺癌合并慢性乙肝患者的药物治疗干预的优先级别。

案例简介

患者，女，65 岁，身高 155cm，体重 52kg，BMI 21.6kg/m^2，KPS 90 分。自 2021 年 7 月起首次在药学门诊就诊和随访。自述 2015 年 12 月体检发现左肺上叶占位，无咳嗽、咳痰、咯血，无胸闷、胸痛，无发热。2016 年 1 月 27 日外院胸膜活检病理示：腺癌。基因检测示表皮生长因子受体（epidermal growth factor receptor，EGFR）：Exon21 L858R（+），Exon20 T790M（+）；ALK/KRAS/BRAF/ROS1（-）。2016 年 3 月，口服吉非替尼片每次 250mg，每日 1 次，靶向治疗；服药 2 个月余因重度肝功能损害停药，并进行保肝治疗。2016 年 7 月 15 日，肺 CT、骨扫描、左肱骨 MR 示多发转移灶。2016 年 7 月起，口服埃克替尼片每次 125mg，每日 3 次，靶向治疗；并于 2016 年 7 月 21 日—2016 年 11 月 3 日，行 PC 方案化疗 6 疗程，培美曲塞 760mg/dl+卡铂 500mg/dl，评价持续 PR。2016 年 11 月 24 日—2017 年 3 月 9 日，予单药培美曲塞 760mg/dl 维持化疗 6 疗程，疗效评价 SD。2017 年 3 月起，口服奥希替尼片每次 80mg，每日 1 次，靶向治疗，疗效评价 PR。2019 年 2 月复查肺内病灶进展，胸腔积液增多，疗效评价 PD，停用奥希替尼片。2019 年 2 月 26 日—2021 年 6 月 29 日行多线化疗方案，疗效评价 PD。2021 年 7 月 13 日，头颅 MRI 示脑转移。2021 年 7 月 19 日，外周血基因检测示：EGFR Exon20 T790M（+）。

患者自 2016 年 7 月 22 日起每月予唑来膦酸注射液 4mg 抑制骨破坏。既往 30 年前乙肝小三阳史，持续口服恩替卡韦片，每次 0.5mg，每日 1 次；既往药物性肝功能损伤史，口服双环醇片，每次 25mg，每日 3 次；既往慢性肾功能不全，口服肾衰宁胶囊，每次 4 粒，每日 3 次。入院实验室检查异常指标如下：RBC 3.5×10^{12}/L，PLT 72×10^{9}/L，Cr 91μmol/L，癌胚抗原 CEA 206.8ng/ml，糖类抗原 CA199 118.60μg/ml，糖类抗原 CA50 43.40U/ml，细胞角蛋白 19 片段 6.38ng/ml，FER 305.49ng/ml，TC 6.04mol/L，LDL-C 4.44mmol/L，HDL-C 1.73mmol/L。目前患者精神、食欲下降、睡眠可，大小便如常，近期体重无明显增减。

现患者为求下一步治疗至我院药学门诊，评估靶向治疗药物选择及不良反应管理。

工作流程

1. 明确就诊目的

（1）患者自述肺、腺癌疾病 6 年史，疾病缓慢进展中，结合前期病程及最新基因检测结果，寻求药师协助评估并选择适宜的精准治疗用药。

（2）结合患者的病史和基线情况，对新型抗肿瘤药品进行用药指导和宣教。

（3）患者合并多种慢性疾病，联合靶向精准治疗时，药师对患者合并多种慢病用药重整和药物相互作用筛查。

2. 信息收集

（1）基本信息：患者，女，65岁，身高155cm，体重52kg，医疗保险。

（2）既往病史：乙肝小三阳史，药物性肝功能损伤，慢性肾功能不全史。无跌倒发生史。

（3）用药史

1）吉非替尼片：每次250mg，每日1次，2016年3月25日—2016年6月11日。

2）埃克替尼片：每次125mg，每日3次，2016年7月2日—2017年3月8日。

3）奥希替尼片：每次80mg，每日1次，2017年3月12日—2019年2月27日。

4）唑来膦酸注射液：每次4mg，每月1次，2016年7月22日至今。

5）恩替卡韦片：每次0.5mg，每日1次，2016年3月至今。

6）双环醇片：每次25mg，每日3次，2016年6月10日—2017年2月20日。

7）肾衰宁胶囊：每次4粒，每日3次，2019年至今。

（4）不良反应史：既往药物性肝损伤史；既往培美曲塞+卡铂联合化疗后有Ⅳ度骨髓抑制；既往重组人血管内皮抑制素注射液+奈达铂+贝伐单抗联合化疗后粒缺伴发热，Ⅱ°血小板减少。

（5）相关检查和检验：RBC 3.5×10^{12}/L，PLT 72×10^{9}/L，Cr 91μmol/L，癌胚抗原CEA 206.8ng/ml，糖类抗原CA199 118.60μg/ml，糖类抗原CA50 43.40U/ml，细胞角蛋白19片段6.38ng/ml，铁蛋白（ferritin，FER）305.49ng/ml，TC 6.04mol/L，LDL-C 4.44mmol/L，HDL-C 1.73mmol/L。

（6）服药依从性：患者自述病程条理清晰，每日坚持服药，自认为坚持按时服药无困难。

（7）生活方式：患者生活自理，活动量尚可；睡眠尚可；规律进餐，进食量中等（以碳水化合物为主，蔬菜较多、肉适量）；无烟酒不良嗜好。

3. 药学门诊方案制定　见案例表35-1。

案例表35-1　药物治疗评估

DRPs详述	问题状态	问题类型	问题原因	优先级
EGFR Exon20 T790M（+）精准靶向治疗选择	实际问题	有效性问题	该患者前期吉非替尼、埃克替尼、奥希替尼耐药史，并经多线化疗联合靶向治疗	高
新型抗肿瘤用药指导	实际问题	有效性问题	首次用药宣教	高
不良反应管理	实际问题	安全性问题	患者前期TKI类药品不良反应史	高
使用TKI类药物的乙肝再激活风险评估和监测	实际问题	安全性问题	DILI与乙肝再激活风险的鉴别和监测	中
多种合并用药相互作用筛查	实际问题	安全性问题	TKI类药物与多种药物存在潜在的药物相互作用	中

续表

DRPs 详述	问题状态	问题类型	问题原因	优先级
慢性肾功能不全	实际问题	安全性问题	患者长期服用恩替卡韦，其主要经肾脏清除，同时 TKI 类药物也需关注剂量安全性	中
慢性肝功能不全	实际问题	安全性问题	前期 DILI 史，入院肝功能轻度异常	中

4. 实施干预　见案例表 35-2。

案例表 35-2　实施干预

按用药问题优先级列举药物治疗问题	干预建议	干预结果
优先级：高		
该患者前期吉非替尼、埃克替尼、奥希替尼耐药史，并经多线联合化疗，近期重新基因检测示 EGFR Exon20 T790M(+)，寻求评估精准靶向治疗选择	既往阿美替尼临床研究纳入全亚洲人群，入组标准允许慢性肝病背景患者入组，与临床实践较为相似。因此结合患者奥希替尼耐药史和合并乙肝史等基线综合评估，建议可选阿美替尼 110mg qd 治疗，此药对于颅内转移病灶控制效果优异，耐受性良好。此外患者长期口服肾衰宁胶囊治疗慢性肾功能不全，肾衰宁胶囊常见的不良反应症状为大便次数增多、腹泻等。因此在选择靶向治疗时也需考虑联合用药的不良反应发生率，奥希替尼合并肾衰宁胶囊用药，可能加重腹泻发生率，因此建议靶向治疗考虑优选阿美替尼	患者接受。医生认同选择处方阿美替尼
阿美替尼首次用药宣教	阿美替尼推荐剂量为 110mg，每日 1 次口服，空腹或餐后服用均可，整片吞服，不要咀嚼或压碎。每日在同一时间服用，定期监测常规生化指标。如漏服药品 1 次，若距离下次服药时间 >12 小时，则应补服	患者接受
不良反应管理	阿美替尼常见不良反应为皮疹、血肌酸磷酸激酶升高和瘙痒等，腹泻的发生率相对较低。可以为患者建立院外不良反应随访跟踪管理	患者接受
优先级：中		
使用 TKI 类药物的乙肝再激活风险评估和监测	TKI 类药物引起的乙肝再激活风险为中度。建议患者 EGFR-TKI 类药物处方前常规筛查 HBV-DNA 状态，维持恩替卡韦抗病毒治疗，治疗期间，建议每月监测血清 ALT 水平和 HBV 病毒载量等指标	医生接受
多种合并用药筛查	阿美替尼建议避免与 CYP3A4 强诱导剂和强抑制剂联合使用，慎用乳腺癌耐药蛋白和 P- 糖蛋白敏感底物的窄治疗窗药物。避免与升高血肌酸磷酸激酶的药物（如他汀类药物）联合使用。该患者 LDL-C 偏高，但 TC 和 HDL-C 尚在可控范围内。药师建议患者动态监测相关指标及发生心脑血管疾病的风险，必要时调节血脂药物治疗 该患者无相关合并用药的风险事项，嘱慎吃葡萄柚或葡萄柚汁	患者接受

续表

按用药问题优先级列举药物治疗问题	干预建议	干预结果
慢性肾功能不全	患者长期口服肾衰宁胶囊，建议患者每2周监测1次肾功能，以监测TKI类药物可能引起的肾脏损伤。如大便次数超过4次或腹泻频次增多，则建议肾衰宁胶囊减量调整为3粒 tid po	患者表示接受并定期随访监测
慢性肝功能不全	保肝药物双环醇在肝功能常规指标恢复后建议缓慢减量至停用。TKI类药物治疗期间需2周监测1次肝功能指标，以监测此类药物可能引起的肝脏损伤	患者表示接受并定期随访监测

5. 用药指导方案

（1）为患者重整用药指导单，见案例表35-3。

案例表35-3　患者用药指导单

治疗疾病	药品名称/规格	时间			药品规格	注意事项
		早	中	晚		
肺癌靶向治疗	甲磺酸阿美替尼片	1片			110mg	空腹或餐后服用均可，每日保持同一时间服药
慢性乙肝	恩替卡韦片		1片		0.5mg	空腹服用（餐前或餐后至少2小时）
慢性肾功能不全	肾衰宁胶囊	4粒	4粒	4粒	0.35g/粒	1次4~6粒，1日3~4次；如腹泻次数增多，酌情减量

（2）定期监测：①血常规和肝肾功能，至少每1~2周监测1次。②HBV病毒载量监测，每月至少监测1次并记录。③肿瘤标志物，至少每月监测CEA/CA199等肿瘤标志物。

（3）生活方式指导：每日定闹钟按规定时间服药。建议患者摄入碳水化合物为主，选择高能量密度且富含膳食纤维的食物，多摄入蔬菜和适量水果；少吃多餐、慢吃、先汤菜后主食。如有腹泻症状，则应适量补充电解质及维生素。适量运动，每日运动时间建议为餐后30~45分钟。

6. 随访

（1）1个月后患者随访结果：①口服阿美替尼1个月后出现Ⅰ°粒细胞减少、Ⅰ°血小板减少。②疾病监测情况：疾病稳定，患者自述生活质量改善，腰痛症状减轻。③轻度腹泻1~2次/d，未发生其他不良反应。

（2）2个月后患者随访结果：①疾病监测情况：疾病稳定，患者自述生活质量改善，腰痛症状减轻。②轻度腹泻2~3次/d，嘱可应用洛哌丁胺4mg起始对症治疗。补充电解质。③血肌酐示轻度异常，回访患者主诉肾衰宁间断1周。④余各项指标基本正常，未发生其他不良反应。

（3）3个月后随访结果评价：①肿瘤标志物呈进行性下降（2021年7月15日，CEA 206.8ng/ml；2022年2月14日，CEA 71.10ng/ml）。②胸部CT示左侧胸膜结节样增厚，较前减轻，双肺多发结节肿块较前缩小、减少。颅脑MRI示：多发脑转移瘤大部分病灶消失，剩余病灶较前明显缩小。疗效评价持续PR。③ EORTC QLQ C30评价生活质量有较大提升（2021年7月 vs 2022年2月）：在躯体功能、总体健康状况、疼痛、气促、食欲丧失维度得分有明显改善。

知识点总结

1. 非小细胞肺癌EGFR T790M（+）精准靶向治疗相关知识点　从临床指南看，肺癌精准治疗的特点明显。中国人群EGFR突变占比50.3%，40%~60%经过EGFR-TKI类药物治疗发生耐药。根据患者的病理类型、分子遗传学特征和机体状态制定个体化的治疗策略。2021年NCCN指南推荐第三代EGFR-TKI类药物已经成为EGFR（+）NSCLC的一线标准治疗。已有数据显示第三代EGFR-TKI类药物对于驱动基因阳性的NSCLC脑转移患者有更好的颅内转移病灶控制效果。而奥希替尼和阿美替尼同为第三代EGFR-TKI类药物，其中阿美替尼纳入全亚洲人群，入组标准允许慢性肝病背景患者入组，与本案例临床实践相似。临床试验数据中mPFS达19.3个月，mOS达30.2个月；从安全耐受性来说，减少了同类产品抑制野生型EGFR而带来的腹泻、皮疹和严重的炎症等副作用。2.0%患者因AE终止治疗，常见的不良反应主要表现为皮疹、血肌酸磷酸激酶升高和瘙痒等。因此结合患者最新的基因检测结果、奥希替尼耐药史及合并乙肝史等基线综合评估，建议患者可优选阿美替尼靶向治疗，并动态关注治疗期间常见的ADR鉴别与管理，定期随访和疗效评价。

2. 药物性肝损伤与乙肝再激活相关知识点　细胞毒化疗是HBV再激活的风险因素，其中20%~50%的患者可能发生急性肝炎发作；HBV再激活的风险可大致分为高风险（>10%）、中风险（1%~10%）和低风险（<1%）。TKI类药物被归类为中度HBV再激活风险类别，发生率为1%~10%。相关的临床研究结果虽然未发现HBV再激活的独立风险因素，但不排除EGFR-TKI类药物与HBV再激活的相关性。同时有或无EGFR-TKI类药物引起的HBV再激活的患者OS无显著差异。HBV再激活时间与TKI类药物治疗总持续时间也无相关性。根据国际指南中建议所有接受化学治疗或免疫抑制剂治疗的患者，起始治疗前应常规筛查HBsAg、抗HBc。治疗期间对HBV再激活进行密切监测。2023年更新的《慢性乙型肝炎防治指南（2022年版）》建议选用强效低耐药的恩替卡韦、替诺福韦酯或替诺福韦二代治疗。因此，对于合并乙肝感染患者，EGFR-TKI类药物处方前及用药期间需早期评估HBV再激活风险，定期监测肝功能和HBV病毒载量。

据WHO统计，DILI是全球肝病死亡原因的第5位。因DILI引起的急性肝衰竭中，抗肿瘤药物位居第2位，占11.9%。然而，DILI的鉴别和诊断也存在难点，特别是对于合并慢性肝病背景的患者。因此，EGFR-TKI类药物用后需严密监测肝功能指标，警惕与DILI有关的症状。如在肿瘤患者中，腹痛、腹部不适、全身乏力、皮肤和眼发黄等，更有恶心、呕吐、厌食、发烧和皮疹可作为辅助判断。当使用EGFR-TKI类药物治疗的患者合并慢性肝病时，需加强用药知情同意管理，提高患者对EGFR-TKI类药物所致肝损伤风险的意识，同时也需要根据患者的基线肝功能和合并症情况充分评估并确定EGFR-TKI类药物治疗选择并常规监护。

3. 居家期间的用药教育与自我管理　对于新型抗肿瘤药物的居家治疗，以及长期合并多种慢性病用药的患者，药师重点开展药物相互作用筛查。如TKI类药物避免与CYP3A4强诱导剂（利福平、卡马西平、苯妥英钠等）和强抑制剂（克拉霉素、伊曲康唑、葡萄柚或葡萄柚汁等）联合使用，慎用乳腺癌耐药蛋白和P-糖蛋白敏感底物的窄治疗窗药物。避免与升高血肌酸磷酸激酶的药物（如他汀类药物）联合使用。此外，良好的依从性是决定治疗有效性的重要因素。药师在门诊及治疗随访中需定期评估患者的服药依从性，开展生活质量的评估，心理状态的评估等，及时纠正不良用药行为。

参考文献

[1] 中国抗癌协会肺癌专业委员会.EGFR-TKI不良反应管理专家共识[J].中国肺癌杂志，2019，22(2)：57-81.

[2] 许雯雯，朱宇熹.第三代TKIs在EGFR突变非小细胞肺癌中的应用[J].肿瘤防治研究，2021，48(12)：1129-1134.

[3] CAI Z，LIU Q.Understanding the global cancer statistics 2018：implications for cancer control[J].Sci China Life Sci，2021，64(6)：1017-1020.

[4] SAKATA Y，KAWAMURA K，SHINGU N，et al.The effects of switching EGFR-TKI treatments for non-small cell lung cancer because of adverse events[J].Asia Pac J Clin Oncol，2020，16(2)：e113-e117.

[5] TSUKUNE Y，SASAKI M，KOMATSU N.Reactivation of Hepatitis B Virus in Patients with Multiple Myeloma[J].Cancers(Basel)，2019，11(11)：1819-1836.

[6] 施毓，郑敏.HBV再激活相关肝衰竭的研究进展[J].临床肝胆病杂志，2021，37(4)：752-756.

[7] YAO Z H，LIAO W Y，HO C C，et al.Incidence of hepatitis B reactivation during epidermal growth factor receptor tyrosine kinase inhibitor treatment in non-small-cell lung cancer patients[J].Eur J Cancer，2019，117：107-115.

[8] LEE P H，LEE T Y，CHANG G C.Hepatitis B flare during osimertinib targeted therapy in a lung cancer patient with a resolved hepatitis B virus infection[J].Eur J Cancer，2020，130：272-274.

[9] YANG J C，CAMIDGE D R，YANG C T，et al.Safety，efficacy，and pharmacokinetics of almonertinib(HS-10296)in pretreated patients with EGFR-mutated advanced NSCLC：a multicenter，open-label，phase 1 trial[J].J Thorac Oncol，2020，15(12)：1907-1918.

[10] WU L，ZHONG W J，LI A，et al.Successful treatment of EGFR T790M-mutant non-small cell lung cancer with almonertinib after osimertinib-induced interstitial lung disease：a case report and literature review[J].Ann Transl Med，2021，9(11)：950-956.

[11] 王瑞，李嘉.《慢性乙型肝炎防治指南(2019年版)》更新要点解读[J].实用器官移植电子杂志，2021，9(1)：1-5.

[12] 庄辉.慢性乙型肝炎病毒感染的自然史及其新命名——2017年版欧洲肝病学会《慢性乙型肝炎病毒感染管理临床实践指南》解读[J].中国病毒病杂志，2017，7(5)：321-323.

（案例作者：徐蕊　复旦大学附属肿瘤医院闵行分院）

第八节　外科系统

案例 36　老年患者术前用药风险评估的药学门诊服务

学习目标

1. 掌握围手术期患者药物选择及药物联合应用特点。
2. 掌握围手术期患者药物治疗方案的综合评估方法及个性化用药干预。
3. 掌握出院后用药教育与随访。

案例简介

患者，男，70 岁，身高 170cm，体重 60kg，BMI 20.8kg/m^2。高血压病史 10 余年，规律服用氨氯地平，血压控制在 120/60mmHg 左右，心率 60~70 次 /min；痛风 10 余年，未规律治疗；12 年前因结肠癌行结肠部分切除术，术后放疗 1 次；1 个月前发现 2 型糖尿病，未规律治疗；1 个月前病理活检示膀胱恶性肿瘤 T1N0M0 Ⅰ期，左侧输尿管下段结石。近期实验室检查：空腹血糖 7.77mmol/L，血 UA 524.49μmol/L，BNP 557.2pg/ml，D- 二聚体 2.1mg/L，尿 WBC 34.32/μL，2 次中段尿培养均为大肠埃希氏菌。入院后确诊膀胱恶性肿瘤、冠心病，拟择期行膀胱部分切除术和左侧输尿管取石术。

工作流程

1. 信息收集　针对拟行择期全麻手术的老年患者，于术前诊断中心和术前联合外科门诊开展药学风险评估服务。除患者基本信息，药师需对患者的既往用药信息，包括主要疾病治疗药物、合并慢性疾病治疗药物和自服药物等情况进行收集，同时对正在使用的药物进行问诊及记录。见案例表 36-1。

案例表 36-1　患者用药信息收集

<table>
<tr><td rowspan="2">基本信息</td><td>姓名</td><td>王某</td><td>年龄</td><td>70</td><td>出生日期</td><td>1952 年 5 月</td></tr>
<tr><td>性别</td><td>男</td><td>身高 / 体重</td><td>170cm/60kg</td><td>BMI</td><td>20.8kg/m^2</td></tr>
<tr><td>主诉</td><td colspan="6">膀胱恶性肿瘤</td></tr>
<tr><td rowspan="3">目前病史及用药情况</td><td>适应证</td><td>药品</td><td colspan="2">用法用量（剂量、给药途径、用药频率）</td><td>服药情况</td><td>反应情况（有效性、安全性）</td></tr>
<tr><td>2 型糖尿病</td><td>二甲双胍片</td><td colspan="2">每次 0.5g，每日 3 次，口服</td><td>服用 7 日</td><td>血糖控制尚可</td></tr>
<tr><td>冠心病</td><td>阿托伐他汀钙片</td><td colspan="2">每次 20mg，每日 1 次，睡前口服</td><td>服用 3 日</td><td>无明显改善</td></tr>
</table>

续表

目前病史及用药情况	高血压	氨氯地平片	每次 10mg，每日 1 次，口服	规律服用	血压正常
	尿路感染	注射用亚胺培南西司他丁钠	每次 1g，每隔 12 小时 1 次，静脉注射	使用 4 日	尿 WBC 下降约 50%
实验室检查	空腹血糖 7.77mmol/L，血 UA 524.49μmol/L，BNP 557.2pg/ml，D- 二聚体 2.1mg/L，尿 WBC 34.32/μL，中段尿培养大肠埃希氏菌（多耐药，仅 β 内酰胺 + 酶抑制剂和碳青霉烯类抗生素敏感）				

2. 术前药学评估　药师需根据具体情况，对术前药物进行药物重整、处方精简，针对围手术期短期协定药物治疗方案个体化治疗的药学建议，将术前使用的药物进行风险评估及调整，生成预评估记录（案例表 36-2）。

案例表 36-2　门诊药学预评估记录

风险管理	病史和治疗药物	药物治疗的问题	问题原因
血糖管理	2 型糖尿病 二甲双胍片	□不必要 / 无效药物 ☑需要增加 / 更改药物 □给药剂量不宜 □药品不良反应 ☑患者依从性 □无须调整	患者入院前服药依从性差，血糖控制不达标，入院后规律使用二甲双胍，血糖在围手术期血糖目标值 7.8mmol/L 以下，控制尚可；二甲双胍作用时间较长，有乳酸中毒的风险，需要在术前至少 8 小时停用，围手术期建议更改为胰岛素
血栓预防	冠心病 阿托伐他汀钙片	□不必要 / 无效的药物 ☑需要增加 / 更改药物 □给药剂量不宜 □药品不良反应 □患者依从性 □无须调整	患者静脉血栓栓塞风险评分（Caprini 评分）为高危，但无出血风险危险因素，建议术前普通肝素或者低分子量肝素等药物预防，同时进行机械预防 阿托伐他汀钙片围手术期可继续使用
血压管理	高血压 2 级 氨氯地平片	□不必要 / 无效的药物 □需要增加 / 更改药物 □给药剂量不宜 □药品不良反应 □患者依从性 ☑无须调整	血压控制良好，心率正常 氨氯地平治疗剂量对血流动力学无明显影响，同时能增加麻醉药、肌松药和镇痛药的作用，可继续使用直至手术当日晨
感染控制	尿路感染 注射用亚胺培南西司他丁钠	□不必要 / 无效的药物 ☑需要增加 / 更改药物 □给药剂量不宜 □药物不良发应 □患者依从性 □无须调整	尿 WBC 较前下降，可更改为较低级别且敏感的抗菌药，围手术期可持续使用

3. 围手术期个体化用药干预　对术前评估出现用药高风险的情况，于术前向围手术期治疗团队建议进行个体化用药干预，优化围手术期药物预防 / 治疗方案。并同时反馈给围手术期医疗团队，通过临床评估，确定下一步安排。见案例表 36-3。

案例表 36-3　围手术期个性化用药干预

用药问题	干预意见	干预结果
血糖管理	膀胱部分切除术手术时间 <2 小时，属于短时手术，可在围手术期继续皮下注射胰岛素 术后监测肾功能（肌酐），待结果正常，可恢复二甲双胍口服	医生接受
血栓管理	建议术前使用那屈肝素钙 0.6g qd，皮下注射，并同时使用间歇充气加压装置	医生接受术前使用间歇充气加压装置，但考虑患者凝血功能正常，未接受术前药物预防方案，更改为术中使用那屈肝素钙
感染控制	建议抗菌药物降级为哌拉西林舒巴坦 5g q8h，且围手术期继续使用	医生接受，更改抗菌药物为哌拉西林舒巴坦
尿酸控制	建议增加抗痛风药，如苯溴马隆、丙磺舒	医生接受
服药依从性	药师为患者制定用药指导单	患者接受

4. 用药教育

（1）为提高患者服药依从性，制作自服药物用药指导单，见案例表 36-4。

案例表 36-4　患者用药指导单

用药时间表													
治疗疾病	药品名称	早饭			午饭			晚饭			睡前	药品规格	注意事项
		前	中	后	前	中	后	前	中	后			
高血压	氨氯地平片			1 片								10mg	固定在每日同一时间服药
	螺内酯片			1 片								20mg	进餐时或餐后立即服药
糖尿病	二甲双胍片			1 片			1 片			1 片		0.25g	进餐时或餐后立即服药
冠心病	氯吡格雷片			1 片								75mg	请不要擅自停药，12 小时内忘记服药请立即服用，超过 12 小时不要补服药物；避免受伤

续表

用药时间表													
治疗疾病	药品名称	早饭			午饭			晚饭			睡前	药品规格	注意事项
		前	中	后	前	中	后	前	中	后			
冠心病	阿托伐他汀钙片										2片	10mg	用药期间请坚持控制饮食和体重，戒烟限酒，避免食用葡萄柚
痛风性关节炎	苯溴马隆片			1片							1片	50mg	早餐后服用；用药1~3周检测血清尿酸水平；不能在痛风急性发作期服用；服药期间需大量饮水

（2）饮食指导：患者同时患有高血压、高血糖、高尿酸，建议低脂低盐低糖低嘌呤饮食，并且每日定时定量，控制总热量。每日油脂摄入量应不超过25~30g，建议采用炖、清蒸、烩、煮的烹饪方式；蛋白摄入量为0.8~1.0g/kg体重为宜，蛋白质每日供给60g左右，牛奶和鸡蛋为主；肉类尽量选择脂肪含量低的瘦畜肉或禽肉，鱼类能提供优质蛋白，可适当吃多些；食盐每日控制在6g以内，限制摄入含钠量高的调味品或食物；如服用水果建议在两餐之间，可服用含糖量低的水果如梨、西瓜、猕猴桃等；粗粮富含膳食纤维，对控制餐后血糖有一定帮助谷物选择应多样化，粗细搭配；土豆、山药、红薯等淀粉含量较高，可代替主食；多吃富含维生素 B_1 和维生素C的食物，每日确保蔬菜的摄入300~500g，其中绿叶蔬菜占一半；乙醇是引起高尿酸血症及痛风的危险因素之一，绝对不可饮酒；不能食用肝脏、肾脏、脑、蛤蜊、蟹、鱼、肉汤、鸡汤、豌豆、扁豆、蘑菇等；多饮水，每日应保持2 000~3 000ml饮水，以增加尿量帮助尿酸及结石排出。

（3）运动指导：建议在早餐和晚餐后1小时开始运动，不建议餐后即刻运动。运动频率建议每周至少150分钟（如每周运动5日，每次30分钟），中度强度的有氧运动。

（4）定期监测：每周至少监测1次血压并记录。每周至少监测1次空腹血糖和1次餐后血糖。在达标的情况下，可每6个月或1年监测1次血脂。

5. 随访　1个月后随访结果如下。

（1）手术情况：药学门诊后第4日进行“膀胱部分切除+左侧输尿管取石术”，手术过程顺利。术后血糖升高明显超过正常范围，恢复饮食后继续皮下胰岛素3日。

（2）血糖情况：出院后患者规律服用二甲双胍片每次0.25g，每日3次，规律检测血糖。复查空腹血糖为5.35mmol/L。

（3）血压情况：患者出院后规律服用氨氯地平片每次10mg，每日1次，规律检测血压。复查血压为151/70mmHg，遵医嘱加用螺内酯片每次20mg，每日1次。

（4）感染情况：患者出院后服用头孢地尼1周。复查尿WBC 2 467.08/μL，中段尿培养为肺炎克雷伯菌肺炎亚种，静脉注射亚胺培南西司他丁钠4日后，尿液无细菌但见阿萨希毛孢子菌，遵医嘱予口服氟康唑 2 周，密切监测肝肾功能和感染指标。

（5）心脏情况：B 型脑利钠肽 385.9pg/ml，肌红蛋白 42.5ng/ml，高敏肌钙蛋白 0.318ng/ml，心脏彩超示左右心房增大、左心室壁增厚、主动脉瓣局部钙化，遵医嘱予口服氯吡格雷片、阿托伐他汀钙片。

（6）痛风性关节炎：患者出院后外用双氯酚酸二乙胺乳胶剂，复查血尿酸为 499.73μmol/L，较前稍有降低。

（7）肿瘤复发情况：CT 结果示残余膀胱壁增厚，腔内未见异常肿物，建议每 6 个月定期复查。

知识点总结

1. 围手术期血糖管理相关知识点　对围手术期高血糖患者进行分层管理以设定不同血糖控制目标，围手术期血糖管理尽量避免低血糖、血糖大幅度波动和高血糖及其带来的感染风险。建议糖尿病患者尽可能选择早晨手术以减少禁食期间对血糖控制的影响。

建议使用口服降糖药或者非胰岛素注射制剂（如 GLP-1 类似物）治疗的患者，在手术的早晨停止原治疗方案。胰岛素是围手术期控制血糖的首选治疗方案。非危重患者行大中型手术，术前采用基础 - 餐时胰岛素、预混胰岛素、胰岛素泵皮下注射方式，术中停止皮下注射胰岛素，选择胰岛素持续静脉输注方式，术后恢复正常饮食前继续给予胰岛素静脉输注，待患者饮食恢复后改为胰岛素皮下注射或过渡为术前治疗方案。血糖控制良好且行小型手术后可正常进食患者，术前继续原治疗方案，手术当日改为半剂量中效胰岛素或全剂量长效胰岛素类似物；术中若发生应激性高血糖可予皮下注射速效胰岛素，术后患者正常饮食后恢复原有治疗方案。若患者血糖控制不佳，则按中型手术处理。危重症患者围手术期使用持续静脉输注胰岛素治疗是首选方式，根据血糖波动情况调整胰岛素剂量，术后患者可正常饮食时可改为皮下注射。

大多数降糖药物在患者术后恢复正常饮食后可按原治疗方案继续使用，但是在疑似肾脏低灌注的患者中，二甲双胍需要待临床明确肾功能正常后再恢复使用。

2. 围手术期血栓预防相关知识点　围手术期患者由于术前活动量减少、术中制动、术后卧床、麻醉药物以及自身（包括高龄、肿瘤、肥胖）等多方面因素，可增加发生静脉血栓栓塞（venous thromboembolism，VTE）风险。此外，具有机械瓣膜置换术、冠脉支架置入术、心房颤动、卒中、静脉血栓栓塞等病史患者，长期使用抗栓药物同时接受外科手术，此类患者需进行术前评估，根据评估结果调整围手术期抗栓药物。

推荐使用 Caprini 模型对患者进行 VTE 风险评估，计算患者血栓风险评分，并对患者进行血栓风险分级。根据血栓及出血风险，选择合理的防治策略。药物预防首选肝素或低分子量肝素，对于 VTE 高风险但无大出血风险患者，若不能耐受肝素或者低分子量肝素，比如既往有肝素诱导的血小板减少症病史者，可考虑使用磺达肝癸钠或阿司匹林预防，但是与低分子量肝素相比，磺达肝癸钠可增加大出血风险，不推荐作为普通外科手术患者 VTE 预防的一线用药。目前尚无新型口服抗凝药用于围手术期预防 VTE 的证据。

3. 围手术期血压管理相关知识点

（1）围手术期高血压控制目标：根据年龄和合并慢性疾病情况，对患者进行分层管理，设定不同血压控制目标。一般认为，患者年龄 <60 岁，血压控制目标 <140/90mmHg；年龄≥60

岁、不伴有糖尿病和慢性肾脏病的患者，血压控制目标 <150/90mmHg；糖尿病和慢性肾脏病患者，血压控制目标 <140/90mmHg。术中血压波动幅度不超过基础血压的 30%。进入手术室后血压仍高于 180/110mmHg 的择期手术患者，建议推迟手术；如确有需要（如肿瘤伴少量出血），家属同意可手术。术前重度（>180/110mmHg）高血压者，建议缓慢降压治疗，以免带来重要靶器官缺血及降压药的不良反应；而轻、中度高血压（<180/110mmHg）一般不影响手术进行。

（2）围手术期高血压处理：如高血压由疼痛、紧张焦虑引起，给予镇痛、镇静或安慰；1 级高血压且不伴代谢紊乱或心血管系统异常，可不做特殊处理；2 级高血压及 1 级高血压伴代谢紊乱或心血管系统异常，应选用降压药物控制血压，不需延期手术；3 级高血压应权衡延期手术的利弊进行决定。

在接受大手术的高血压患者中，长期使用 β 受体拮抗剂的患者在围手术期应继续使用。钙通道阻滞剂治疗剂量对血流动力学无明显影响，且能增加静脉麻醉药、吸入麻醉药、肌松药和镇痛药的作用，故不主张术前停药，对于不能耐受 β 受体拮抗剂的患者可考虑此类药。RASS 抑制剂（ACEI 和 ARB）会增加围手术期低血压和血管性休克的风险，ACEI 术前停用或减量，ARB 则建议手术当日或术前停用。利尿剂增加血压控制难度，且可能导致体液流失，因此主张术前停药。

参考文献

[1] 加速康复外科围手术期药物治疗管理医药专家共识[J]. 今日药学，2020，30(6)：361-371.

[2] 伍俊妍，曾英彤，魏理，等. 外科药学[M]. 北京：中国医药科学技术出版社，2021.

[3] GORDON R J，LOMBARD F W.Perioperative venous thromboembolism：a review[J].Anesth Analg，2017，125(2)：403-412.

[4] 广东省药学会. 围手术期血压管理医 - 药专家共识[J]. 今日药学，2019，29(5)：289-304.

[5] 广东省药学会. 围手术期血糖管理医 - 药专家共识[J]. 今日药学，2018，28(2)：73-83.

[6] 中国抗癌协会泌尿男生殖系肿瘤专业委员会微创学组. 中国泌尿外科围手术期血栓预防与管理专家共识[J]. 现代泌尿外科杂志，2020，25(12)：1048-1051.

[7] 中华医学会外科学分会. 中国普通外科围手术期血栓预防与管理指南[J]. 中华外科杂志，2016，54(5)：321-327.

（案例作者：黎小妍　黄小艳　中山大学附属第六医院）

第九节 不良反应

案例 37 尼拉帕利致血液系统不良反应的医药联合门诊服务

学习目标

1. 掌握多腺苷二磷酸核糖聚合酶[poly(ADP-ribose)polymerase，PARP]抑制剂的药物特点、不良反应判定及管理。

2. 掌握药物治疗干预问题的优先级别。

3. 了解卵巢癌维持治疗的药物。

案例简介

患者，女，69 岁，卵巢癌术后 2 年 7 月余，化疗后 2 年，靶向治疗 2 年。目前口服尼拉帕利片，每次 200mg，每日 1 次。高脂血症病史 2 个月，口服阿托伐他汀钙片，每次 20mg，每日 1 次。2 型糖尿病 6 年，目前口服阿卡波糖片，每次 50mg，每日 3 次；空腹血糖 7.6mmol/L，餐后血糖 8~9mmol/L，HbA_{1c} 6.0%。膀胱良性肿瘤切除术后 32 年，胆囊切除术后 30 年，左侧乳腺良性肿物切除术后 20 年，否认高血压、否认冠心病等病史、否认药物及食物过敏史，预防接种史按计划进行。患者 47 岁绝经，既往月经规律，绝经后无阴道出血及阴道流液。适龄结婚，爱人体健，既往 G_1P_1，1984 年剖宫产分娩一子，现体健。母亲患结肠癌，否认家族性遗传病、传染病史，否认冠心病早发家族史，否认高血压家族史，否认糖尿病家族史。

近期实验室检查：WBC 2.82×10^9/L，NE 0.82×10^9/L，HGB 121g/L，PLT 126×10^9/L，Cr 60μmol/L（Ccr 89ml/min），LDL-C 2.91mmol/L，TC 4.68mmol/L，TG 1.56mmol/L，空腹血糖 7.6mmol/L，HbA_{1c} 6.0%。

工作流程

1. 明确就诊目的

（1）患者由于卵巢癌口服靶向药物治疗，出现血液系统不良反应就诊。医生评估后考虑为药物所致，希望药师协助管理患者的药品不良反应。

（2）患者自述近 1 周出现失眠，是否与用药相关。

2. 信息收集

（1）基本信息：患者，女，69 岁，身高 160cm，体重 63kg，医疗保险。

（2）既往病史：卵巢癌Ⅳ期，高脂血症，2 型糖尿病。无跌倒发生史。

（3）用药史

1）尼拉帕利片：每次 200mg，每日 1 次，2021 年 11 月 1 日至今。

2）阿卡波糖片：每次 50mg，每日 3 次，2017 年 3 月至今。

3）瑞舒伐他汀钙片：每次 5mg，每日 1 次，2 个月前开始服用，2023 年 9 月 30 日—2023 年 10 月 31 日。

4）阿托伐他汀钙片：每次 20mg，每晚 1 次，1 周前开始服用，2023 年 11 月 1 日至今。

5）自行加用利可君片升白细胞，具体剂量不详，2023 年 9 月至今。

（4）不良反应史：患者 2021 年 11 月开始服用尼拉帕利，2022 年 1 月曾出现中性粒细胞减少，暂停用药 28 日，血常规恢复正常，之后减量服药。

（5）相关检查和检验：血压 112/76mmHg，心率 72 次 /min，WBC 2.82×10^9/L，NE 0.82×10^9/L，HGB 121g/L，PLT 126×10^9/L，Cr 60μmol/L（Ccr 89ml/min），LDL-C 2.91mmol/L，TC 4.68mmol/L，TG 1.56mmol/L，空腹血糖 7.6mmol/L，HbA_{1c} 6.0%。

（6）服药依从性：服药依从性很好，几乎不会忘记服药。评估方法使用 8 项 Morisky 服药依从性量表对患者的依从性进行评分，该患者评估得分为 8 分，服药依从性好。

（7）生活方式：夫妻合住，每日定时散步，活动量中等（每周 5 次，每次 20~30 分钟）；睡眠尚可，之前偶有失眠，近 1 周失眠情况加重，几乎每晚不能入睡；规律进餐，进食量中等（饮食结构较为均衡）；无烟酒不良嗜好。

3. 药学门诊方案制定　见案例表 37-1。

案例表 37-1　药物治疗评估

DRPs 详述	问题状态	问题类型	问题原因	问题优先级
服用尼拉帕利白细胞减少，中性粒细胞减少	实际问题	安全性问题	PARP 抑制剂的主要不良反应为血液毒性，与剂量相关。该患者近期食欲不佳，近 1 个月体重减轻约 3kg，且睡眠状况差，考虑也与此有关	高
血脂异常，1 周前改用阿托伐他汀降 LDL-C，睡前服用。近 1 周出现失眠	实际问题	安全性问题	他汀类药物睡前服用可能导致失眠，尤其是脂溶性他汀，如阿托伐他汀。阿托伐他汀与该患者失眠有比较明确的时间关系。考虑患者失眠加重与此有关	高
白细胞低，自行加用利可君	实际问题	适应证问题	不必要的药物治疗，被用于治疗另一种药物的不良反应	中

【药品不良反应判定】

该患者目前长期服用 3 种药物，其中 2 个月前开始服用瑞舒伐他汀，1 周前换为阿托伐他汀，阿卡波糖服用 5 年以上，患者自述服用后未出现不良反应，1 周前开始失眠情况加重，几乎不能入睡。2 年前开始服用尼拉帕利每次 300mg，每日 1 次，服药 2 个月后出现 NEUT 减少，停药 28 日，WBC 及 NEUT 恢复正常。后期将尼拉帕利降量至每次 200mg，每日 1 次，用药 15 个月后再次出现 NEUT 减少相关不良反应。按照我国相关标准：① NEUT 减少是在服用尼拉帕利后出现，有明确的时间关系。②根据药品说明书及相关指南和共识报道，尼拉帕利有明确的血液学毒性，表现为贫血、PLT 减少和 NEUT 减少，所以中性粒减少是尼拉帕利已知的不良反应。③停该药后，WBC 及 NEUT 恢复正常。④患者再次用药后，近期又出现以上不良反应。⑤患者就诊相关科室，暂不考虑其他疾病导致的 WBC 及 NEUT 减少。因为，关联性评价为“肯定”。

4. 实施干预　见案例表 37-2。

5. 用药指导方案

（1）为患者制作用药指导单，见案例表 37-3。

（2）用药教育

1）尼拉帕利：①在每日大致相同时间服用，应整粒吞服，不应溶解或打开胶囊。在进餐或空腹时均可服用。睡前给药可能会有利于控制恶心。②如果呕吐或漏服一剂药物，不应补服，而应在第 2 日的常规时间服用下 1 次处方剂量。

案例表 37-2　实施干预

按用药问题优先级列举药物治疗问题	干预建议	干预结果
优先级:高		
患者服用尼拉帕利出现血液系统不良反应	建议医生:患者使用尼拉帕利第2次出现NEUT减少,建议暂停用药28日,如NEUT恢复至≥1.5×10^9/L,可继续治疗。应将尼拉帕利剂量下调至100mg qd,并定期监测血常规、肿瘤标志物,定期复查卵巢癌相关项目	医生接受药师建议,暂停尼拉帕利治疗
	向患者解释:建议患者可能需要暂停用药,按时复查血常规,监测NEUT数量;如后续继续用药,应遵医嘱用药,按时复查肿瘤标志物等肿瘤相关检查,监测卵巢癌控制情况	患者接受
患者近1周出现失眠	建议患者将阿托伐他汀改为早晨服用。如失眠情况仍不能改善,建议就诊心内科,将药物更换为瑞舒伐他汀,1个月后复查。如LDL-C不能达标,可考虑加用依折麦布联合降脂	患者接受药师建议,将阿托伐他汀调整为早晨服用
优先级:中		
患者白细胞低,自行加用利可君	告知患者:利可君对尼拉帕利导致的中性粒细胞减少有效性不明确,建议咨询医生后确定是否用药	患者接受,暂停利可君治疗

案例表 37-3　患者用药指导单

<table>
<tr><th colspan="14">用药时间表</th></tr>
<tr><th rowspan="2">治疗疾病</th><th rowspan="2">药品名称</th><th colspan="3">早饭</th><th colspan="3">午饭</th><th colspan="3">晚饭</th><th rowspan="2">睡前</th><th rowspan="2">药品规格</th><th rowspan="2">注意事项</th></tr>
<tr><th>前</th><th>中</th><th>后</th><th>前</th><th>中</th><th>后</th><th>前</th><th>中</th><th>后</th></tr>
<tr><td>卵巢癌</td><td>尼拉帕利胶囊</td><td></td><td>2粒</td><td></td><td></td><td></td><td></td><td></td><td></td><td></td><td></td><td>100mg</td><td></td></tr>
<tr><td>糖尿病</td><td>阿卡波糖片</td><td></td><td>1片</td><td></td><td></td><td>1片</td><td></td><td></td><td>1片</td><td></td><td></td><td>50mg</td><td>随第一口餐嚼服,注意监测血糖</td></tr>
<tr><td>高脂血症</td><td>阿托伐他汀钙片</td><td>1片</td><td></td><td></td><td></td><td></td><td></td><td></td><td></td><td></td><td></td><td>20mg</td><td>每日1次,早晨服用</td></tr>
</table>

2）瑞舒伐他汀:每日早晨大致相同的时间服用。

(3) 生活方式指导:建议患者摄入碳水化合物(50%~55%)为主,选择高能量密度且富含膳食纤维的食物(粗粮、麸子、豆类等),增加蔬菜和水果,其中水果类约占5%~10%,进餐模式采用少吃多餐、慢吃、先汤菜后主食。运动时间为每日餐后30~45分钟。

(4) 定期监测:遵医嘱按时复查血常规、肿瘤标志物等并记录。每周至少监测1次空腹血糖和1次餐后血糖。在适合的情况下,可每6个月或1年监测1次血脂。

6. 随访

(1) 1个月后患者随访结果:①药品不良反应。患者听从药师建议,就诊妇科,遵医嘱停用尼拉帕利 28 日。3 日前复查 WBC 及 NEUT 恢复正常，WBC 3.90×10^9/L，NE 1.66×10^9/L。妇科医生建议其继续服用尼拉帕利，剂量下调至 100mg qd。患者 1 个月前将阿托伐他汀改为早晨服用，失眠情况未见明显改善。就诊心内科，更换为瑞舒伐他汀 10mg，早晨服用，失眠情况较前改善明显，可入睡。②其他药物治疗。患者决定暂停利可君治疗。

（2）3 个月后患者随访结果：疾病监测情况为尼拉帕利 100mg qd 已服用 2 个月。1 周前复测血常规结果 WBC 3.38×10^9/L，NE 1.86×10^9/L；肿瘤标志物结果 CA125 11.2U/ml；腹部 CT、盆腔 MR 结果未见异常，卵巢癌未进展。患者 NEUT>1.5×10^9/L，根据 PARP 抑制剂发生 NEUT 减少的通用处理流程，继续尼拉帕利的治疗，持续监测。

知识点总结

1. 卵巢癌维持治疗相关知识点　卵巢癌维持治疗是指卵巢癌完成既定的手术或化疗后达到最大限度临床缓解（完全或部分缓解）后，继续应用化疗药物或靶向药物进行的治疗，治疗的目的是延缓复发，延长无进展生存期（progression free survival，PFS）和总生存期（overall survival，OS）。

维持治疗分为一线维持（初始治疗后）和二线及以上维持（铂敏感复发治疗后）。基于循证证据，目前用于一线维持治疗的药物主要包括抗血管生成药物和 PARP 抑制剂。目前，国内外获批可用于卵巢癌维持治疗的 PARP 抑制剂包括奥拉帕利、尼拉帕利、氟唑帕利、Rucaparib，而国内有奥拉帕利、尼拉帕利、氟唑帕利获批维持治疗的适应证。帕米帕利在卵巢癌维持治疗中的研究正在进行。

2. PARP 抑制剂不良反应管理相关知识点

（1）PARP 抑制剂常见不良反应及特点：各种 PARP 抑制剂常见的不良反应包括贫血、白细胞减少、血小板减少、恶心、呕吐和疲劳等，临床应用中应加以重视，及时发现，及时处理。除尼拉帕利经羧酸酯酶代谢外，其他几种 PARP 抑制剂均经肝细胞色素酶代谢，应避免与肝细胞色素酶的诱导剂及抑制剂同时服用，应在服药前告知患者上述注意事项。

PARP 抑制剂不良反应可能与药物在靶效应（on-target effect）和脱靶效应（off-target effect）相关，特点如下。

1）不同 PARP 抑制剂的不良反应特征相似，但不同药物具体的不良反应发生率、严重程度等存在各自特征。在绝大多数药物相关的不良反应处理上，不同药物可以遵循相同的处理原则，但某药物独有的不良反应应该采取独特的处置措施。

2）轻度或中度不良反应，即不良反应通用术语标准（common terminology criteria for adverse events，CTCAE）1~2 级更为多见，患者耐受性高于化疗。根据 CTCAE 规定，不良反应严重程度分为 5 级，见案例表 37-4。

案例表 37-4　不良反应严重程度分级

分级	严重程度
1	轻度：无症状或轻微；仅临床检查或诊断发现；无须治疗
2	中度：需要较小、局部或非侵入性治疗；与年龄相当的日常生活活动受限

续表

分级	严重程度
3	重度：不会立即危及生命；导致住院治疗或延长住院时间；致残；自理性日常生活活动（如洗澡、穿衣和脱衣、进食、如厕等）受限，并未卧床不起
4	危及生命，需紧急治疗
5	与不良反应相关的死亡

3）不良反应具有明显的剂量相关性，大部分不良反应可以通过暂停治疗、减量、对症治疗等方法得到控制；尼拉帕利还可以通过个体化起始剂量的给药方式来降低不良反应发生率，同时不对药物治疗效果产生影响，该给药方式已经获得 NMPA 批准。PARP 抑制剂推荐起始剂量及减量方案详见案例表 37-5、案例表 37-6。

案例表 37-5 随访后用药指导单

用药时间表													
治疗疾病	药品名称	早饭			午饭			晚饭			睡前	药品规格	注意事项
		前	中	后	前	中	后	前	中	后			
卵巢癌	尼拉帕利胶囊		1粒									100mg	
糖尿病	阿卡波糖片		1片			1片			1片			50mg	随第一口餐嚼服，注意监测血糖
高脂血症	瑞舒伐他汀钙片	1片										10mg	每日1次，早晨服用

案例表 37-6 尼拉帕利起始剂量和减量方案及用法

药物	起始剂量	第1次减量	第2次减量	第3次减量
尼拉帕利（体重≥77kg 且基线 PLT 计数≥$150.0 \times 10^9/L$）	300mg，每日1次	200mg，每日1次	100mg，每日1次	停药
尼拉帕利（体重<77kg 或者基线 PLT 计数<$150.0 \times 10^9/L$）	200mg，每日1次	100mg，每日1次	停药	

4）大部分不良反应出现在开始服药的前3个月，之后毒性症状逐渐缓解。

5）血液学不良反应、胃肠道不良反应以及疲劳最常见。大部分3~4级不良反应为血液学不良反应，是导致减量、中断和停止用药的最主要原因，≤12%的患者因不良反应而终止用药，大部分患者可长期用药维持治疗。奥拉帕利终止治疗的患者比例为5.9%~12%，尼拉帕利为4%~12%，氟唑帕利为0.9%~1.2%，帕米帕利为0~2.2%。

（2）PARP 抑制剂导致 NEUT 减少的处理：严重的 NEUT 减少会增加侵袭性感染发

生风险，且感染发展迅速，可能仅表现为发热等非特异性表现，严重者可导致脓毒症、感染性休克，甚至死亡。PARP 抑制剂导致 NEUT 减少的总体发生率为 16%~58.8%，≥3 级发生率为 3.7%~26.8%。尼拉帕利固定起始剂量用药人群（300mg，每日 1 次）总体发生率 30.2%~45%，3~4 级发生率 19.6%~24.4%，个体化起始剂量用药人群（200 或 300mg，每日 1 次）总体发生率 36%~58.8%，3~4 级发生率 15%~20.3%。

NEUT 减少通常出现在治疗的前 3 个月，大多数为轻中度，即 1~2 级，治疗期间应监测全血细胞计数。NEUT 减少处理的通用流程见案例表 37-7。

案例表 37-7　PARP 抑制剂发生 NEUT 减少的通用处理流程

严重程度	分级标准	处理策略
1 级	$1.5\times10^9/L \leq$ NEUT< 正常值下限	监测，继续 PARP 抑制剂治疗
2 级	$1.0\times10^9/L \leq NEUT < 1.5\times10^9/L$	同上
3 级	$0.5\times10^9/L \leq NEUT < 1.0\times10^9/L$	1. 暂停治疗最多 28 日 2. 监测直至恢复到 $\geq1.5\times10^9/L$ ① 3. 减量继续 PARP 抑制剂治疗② 4. 如已处于最低剂量，终止用药 5. 如 28 日后未恢复至可接受的水平，终止用药 6. 考虑使用 G-CSF 治疗③
4 级	$NEUT < 0.5\times10^9/L$	1. 暂停治疗最多 28 日 2. 监测直至恢复到 $\geq1.5\times10^9/L$ ① 3. 减量继续 PARP 抑制剂治疗② 4. 如已处于最低剂量，终止用药 5. 如 28 日后未恢复至可接受的水平，终止用药 6. 考虑使用 G-CSF 治疗

注：①氟唑帕利如首次发生 3~4 级不伴发热 NEUT 减少，需暂停给药并对症处理，等待 NEUT 计数恢复到 $\geq1.0\times10^9/L$ 后，原剂量恢复用药；如果伴发热或合并 $PLT<75.0\times10^9/L$，首次发生需暂停用药，对症处理，待 NEUT 计数恢复到 $\geq1.0\times10^9/L$ 后，恢复用药时需下调一个剂量水平。②奥拉帕利如首次发生 3 级 NEUT 减少，恢复用药可采用原剂量，如第 2 次发生，恢复用药时需减量；氟唑帕利如发生 3 级 NEUT 减少，首次发生且不伴发热时，恢复用药可采用原剂量，如伴发热恢复用药时需下调一个剂量水平。③ G-CSF：粒细胞集落刺激因子。

参考文献

[1] 国家卫生健康委办公厅．新型抗肿瘤药物临床应用指导原则（2022 年版）[EB/OL].（2022-12-30）[2023-01-25].http://www.nhc.gov.cn/yzygj/s7659/202212/8df034c9afb44a9d95cd986d4e12fbd8.shtml.

[2] 中国抗癌协会妇科肿瘤专业委员会．PARP 抑制剂不良反应管理的中国专家共识（2021 年版）[J]. 中国实用妇科与产科杂志，2021，37（11）：1119-1130.

[3] 国家卫生健康委办公厅．卵巢癌诊疗指南（2022 年版）[EB/OL].（2022-4-11）[2023-01-25].http://www.nhc.gov.cn/yzygj/s7659/202204/a0e67177df1f439898683e1333957c74.shtml.

[4] 中国抗癌协会妇科肿瘤专业委员会．中国卵巢上皮性癌维持治疗指南（2022 年版）[J]. 中国实用妇科与产科杂志，2022，38（1）：56-65.

[5] 郭涛,尹如铁.多聚腺苷二磷酸核糖聚合酶抑制剂用于晚期卵巢癌维持治疗的不良反应及管理[J].肿瘤药学,2021,11(3):263-268.

(案例作者:栗芳 首都医科大学附属北京佑安医院)

案例 38 孟鲁司特钠致严重神经系统反应的药学门诊服务

学习目标

1. 掌握药品不良反应的识别方法。
2. 掌握孟鲁司特钠引起神经系统不良反应的特点和可能的机制。
3. 掌握孟鲁司特钠神经系统不良反应的用药监护。

案例简介

患者,女,32 岁,身高 160cm,体重 57kg,BMI 22.3kg/m^2。既往有肺结核病史。2021 年 11 月 27 日因"咳嗽 2 个月余"至我院呼吸科门诊就诊。咳嗽痰不多,无发热,2 个月前外院诊断为支原体肺炎,予以罗红霉素治疗,症状未改善。1 个月前于某医院诊断为哮喘,予布地奈德福莫特罗粉吸入剂(320μg∶9μg)治疗,每次 2 喷,每日 1 次,5 日后出现心悸,改为每次 1 喷,每日 1 次,目前症状好转。为寻求进一步治疗,患者于 11 月 27 日至我院呼吸科就诊。

患者自述左氧氟沙星过敏,无食物过敏史,家族史无特殊。养一只宠物猫。

11 月 30 日查肺功能:FEV_1 2.68L,占预计值百分比 90.6%;FEV_1/FVC 75.69%。呼吸阻抗:R35 增高。轻度阻塞性通气功能障碍,上气道阻力增高。FeNO 22ppb(正常值 <25ppb)。气道激发试验阳性,气道高反应。免疫球蛋白 IgE 29IU/ml,动物性过敏原特异性 sIgE 筛查(猫毛发皮屑)阴性,诊断为支气管哮喘。予噻托溴铵吸入喷雾剂[2.5μg × 60(喷)](每次 2 喷,每日 1 次)、孟鲁司特钠片(每次 10mg,每晚 1 次)和强力枇杷露(每次 15ml,每日 3 次,口服)。

患者用药 1 日后出现睡眠障碍,很困但睡不着。用药 2 日后症状加重,白天头昏脑胀,头皮发紧,头晕恶心、心烦易怒。于 12 月 2 日 13:31 进行药学门诊线上问诊,询问是否和药物有关、是否停用。

工作流程

1. 明确就诊目的

(1) 用药 1 日开始出现睡眠障碍,2 日后症状加重,头痛,头皮发紧,头晕恶心,心烦易怒。希望药师协助评估目前不适是否为药物引起。

(2) 如果与其中某种药物有关,是否停用。

(3) 希望针对哮喘治疗得到药师的用药指导。

2. 信息收集

(1) 基本信息,患者,女,32 岁,身高 160cm,体重 57kg,医疗保险。

（2）既往病史：肺结核病。

（3）用药史

1）罗红霉素片：每次 300mg，每日 1 次，2021 年 10 月 21 日—2021 年 10 月 27 日。

2）布地奈德福莫特罗粉吸入剂（320μg：9μg）：每次 2 喷，每日 1 次；5 日后出现心悸，后改为每次 1 喷，每日 1 次，症状好转，2021 年 10 月 28 日—2021 年 11 月 28 日。

3）噻托溴铵吸入喷雾剂［2.5μg × 60（喷）］：每次 2 喷，每日 1 次，2021 年 11 月 30 日—2021 年 12 月 3 日。

4）孟鲁司特钠片：每次 10mg，每日睡前 1 次，2021 年 11 月 30 日—2021 年 12 月 1 日。

5）强力枇杷露：每次 15ml，每日 3 次，2021 年 11 月 30 日—2021 年 12 月 4 日。

（4）不良反应史：左氧氟沙星过敏，停药后皮疹逐渐消退。

（5）相关检查和检验：2022 年 11 月 30 日查肺功能：FEV_1 2.68L，占预估值百分比 90.6%；FEV_1/FVC 75.69%。呼吸阻抗：R35 增高。轻度阻塞性通气功能障碍，上气道阻力增高。FeNO 22ppb（正常值 <25ppb）。气道激发试验阳性，气道高反应。免疫球蛋白 IgE 29IU/ml，动物性过敏原特异性 sIgE 筛查示（猫毛发皮屑）阴性。

（6）服药依从性：按时用药良好。

（7）生活方式：患者与家人同住，因咳嗽、哮喘活动量较小（每周 1~2 次，每次 10 分钟）；睡眠尚可；规律进餐，进食量中等（以碳水化合物为主，肉适量、蔬菜较少）；无烟酒不良嗜好。

3. 药学门诊方案制定　见案例表 38-1。

案例表 38-1　药物治疗评估

DRPs 详述	问题状态	问题类型	问题原因	问题优先级
孟鲁司特钠片	实际问题	安全性问题	说明书中有烦躁不安、失眠、感觉异常 / 触觉障碍等神经系统不良反应；且说明书中有美国 FDA 关于“严重神经精神症状”黑框警告	高
强力枇杷露	潜在问题	安全性问题	说明书无失眠不良反应，也无相关文献报道。该药含有罂粟壳为防止成瘾性，不宜长期服用，中病即止	中
噻托溴铵吸入喷雾剂	潜在问题	安全性问题	罕见失眠不良反应，最常见不良反应为口干，但也多发生在治疗后的第 3 到第 5 周	低
噻托溴铵吸入喷雾剂	实际问题	适应证问题	噻托溴铵吸入喷雾剂主要用于慢阻肺，《支气管哮喘防治指南》（2020 年版）明确指出，控制性药物应按照阶梯式方案选择，噻托溴铵吸入喷雾剂是在第 4 级和第 5 级患者才使用，且与高剂量激素联合吸入，而患者为年轻女性，且为新确诊支气管哮喘，不适宜使用	高
运动量和饮食	潜在问题	安全性问题	饮食方式、锻炼不当加重哮喘发作	低

【孟鲁司特钠引起神经系统不良反应关联性分析】

依据国家药品不良反应诊断标准：

（1）用药与不良反应的出现有无合理的时间关系：神经系统不良反应发生与孟鲁司特钠有明确的先后时间关系。

（2）反应是否符合该药已知的不良反应类型：在既往文献中，孟鲁司特钠有引起神经系统不良反应的报道。

（3）停药或减量后，反应是否消失或减轻：患者于12月2日停用孟鲁斯特钠后，睡眠障碍症状减轻，并逐渐消失。

（4）再次使用可疑药品是否再次出现同样反应：没有重复再次使用该药。

（5）反应是否可以用并用药的作用、患者病情的进展、其他治疗的影响来解释：无其他原因引起该不良反应。首先孟鲁司特钠引起睡眠障碍不良反应明确，该药品说明书中明确标注"严重的神经精神症状"黑框警告，且发生神经系统不良反应最短为用药后30分钟，最长为用药后2.5年。患者在停用孟鲁斯特钠当晚失眠症状减轻，再次说明不良反应与孟鲁斯特钠相关。

患者另外使用的2种药物均在孟鲁司特钠停用后，依然继续使用，且睡眠障碍症状不断减轻，再次说明与这2种药无关。其中强力枇杷露为中成药，药品说明书中不良反应是"尚不明确"，未见导致睡眠障碍的相关文献报道；噻托溴铵吸入喷雾剂最常见不良反应为口干，但也多发生在治疗后的第3~5周，神经系统不良反应发生率低，偶尔出现头晕，头痛，罕见失眠不良反应，且未见用药1次就开始出现失眠的报道。

患者为年轻女性，既往身体健康，且家庭及工作环境均较好，性情开朗，用药前未曾有过心理疾病，排除精神疾病引起的不适症状。

根据国家药品不良反应评价标准5条进行：因果关系判定为"很可能"，因此患者用药后出现睡眠障碍，头痛，头皮发紧，头晕恶心，心烦易怒症状很可能与孟鲁司特钠有关。

4. 实施干预　见案例表38-2。

案例表38-2　实施干预

按用药问题优先级列举药物治疗问题	干预建议	干预结果
优先级：高		
孟鲁司特钠神经不良反应问题	药师建议暂停孟鲁司特钠	患者接受，于12月2日晚停用
噻托溴铵吸入喷雾剂疗效问题	因停用孟鲁斯特钠，药师建议患者转诊呼吸科，规范治疗哮喘，考虑因该药主要用于慢阻肺。建议医生停用噻托溴铵吸入喷雾剂，换成布地奈德福莫特罗粉吸入剂。该患者虽然一个月前使用布地奈德福莫特罗粉吸入剂发生过心悸，考虑为剂量过大所致，在减量使用后症状改善，说明患者使用该药对症，且《支气管哮喘防治指南》（2020年版）明确指出，控制性药物应按照阶梯式方案选择，患者为新诊断支气管哮喘，且为年轻患者，症状较轻，建议按照第1级治疗，推荐治疗方案也是按需低剂量ICS+福莫特罗吸入剂	医生接受，患者于12月4日停用，开始吸入布地奈德福莫特罗粉吸入剂

续表

按用药问题优先级列举药物治疗问题	干预建议	干预结果
优先级:中		
强力枇杷露中罂粟壳对神经系统的影响问题	考虑有罂粟壳,防止产生依赖性,建议咳嗽症状减轻即可停用	医生和患者接受,继续使用至12月5日停用
优先级:低		
噻托溴铵吸入喷雾剂对神经系统影响问题	噻托溴铵吸入喷雾剂罕见失眠不良反应,最常见不良反应为口干,但也多发生在治疗后的第3~5周,所以认为该药不是引起睡眠障碍的主要原因,所以药师建议暂时不停用,转诊呼吸科进行哮喘规范治疗	患者接受,12月3日复诊呼吸科,遵医嘱12月4日停用

5. 用药指导方案

(1) 教会患者使用布地奈德福莫特罗粉吸入剂的使用要点:①旋松并拔出瓶盖,确保红色旋柄在下方。②拿直都保,握住底部红色部分和都保中间部分,向某一方向旋转到底,再向反方向旋转到底,即完成1次装药。在此过程中,会听到1次“咔哒”声。③呼气,不可对着吸嘴呼气。④轻轻地把吸嘴放在上下牙齿之间,双唇完全包住吸嘴,用力且深长地用嘴吸气。⑤将吸入器从嘴部移开,屏气约5秒,然后呼气。⑥若处方中需要给予多个剂量,重复步骤2~5。⑦旋紧盖子。⑧吸入药物后,必须用水漱口。

(2) 生活方式指导:患者要具有合理的作息规律,保障自身的休息和睡眠,同时注意远离粉尘、花粉等刺激性物质。饮食方面应保持清淡且易吸收的食物摄取习惯,多吃高蛋白、高纤维且维生素充足的健康食物,尤其是新鲜的蔬菜和水果,减少生冷和油腻食物的摄入,最重要的就是避免可能引起过敏的食物,如海鲜类、蛋奶类刺激性调味料等。体能锻炼有利于增强哮喘患者抵抗力、改善心肺功能、减少哮喘发作。运动时尽量选温暖湿润的环境,注意用鼻呼吸,或戴上口罩,对呼吸道起到保温保湿的作用。可选择打太极拳、步行、游泳或其他简单的有氧运动。运动过程中注意御寒,防止外界温度过低而诱发哮喘。运动量适中,不能过大,循序渐进,以免诱发哮喘。如果在急性发作期内,患者体内的氧气已经不是很充足,无法满足身体机能的正常运行,在这一时期内,一定不能进行运动,多卧床休息。

(3) 定期监测:每月监测症状、急性发作和不良反应,并通过哮喘患者控制水平问卷检测哮喘控制效果。

6. 随访

患者于12月2日线上问诊药师后,当晚遵药师建议停用孟鲁斯特钠,12月2日晚失眠症状减轻。

患者于12月3日复诊医生,调整治疗哮喘药物,12月4日遵医嘱停用噻托溴铵吸入喷雾剂,更换成布地奈德福莫特罗粉吸入剂,每次1喷,每日2次。患者咳嗽减轻,12月5日停用强力枇杷露。

1周后随访患者结果:患者咳嗽减轻;睡眠恢复正常。

1月后患者随访结果:患者睡眠良好,不再出现白天头昏脑胀,头皮发紧,头晕恶心、心烦易怒等不适感。

哮喘症状改善:药师建议哮喘维持治疗需要一段时间,不可以随意停用药物;对孟鲁司特钠有不良反应,以后避免使用。

知识点总结

1. 孟鲁司特钠神经系统不良反应的机制探讨 孟鲁司特钠诱发神经系统不良反应机制一直处在探讨之中,有研究分析可能与其引起血脑屏障通透性增加、减少神经递质如5-羟色胺和去甲肾上腺素的产生有关。DING等通过动物研究发现,半胱氨酸白三烯受体Ⅰ型(Cys-LT1)受体对低温损伤的小鼠大脑有调节作用,在大脑特定病理条件的修复过程中可过度表达。Calapai等认为Cys-LT1受体通路比最初设想的要复杂得多,由于大脑中存在Cys-LT1受体,推测在易感儿童患者中,孟鲁斯特钠作为特异性拮抗剂可能通过阻断Cys-LT1受体,进而阻碍大脑修复,从而引起神经系统疾病。

2. 强力枇杷露有成瘾性不良反应 强力枇杷露由枇杷叶、罂粟壳、百部、白前、桑白皮、桔梗和薄荷脑等中药组成,具有养阴敛肺,镇咳祛痰功效,用于久咳劳嗽、支气管炎,为《中国药典(一部)》(2020年版)所收载。因含有罂粟壳,所以建议该药适度使用,咳嗽症状减轻即停用。

3. 孟鲁司特钠神经系统不良反应的药学监护点 孟鲁司特钠是一种高选择性白三烯受体拮抗药,一般耐受性较好,不良反应轻微。近年来其引发的神经系统不良反应引发关注,2020年3月4日,美国FDA发布黑框警告:孟鲁司特钠可诱发严重神经不良事件,包括行为异常、言语多、易激怒、失眠、注意力不集中、头痛头胀等。孟鲁司特钠神经系统不良反应主要发生于儿童和老年患者,可能与儿童血脑屏障发育不完善和老年人血脑屏障功能减弱,更容易导致兴奋性增加有关。关于年轻患者发生此类不良反应报道较少,本例患者为32岁年青女性,且属于过敏体质,新诊断为哮喘,这些信息提示药师,对于有药物过敏的年轻患者,在服用孟鲁司特钠时,需密切监测神经系统症状,加强患者用药教育,告知患者若在服用孟鲁斯特钠期间出现失眠等神经系统异常症状,需立即停用孟鲁司特钠,并及时就医调整其他药物,且告知患者孟鲁司特钠引起的睡眠障碍,随着药物停用,症状会减轻和消失,无须紧张。

参考文献

[1] 杜晓曦.《药品不良反应报告和监测管理办法》培训教材[M]. 北京:中国医药科技出版社,2012.

[2] 陈瑞家,萨可佳,曾晓芳. 孟鲁司特致神经系统药品不良反应特点的分析[J]. 中国药物警戒,2022,19(6):661-664.

[3] 吴光华,马姝丽. 孟鲁司特钠不良反应分析[J]. 医药导报,2020,39(6):868-873.

[4] 邱婷. 支气管哮喘病人疾病知识和生活方式的相关性研究[J]. 中西医结合心血管病电子杂志,2019,7(11):24-25.

[5] 赵欣夏. 哮喘患者该如何运动[J]. 保健文汇,2020,5(10):98.

[6] DING Q,FANG S H,ZHOU Y,et al.Cysteinyl leukotriene receptor 1 partially mediates brain cryoinjury in mice[J].Acta Pharmacol Sin,2007,28(7):945-952.

[7] CALAPAI G,CASCIARO M,MIRODDI M,et al.Montelukast-induced adverse drug reactions:a review of case reports in the literature[J].Pharmacology,2014,94(1-2):60-70.

[8] 谭为,杨秀颖,张莉,等.中药罂粟壳毒的历史认识与现代研究[J].中药药理与临床,2019,35(2):159-162.

[9] 郭晓庄.有毒中草药大辞典[M].天津:天津科技翻译出版公司,1992.

[10] 宜华.滥用强力枇杷露会上瘾[J].江苏卫生保健,2017,6:31.

[11] 邵田莉,陈昕昕,张晓洁,等.无糖型强力枇杷露的躯体依赖研究[J].中国药物依赖性杂志,2021,30(3):225-229.

[12] 国家药品不良反应监测中心.药物警戒快讯[J].中国药物警戒,2020,17(7):448.

(案例作者:邱葵 首都医科大学附属北京朝阳医院)

附 表

附表 1 患者基础情况评估表

<table>
<tr><td rowspan="2">基本信息</td><td>姓名：</td><td colspan="2">性别：</td><td colspan="2">出生日期：</td></tr>
<tr><td>身高 /cm：</td><td>体重 /kg：</td><td colspan="2">BSA/m^2：</td><td>BMI：</td></tr>
<tr><td>疾病诊断</td><td colspan="5"></td></tr>
<tr><td>治疗计划</td><td colspan="5"></td></tr>
<tr><td rowspan="3">体格检查及实验室指标</td><td>体温 /℃：</td><td colspan="2">血压 /mmHg：</td><td colspan="2">心率 / 次 · min^{-1}：</td></tr>
<tr><td>血常规：</td><td colspan="2">肝功能：</td><td colspan="2">心功能：</td></tr>
<tr><td>尿常规：</td><td colspan="2">肌酐清除率：</td><td colspan="2">血糖 /mmol · L^{-1}：</td></tr>
<tr><td>合并症</td><td></td><td colspan="2">药物过敏史</td><td colspan="2"></td></tr>
<tr><td>既往药物治疗史（包括药品不良反应）</td><td colspan="5"></td></tr>
<tr><td>其他用药风险警示</td><td colspan="5"></td></tr>
</table>

附表 2　患者用药记录表

<table>
<tr><td>患者姓名</td><td></td><td>年龄</td><td></td><td>性别</td><td></td><td>病历号</td><td></td></tr>
<tr><td>诊断</td><td colspan="7"></td></tr>
<tr><td>药品名称
（通用名）</td><td>用法用量</td><td colspan="2">开始时间</td><td colspan="2">停止时间</td><td colspan="2">药物评估建议及理由</td></tr>
<tr><td></td><td></td><td colspan="2"></td><td colspan="2"></td><td colspan="2"></td></tr>
<tr><td></td><td></td><td colspan="2"></td><td colspan="2"></td><td colspan="2"></td></tr>
<tr><td></td><td></td><td colspan="2"></td><td colspan="2"></td><td colspan="2"></td></tr>
<tr><td></td><td></td><td colspan="2"></td><td colspan="2"></td><td colspan="2"></td></tr>
<tr><td></td><td></td><td colspan="2"></td><td colspan="2"></td><td colspan="2"></td></tr>
<tr><td></td><td></td><td colspan="2"></td><td colspan="2"></td><td colspan="2"></td></tr>
<tr><td colspan="3">患者或家属签字：</td><td colspan="3">药师签字：</td><td colspan="2">日期：</td></tr>
</table>

注：列表中应列出患者全部用药，如处方药、非处方药等。

附表 3　门诊和居家患者药物相关问题分类系统

一级结构	二级结构
问题状态	无二级结构
1. 实际问题	
2. 潜在问题	
问题类型	无二级结构
1. 依从性问题	
2. 适应证问题	
3. 有效性问题	
4. 安全性问题	
5. 经济性问题	
问题原因	
1. 有适应证时未使用药物	（1）有适应证，未使用药物进行治疗
	（2）有适应证，未使用药物进行预防
	（3）需联合其他药物治疗，而未联合

续表

一级结构	二级结构
2. 使用不必要的药物	(1) 无适应证用药
	(2) 可优先采用非药物方式
	(3) 使用一种药物治疗另一种药物导致的可避免的药品不良反应
	(4) 重复使用同一药理作用的药物
	(5) 应采用更少种类的药物治疗
	(6) 成瘾性或娱乐性药物过度使用
	(7) 发药或给药错误
3. 有适应证时药物选择不适宜	(1) 无正当理由,未选择指南推荐的药物
	(2) 未选择同类药物中更适宜的品种
	(3) 对某种疾病无效或发生耐药
	(4) 药物 - 药物相互作用
	(5) 药物剂型选择不适宜
	(6) 患者存在禁忌证或既往药品不良反应史
	(7) 药物对患者存在潜在风险,需要更换药物
4. 药物剂量不适宜	(1) 单次剂量过低 / 过高
	(2) 频次不足 / 过多
	(3) 疗程过短 / 过长
	(4) 剂量减少过快 / 增加过快
	(5) 未根据监测指标调整剂量
5. 药物使用方式不适宜	(1) 给药途径选择不适宜
	(2) 给药时间选择不适宜
	(3) 药物使用方法不当
	(4) 药物贮存不当
	(5) 静脉输注溶媒、滴速选择等不适宜,配伍禁忌、未避光等
6. 药品不良反应	(1) 出现与剂量无关的药品不良反应
	(2) 出现与剂量相关的药品不良反应
	(3) 未完整收集药品不良反应史、既往病史等重要医疗信息
	(4) 未报告药品不良反应

续表

一级结构	二级结构
7. 监测不当	（1）医师未开具监测项目而未进行监测或频率不足
	（2）不了解监测重要性而未进行监测或频率不足
	（3）无法负担疾病监测费用而未进行监测或频率不足
	（4）未掌握自我监测方法或监测方法不准确
	（5）未准确解读治疗药物监测的结果
	（6）药物清单不完整或未更新
8. 生活方式不适宜	（1）未启动运动治疗或运动强度、时间不适宜
	（2）未启动饮食治疗或饮食不适宜
	（3）未戒烟
	（4）过量饮酒
	（5）压力过大
	（6）作息时间不规律
	（7）过度依赖保健品
9. 患者因素	（1）担心药物的副作用
	（2）不了解药物用法用量
	（3）不信任药物疗效或认为疗效不佳
	（4）非药物（如食物）与药物间相互作用
	（5）忘记服药（导致漏服或重复服用）
	（6）误服药物
	（7）无法获取或获取药物不便
	（8）无法负担药物费用
	（9）使用药物存在困难或难于理解使用方法
	（10）受到广告诱导
10. 其他	请详述
问题干预	
1. 建议医师调整处方中药物种类	（1）增加新的药物
	（2）停用现有药物
	（3）将现有药物调整为其他药物
2. 建议医师调整处方中药物剂量	（1）调整现有药物单次剂量
	（2）调整现有药物频率
	（3）调整现有药物疗程

续表

一级结构	二级结构
3. 建议医师调整处方中剂型和给药方式	(1) 调整现有药物剂型
	(2) 调整现有药物给药途径
	(3) 调整现有药物服药时间
4. 建议医师其他内容	(1) 建议医师开具检查进行监测
	(2) 与医师协商共同制定方案
	(3) 拒绝调配并请医师修改处方
	(4) 建议医护人员进行药品不良反应上报
5. 为患者提供药学知识和指导	(1) 疾病用药指导
	(2) 生活方式指导
	(3) 疾病监测方法指导
6. 优化患者治疗过程	(1) 优化服药时间
	(2) 转诊或建议患者找医师就诊
	(3) 指导患者通过可自我完成的非实验室检查进行监测
7. 干预药师工作过程	(1) 更正调配和发药错误
	(2) 更正或完善用药指导
	(3) 更正或完善治疗药物监测的结果解读
	(4) 药师进行药品不良反应上报
8. 建议护士更正给药过程	(1) 更正给药品种
	(2) 更正给药频率
	(3) 更正给药剂量
	(4) 更正溶媒种类或体积
	(5) 更正输注方式(滴速、避光、输注顺序等)
9. 其他	请详述
未干预	
干预结果	
1. 干预接受程度	(1) 干预完全接受
	(2) 干预部分接受
	(3) 干预未接受
	(4) 干预结果未知
2. 问题解决程度	(1) 问题安全解决
	(2) 问题部分解决
	(3) 问题未解决
	(4) 解决结果未知

附表 4　药物治疗相关问题的分类和常见原因编码

类别	分项	原因
适应证	1. 药物治疗过度	（1）无适应证用药 （2）过度的联合治疗 （3）无须药物治疗 （4）用一种药物治疗其他药物引起的不良反应
	2. 药物治疗方案不足	（1）需要启动新的药物治疗疾病 （2）需要预防用药来降低新发疾病的风险 （3）需要增加药物以获得协同或附加治疗效应
有效性	1. 无效的药物治疗	（1）患者对药物产生耐药 （2）药物剂型或给药途径不当 （3）药物治疗无效
	2. 药物剂量不足	（1）药物剂量过低 （2）用药间隔时间过长 （3）药物相互作用减弱了有效的药物剂量 （4）药物治疗时间过短
安全性	1. 药物不良事件	（1）与药物剂量无关的不良反应 （2）由于风险因素需要选择更安全的药物 （3）药物相互作用引起的与剂量无关的不良反应 （4）给药方案调整过快 （5）药物相关的过敏反应 （6）患者存在用药禁忌证 （7）用法用量或剂型使用不当
	2. 药物剂量过高	（1）单次剂量过高 （2）用药间隔时间太短 （3）用药持续时间太长 （4）因药物相互作用导致药物相关的毒性反应 （5）给药速度过快
依从性	服药依从性问题	（1）患者没有充分理解用药指导和用药说明 （2）患者主观上不愿意服药 （3）患者忘记服药 （4）患者认为药费过于昂贵 （5）患者不能自行服用或使用药物 （6）患者无法获得药物

附表 5 药物治疗相关问题及权重排序表

患者姓名		年龄		性别		病历号	
DRPs 详述	问题状态（实际 / 潜在）	DRPs 分类		问题原因		处置优先级	

患者或家属签字：　　　　　　　　药师签字：　　　　　　　　日期：

附表 6 中国老年人潜在不适当用药判断标准（A 级警示药物）

药物名称	用药风险点 / 用药建议	风险强度
A 级警示药物（24 种 / 类）		
神经系统用药		
劳拉西泮	(1) 神经系统不良反应（镇静时间延长、健忘、共济失调、认知功能障碍、行为异常） (2) 跌倒 (3) 低血压 (4) 呼吸抑制	高
阿普唑仑	(1) 老年人体内半衰期延长 (2) 神经系统不良反应（镇静时间延长、嗜睡、健忘、共济失调、认知功能障碍、情绪激动、烦躁不安、幻觉、精神错乱、抑郁） (3) 跌倒和骨折 (4) 低血压 (5) 呼吸抑制	高

续表

药物名称	用药风险点 / 用药建议	风险强度
苯海索	(1) 抗胆碱能不良反应(口干、视物模糊、心动过速、恶心、呕吐、尿潴留、便秘) (2) 长期应用可出现神经系统不良反应(嗜睡、抑郁、记忆力下降、幻觉、意识混乱)	高
二氢麦角碱	(1) 疗效不确切 (2) 用药风险大于获益 (3) 血管收缩可引起心绞痛、高血压	低
艾司唑仑	(1) 神经系统不良反应(镇静时间延长、嗜睡) (2) 跌倒	低
尼麦角林	(1) 疗效不确切 (2) 用药风险大于获益 (3) 体位性低血压 (4) 跌倒	低
唑吡坦	(1) 神经系统不良反应(认知功能障碍、激越、烦躁不安、幻觉、精神错乱、反应时间延长) (2) 跌倒和骨折	低
精神药物		
氟西汀	(1) 神经系统不良反应(失眠、头晕、意识不清、烦乱、激越) (2) 低钠血症 (3) 半衰期长	低
利培酮	(1) 避免用于痴呆患者行为异常的治疗,仅在非药物治疗失败或患者对自己及他人造成威胁时应用 (2) 增加痴呆患者的脑血管意外及死亡风险	低
奥氮平	(1) 神经系统不良反应(镇静时间延长、认知功能障碍) (2) 锥体外系和抗胆碱能不良反应(帕金森症、肌张力减退) (3) 跌倒 (4) 增加精神病患者的病死率	低
喹硫平	(1) 避免用于痴呆患者行为异常的治疗,仅在非药物治疗失败或患者对自己或他人造成威胁时应用 (2) 增加痴呆患者的脑血管意外及死亡风险	低
解热、镇痛、抗炎与抗风湿药		
萘丁美酮	(1) 避免长期使用,除非其他可选择药物疗效不佳,应同时服用胃黏膜保护剂 (2) 消化道出血、溃疡(年龄 >75 岁,口服或肠外给予糖皮质激素、抗凝药物及抗血小板药物)	高
双氯芬酸	(1) 消化道出血、溃疡 (2) 肝损伤 (3) 肾损害 (4) 高血压	低

续表

药物名称	用药风险点 / 用药建议	风险强度
布洛芬	(1) 消化道出血、溃疡 (2) 肝损伤 (3) 肾损害 (4) 高血压	低
心血管系统用药		
利血平	(1) 神经系统不良反应(镇静、抑郁、嗜睡) (2) 体位性低血压 (3) 胃肠功能紊乱	高
多沙唑嗪	(1) 体位性低血压、脑血管和心血管疾病 (2) 尿失禁 / 排尿障碍 (3) 神经系统不良反应(眩晕、轻微头晕、嗜睡)	高
地高辛(>0.125mg/d)	严重心律失常(QT 间期延长和尖端扭转性心律失常)	低
胺碘酮	严重心律失常(QT 间期延长和尖端扭转性心律失常)	低
抗过敏药		
氯苯那敏	(1) 抗胆碱能不良反应(便秘、口干、尿潴留) (2) 神经系统不良反应(镇静时间延长、嗜睡、意识不清、谵妄) (3) 心电图变化(QT 间期延长) (4) 老年人过敏反应首选非抗胆碱能抗组胺药	低
内分泌系统用药		
胰岛素	低血糖风险(谨慎增加剂量)	低
血液系统用药		
华法林	(1) 个体差异大,蛋白结合率高,过量易致大出血 (2) 老年人服用药物多,且生理状态改变,可能的相互作用及单药导致的不良反应风险增加 (3) 常规监测凝血指标	低
氯吡格雷	(1) 血液系统不良反应(血小板减少、中性粒细胞减少、胃肠道出血、紫癜、鼻出血、眼部出血、血尿、颅内出血) (2) 神经系统不良反应(头痛、头晕、意识混乱、幻觉)	低
泌尿系统用药		
螺内酯	(1) 心力衰竭患者高血钾风险增加,尤其剂量 >25mg/d、合并使用非甾体抗炎药、血管紧张素转化酶抑制剂、血管紧张素受体拮抗剂或补钾制剂 (2) 避免用于心力衰竭或内生肌酐清除率 <30ml/min 的患者	低
呼吸系统用药		
茶碱	(1) 心脏不良反应(心房纤维化、心房扑动和心动过速等) (2) 神经系统不良反应(癫痫、失眠、易激惹) (3) 恶心及腹泻(剂量相关性)	低

附表 7　中国老年人疾病状态下潜在不适当用药判断标准（A 级判断标准）

编号	疾病状态	潜在不适当药物	用药风险点	使用建议
A 级判断标准（25 种疾病状态下 35 种 / 类药物）				
	神经系统			
1	癫痫	抗精神病药	降低癫痫发作阈值	谨慎使用
2	谵妄	苯二氮䓬类、氯丙嗪、三环类抗抑郁药、糖皮质激素、抗胆碱药	诱发或加重谵妄	避免用于有谵妄高风险者，停药需缓慢
3	痴呆或认知功能受损	苯二氮䓬类	中枢神经系统不良影响	避免使用
4	失眠	去氧肾上腺素、匹莫林	中枢神经系统兴奋作用	避免使用
5	帕金森病	抗精神病药、甲氧氯普胺、异丙嗪	加重帕金森病症状	避免使用
		氟哌啶醇	锥体外系症状	谨慎使用
6	认知功能受损	抗胆碱药	中枢神经系统不良反应，增加痴呆患者的卒中及死亡风险	避免使用
	心血管系统			
7	心力衰竭	非甾体抗炎药、地尔硫䓬、维拉帕米、吡格列酮、罗格列酮、西洛他唑	液体潴留，加重心力衰竭	避免使用
8	晕厥	氯丙嗪、奥氮平、多沙唑嗪、特拉唑嗪、胆碱酯酶抑制剂	体位性低血压或心动过缓的风险	避免使用
9	体位性低血压	氯丙嗪	增加体位性低血压和摔倒风险	换用强效抗精神病药如氟哌啶醇，并连续监测血压
10	高血压	非甾体抗炎药	水钠潴留，导致高血压	换用对乙酰氨基酚或阿司匹林，密切监测血压
11	凝血障碍或接受抗凝治疗	噻氯匹定、氯吡格雷、	增加出血风险	谨慎使用
		非甾体抗炎药	延长凝血时间或抑制血小板聚集，增加潜在出血风险	采用非药物治疗，换用对乙酰氨基酚，与胃黏膜保护剂联合使用

续表

编号	疾病状态	潜在不适当药物	用药风险点	使用建议
	泌尿系统			
12	肾功能不全	非甾体抗炎药	水钠潴留，加重或导致肾衰竭	避免使用
13	慢性肾病Ⅳ/Ⅴ期	氨苯蝶啶	增加肾损伤风险	避免使用
14	尿失禁	雌激素（除外阴道用药）、多沙唑嗪、哌唑嗪、特拉唑嗪	加重尿失禁	避免用于女性
15	下尿路症状、前列腺	抗胆碱药	尿流变细，尿潴留	避免用于男性
	消化系统			
16	消化性溃疡	非甾体抗炎药	加剧原发溃疡，导致新溃疡	避免长期使用，仅在其他药物疗效不佳且同时服用胃黏膜保护剂时才可使用
		糖皮质激素	加重消化性溃疡	谨慎使用
17	慢性便秘	抗精神病药、三环类抗抑郁药、溴丙胺太林托特罗定、抗胆碱药	加重便秘	避免使用，除非无其他选择
		氯苯那敏、氯马斯汀、苯海拉明	加重便秘	短期使用
	呼吸系统			
18	慢性阻塞性肺疾病（史）	苯二氮䓬类	呼吸抑制	谨慎使用
19	睡眠呼吸暂停综合征	苯二氮䓬类	呼吸抑制	谨慎使用
	内分泌系统			
20	骨质疏松	糖皮质激素	加速骨流失	谨慎使用
21	糖尿病	糖皮质激素（长期使用）	加重糖尿病	采用吸入糖皮质激素，密切监测血糖
	其他			
22	跌倒或骨折史	苯二氮䓬类、扎来普隆	精神运动功能受损、跌倒	避免使用，除非其他可选药物不可用
		抗精神病药、三环类抗抑郁药	共济失调、精神运动功能受损、晕厥及跌倒	避免使用抗精神病药；谨慎使用三环类抗抑郁药

续表

编号	疾病状态	潜在不适当药物	用药风险点	使用建议
23	青光眼	三环类抗抑郁药	加重青光眼	换用选择性 5- 羟色胺再摄取抑制剂
		抗胆碱药	加重青光眼	谨慎使用
24	疼痛	哌替啶(长期使用)	跌倒、骨折,药物依赖	采用非药物治疗,若必须行药物治疗,则换用对乙酰氨基酚或可待因、吗啡
25	痛风	噻嗪类利尿药	加重或导致痛风	换用其他降压药

注:相同疾病状态使用同一编号。

附表 8　8 项 Morisky 服药依从性量表

项目	内容	答案				
1	您是否有时忘记服药?	是		否		
2	您是否有时会因为其他原因不服药?	是		否		
3	当您服药自觉症状更糟糕时是否自行减药或停药?	是		否		
4	当您旅行或离家时是否会忘记带药?	是		否		
5	您昨天服药了吗?	是		否		
6	当您自觉症状好转时是否会自行停药?	是		否		
7	您是否觉得坚持服药方案很麻烦?	是		否		
8	您不记得服药的频率是怎样的吗?	从不	偶尔	有时	经常	所有时间

注:第 1~7 项的答案为“是”记 0 分,“否”记 1 分;但是第 5 项,答案为“是”记 1 分,“否”记 0 分。第 8 项的答案为“从不”记 1 分,“偶尔”记 0.75 分,“有时”记 0.5 分,“经常”记 0.25 分,“所有时间”记 0 分。总分 8 分表示依从性好,6~7 分表示依从性中等),<6 分表示依从性差。

附表 9　药物态度量表

项目	内容	答案	
1	对我来说,药物的治疗利大于弊	是	否
2	我觉得药物治疗“掺杂着”很奇怪	是	否
3	我自己自由选择服用药物	是	否
4	药物治疗让我感觉更放松	是	否

续表

项目	内容	答案	
5	药物治疗让我感觉疲倦和迟缓	是	否
6	我只有感觉到不舒服时才会服药	是	否
7	我觉得药物治疗的时候更正常	是	否
8	我的身心能被药物控制是不自然的	是	否
9	我对药物治疗的想法很清楚	是	否
10	服药可以防止我精神崩溃	是	否

注:问题1、3、4、7、9、10答案为“是”记1分,为“否”记-1分。问题2、5、6、8答案为“是”记-1分,为“否”记1分。总分越高,依从性越好。

附表10 服药信念量表

项目	内容	评分				
		1分	2分	3分	4分	5分
1	药是我的救命药	非常不同意	不同意	无所谓	同意	非常同意
2	不服药,我的病情会加重	非常不同意	不同意	无所谓	同意	非常同意
3	目前我的健康依赖于医生给我开的药	非常不同意	不同意	无所谓	同意	非常同意
4	药物让我的病情免于恶化	非常不同意	不同意	无所谓	同意	非常同意
5	将来我需要通过药物维持我身体健康	非常不同意	不同意	无所谓	同意	非常同意
6	用药打乱了我的生活	非常不同意	不同意	无所谓	同意	非常同意
7	有时我会担心药物对人体产生长期效应	非常不同意	不同意	无所谓	同意	非常同意
8	不得不服用药物,让我很担忧	非常不同意	不同意	无所谓	同意	非常同意
9	我有时候会担心自己太依赖药物	非常不同意	不同意	无所谓	同意	非常同意
10	我不了解自己目前服用的药物	非常不同意	不同意	无所谓	同意	非常同意
11	自然疗法比药物更安全	非常不同意	不同意	无所谓	同意	非常同意
12	服用药物的人偶尔中断治疗不会影响效果	非常不同意	不同意	无所谓	同意	非常同意
13	大部分药物有成瘾性	非常不同意	不同意	无所谓	同意	非常同意
14	药物对人体弊大于利	非常不同意	不同意	无所谓	同意	非常同意
15	是药三分毒	非常不同意	不同意	无所谓	同意	非常同意
16	如果医生能多花时间了解病情就能少开药	非常不同意	不同意	无所谓	同意	非常同意
17	医生太过相信药物的疗效	非常不同意	不同意	无所谓	同意	非常同意
18	医生开太多药了	非常不同意	不同意	无所谓	同意	非常同意

注:1~5为用药必要性评价,6~10为用药顾虑性评价,11~15为用药毒性评价,16~18为过度用药评价。

附表 11　合理用药自我效能量表

项目	发生以下情况时，您按时服用药物的信心是多少	评分		
		1分	2分	3分
1	当医生更换您的药物时	没有信心	有点信心	非常有信心
2	当您发现重新买的药物与以前的药物在服药方法上有差异时	没有信心	有点信心	非常有信心
3	当您每天需要服用几种不同种类的药物时	没有信心	有点信心	非常有信心
4	当每天服药次数大于1次时	没有信心	有点信心	非常有信心
5	当您出门在外时	没有信心	有点信心	非常有信心
6	当您某天很忙时	没有信心	有点信心	非常有信心
7	当药物产生不良反应时	没有信心	有点信心	非常有信心
8	当没有人提醒您时	没有信心	有点信心	非常有信心
9	当服药程序比较麻烦时	没有信心	有点信心	非常有信心
10	当您日常活动计划被打乱时	没有信心	有点信心	非常有信心
11	当您不太确信服药方法时	没有信心	有点信心	非常有信心
12	当您不太确信在哪个时间服药时	没有信心	有点信心	非常有信心
13	当您患其他疾病时(如受凉或感冒)	没有信心	有点信心	非常有信心

附表 12　检验指标名称缩略词汇表

检验项目	英文缩写	中文名称
血常规	BASO	嗜碱性粒细胞
	EOS	嗜酸性粒细胞
	Hb	血红蛋白
	HCT	血细胞比容
	LYM	淋巴细胞
	MCV	平均红细胞体积
	MONO	单核细胞
	MPV	平均血小板体积
	NEUT	中性粒细胞

续表

检验项目	英文缩写	中文名称
血常规	PDW	血小板体积分布宽度
	PLT	血小板计数
	RBC	红细胞
	WBC	白细胞
尿常规	Bil	胆红素
	BLD	尿潜血
	GLU	尿葡萄糖
	KET	尿酮体
	LEU	白细胞(酯酶法)
	NIT	亚硝酸盐
	pH	酸碱度
	PRO	尿蛋白
	RBC	红细胞
	SG	尿比重
	UF	白细胞(沉渣法)
	URO	尿胆原
血生化	A/G	白蛋白与球蛋白比例
	α-HBD	α-羟丁酸脱氢酶
	ALB	白蛋白(溴甲酚绿法)
	ALP	碱性磷酸酶
	ApoA	载脂蛋白 A
	ApoB	载脂蛋白 B
	BUN	血尿素氮
	CK	肌酸激酶
	CK-MB	肌酸激酶同工酶
	Cr	肌酐(酶法)
	DBil	直接胆红素
	G	球蛋白

续表

检验项目	英文缩写	中文名称
血生化	GGT	谷氨酰转移酶
	GLU	葡萄糖
	AST	天冬氨酸转氨酶
	ALT	丙氨酸转氨酶
	HDL-C	高密度脂蛋白胆固醇
	IBil	间接胆红素
	LDH	乳酸脱氢酶
	LDL-C	低密度脂蛋白胆固醇
	PAB	前白蛋白
	TBA	总胆汁酸
	TBil	总胆红素
	TC	总胆固醇
	TG	甘油三酯
	TP	总蛋白
	UA	尿酸
凝血功能	APTT	活化部分凝血活酶时间
	D-Dimer	D- 二聚体
	Fg	纤维蛋白原
	INR	国际标准化比值
	PT	凝血酶原时间
	TT	凝血酶时间
血气分析	AB	实际碳酸氢盐
	BE	剩余碱
	Lac	乳酸
	PCO_2	二氧化碳分压
	PO_2	氧分压
	SaO_2	血氧饱和度
	SB	标准碳酸氢盐

续表

检验项目	英文缩写	中文名称
甲状腺功能检查	FT_3	游离三碘甲腺原氨酸
	FT_4	游离甲状腺素
	T_3	三碘甲腺原氨酸
	T_4	甲状腺素
	TSH	促甲状腺激素
	TU	甲状腺摄取率
其他	CRP	C 反应蛋白
	ESR	红细胞沉降率
	IL	白细胞介素
	PCT	降钙素原
	HbA_{1c}	糖化血红蛋白
	BNP	脑钠肽
	Hcy	同型半胱氨酸
	GLU	血糖